健康教育
核心信息汇编
（2019 版）

中国健康教育中心 编

人民卫生出版社

图书在版编目（CIP）数据

健康教育核心信息汇编：2019 版 / 中国健康教育中心编 . —北京：人民卫生出版社，2020

ISBN 978-7-117-29805-6

Ⅰ.①健… Ⅱ.①中… Ⅲ.①健康教育 — 中国 — 2019 Ⅳ.①R193

中国版本图书馆 CIP 数据核字（2020）第 026748 号

| 人卫智网 | www.ipmph.com | 医学教育、学术、考试、健康，购书智慧智能综合服务平台 |
| 人卫官网 | www.pmph.com | 人卫官方资讯发布平台 |

版权所有，侵权必究！

健康教育核心信息汇编（2019 版）

编　　者：中国健康教育中心
出版发行：人民卫生出版社（中继线 010-59780011）
地　　址：北京市朝阳区潘家园南里 19 号
邮　　编：100021
E - mail：pmph @ pmph.com
购书热线：010-59787592　010-59787584　010-65264830
印　　刷：三河市尚艺印装有限公司
经　　销：新华书店
开　　本：710×1000　1/16　印张：24
字　　数：444 千字
版　　次：2020 年 3 月第 1 版　2020 年 3 月第 1 版第 1 次印刷
标准书号：ISBN 978-7-117-29805-6
定　　价：65.00 元

打击盗版举报电话：010-59787491　E-mail：WQ @ pmph.com
质量问题联系电话：010-59787234　E-mail：zhiliang @ pmph.com

《健康教育核心信息汇编（2019版）》
编写委员会

主　　编　李长宁

副 主 编　吴　敬　卢　永

编写顾问（以姓氏笔画为序）

马　超　王　秦　王　萍　王　梅　王佃灿

王艳萍　卢立新　任　军　李　群　李　霜

肖　琴　肖　琳　吴　静　吴海霞　张晓鸣

陈　昱　陈清峰　金连梅　周　楚　赵秀阁

侯世伦　侯启春　宫照龙　徐春雨　郭　欣

陶　勇　曹　雷　游　川　熙　子　谭　巍

编写秘书　安芮莹　王礼华

前 言

普及健康知识，提高全民健康素养水平，是提高全民健康水平最根本最经济最有效的措施之一，《"健康中国2030"规划纲要》和健康中国行动都将普及健康知识作为重要内容。科学权威的健康教育核心信息是开展健康教育与健康科普工作的基础，对于普及健康知识，提高全民素养非常关键。

中国健康教育中心组织编写的《健康教育核心信息汇编(2015版)》和《健康教育核心信息汇编(2017版)》，受到各地健康教育与健康科普工作者的广泛欢迎。中国健康教育中心在原有信息的基础上，组织专家编写了《健康教育核心信息汇编(2019版)》，收录了"人群健康素养""健康生活方式健康教育核心信息和相关释义""重点人群健康教育核心信息和相关释义""重点疾病核心信息和相关释义""其他参考信息"五篇内容，同时把健康中国行动作为附录放在最后方便查阅。

本书每条信息均标明了信息发布的出处和时间，便于读者查找。由于编写整理时间仓促，难免有不妥之处，敬请广大读者批评指正。

感谢国家卫生健康委员会宣传司、疾病预防控制局以及各领域专家在本书编写过程中给予的大力支持！

本书编委会

2019年10月

目 录

第一篇
人群健康素养

中国公民健康素养
——基本知识与技能
（2015 年版）

一、基本知识和理念

1. 健康不仅仅是没有疾病或虚弱，而是身体、心理和社会适应的完好状态。

2. 每个人都有维护自身和他人健康的责任，健康的生活方式能够维护和促进自身健康。

3. 环境与健康息息相关，保护环境，促进健康。

4. 无偿献血，助人利己。

5. 每个人都应当关爱、帮助、不歧视病残人员。

6. 定期进行健康体检。

7. 成年人的正常血压为收缩压 ≥ 90mmHg 且 <140mmHg，舒张压 ≥ 60mmHg 且 <90mmHg；腋下体温 36~37℃；平静呼吸 16~20 次 / 分；心率 60~100 次 / 分。

8. 接种疫苗是预防一些传染病最有效、最经济的措施，儿童出生后应当按照免疫程序接种疫苗。

9. 在流感流行季节前接种流感疫苗可减少患流感的机会或减轻患流感后的症状。

10. 艾滋病、乙肝和丙肝通过血液、性接触和母婴三种途径传播，日常生活和工作接触不会传播。

11. 肺结核主要通过患者咳嗽、打喷嚏、大声说话等产生的飞沫传播；出现咳嗽、咳痰 2 周以上，或痰中带血，应当及时检查是否得了肺结核。

12. 坚持规范治疗，大部分肺结核患者能够治愈，并能有效预防耐药结核的产生。

13. 在血吸虫病流行区，应当尽量避免接触疫水；接触疫水后，应当及时进行检查或接受预防性治疗。

14. 家养犬、猫应当接种兽用狂犬病疫苗；人被犬、猫抓伤、咬伤后，应当立即冲洗伤口，并尽快注射抗狂犬病免疫球蛋白（或血清）和人用狂犬病疫苗。

15. 蚊子、苍蝇、老鼠、蟑螂等会传播疾病。

16. 发现病死禽畜要报告，不加工、不食用病死禽畜，不食用野生动物。

17. 关注血压变化，控制高血压危险因素，高血压患者要学会自我健康管理。

18. 关注血糖变化，控制糖尿病危险因素，糖尿病患者应当加强自我健康管理。

19. 积极参加癌症筛查，及早发现癌症和癌前病变。

20. 每个人都可能出现抑郁和焦虑情绪，正确认识抑郁症和焦虑症。

21. 关爱老年人，预防老年人跌倒，识别老年期痴呆。

22. 选择安全、高效的避孕措施，减少人工流产，关爱妇女生殖健康。

23. 保健食品不是药品，正确选用保健食品。

24. 劳动者要了解工作岗位和工作环境中存在的危害因素，遵守操作规程，注意个人防护，避免职业伤害。

25. 从事有毒有害工种的劳动者享有职业保护的权利。

二、健康生活方式与行为

26. 健康生活方式主要包括合理膳食、适量运动、戒烟限酒、心理平衡四个方面。

27. 保持正常体重，避免超重与肥胖。

28. 膳食应当以谷类为主，多吃蔬菜、水果和薯类，注意荤素、粗细搭配。

29. 提倡每天食用奶类、豆类及其制品。

30. 膳食要清淡，要少油、少盐、少糖，食用合格碘盐。

31. 讲究饮水卫生，每天适量饮水。

32. 生、熟食品要分开存放和加工，生吃蔬菜水果要洗净，不吃变质、超过保质期的食品。

33. 成年人每日应当进行 6~10 千步当量的身体活动，动则有益，贵在坚持。

34. 吸烟和二手烟暴露会导致癌症、心血管疾病、呼吸系统疾病等多种疾病。

35. "低焦油卷烟""中草药卷烟"不能降低吸烟带来的危害。

36. 任何年龄戒烟均可获益，戒烟越早越好，戒烟门诊可提供专业戒烟服务。

37. 少饮酒,不酗酒。

38. 遵医嘱使用镇静催眠药和镇痛药等成瘾性药物,预防药物依赖。

39. 拒绝毒品。

40. 劳逸结合,每天保证 7~8 小时睡眠。

41. 重视和维护心理健康,遇到心理问题时应当主动寻求帮助。

42. 勤洗手、常洗澡、早晚刷牙、饭后漱口,不共用毛巾和洗漱用品。

43. 根据天气变化和空气质量,适时开窗通风,保持室内空气流通。

44. 不在公共场所吸烟、吐痰、咳嗽、打喷嚏时遮掩口鼻。

45. 农村使用卫生厕所,管理好人畜粪便。

46. 科学就医,及时就诊,遵医嘱治疗,理性对待诊疗结果。

47. 合理用药,能口服不肌注,能肌注不输液,在医生指导下使用抗生素。

48. 戴头盔、系安全带,不超速、不酒驾、不疲劳驾驶,减少道路交通伤害。

49. 加强看护和教育,避免儿童接近危险水域,预防溺水。

50. 冬季取暖注意通风,谨防煤气中毒。

51. 主动接受婚前和孕前保健,孕期应当至少接受 5 次产前检查并住院分娩。

52. 孩子出生后应当尽早开始母乳喂养,满 6 个月时合理添加辅食。

53. 通过亲子交流、玩耍促进儿童早期发展,发现心理行为发育问题要尽早干预。

54. 青少年处于身心发展的关键时期,要培养健康的行为生活方式,预防近视、超重与肥胖,避免网络成瘾和过早性行为。

三、基本技能

55. 关注健康信息,能够获取、理解、甄别、应用健康信息。

56. 能看懂食品、药品、保健品的标签和说明书。

57. 会识别常见的危险标识,如高压、易燃、易爆、剧毒、放射性、生物安全等,远离危险物。

58. 会测量脉搏和腋下体温。

59. 会正确使用安全套,减少感染艾滋病、性病的危险,防止意外怀孕。

60. 妥善存放和正确使用农药等有毒物品,谨防儿童接触。

61. 寻求紧急医疗救助时拨打 120,寻求健康咨询服务时拨打 12320。

62. 发生创伤出血量较多时,应当立即止血、包扎;对怀疑骨折的伤员不要轻易搬动。

63. 遇到呼吸、心跳骤停的伤病员,会进行心肺复苏。

64. 抢救触电者时,要首先切断电源,不要直接接触触电者。

65. 发生火灾时,用湿毛巾捂住口鼻、低姿逃生;拨打火警电话 119。

66. 发生地震时,选择正确避震方式,震后立即开展自救互救。

出处:国家卫生计生委办公厅关于印发《中国公民健康素养——基本知识与技能(2015 年版)》的通知　国卫办〔2015〕1188 号

http://www.nhc.gov.cn/xcs/s3581/201601/e02729e6565a47fea0487a212612705b.shtml

时间:2016-01-06

中国公民健康素养——基本知识与技能释义

（2015 年版）

一、基本知识和理念

1. 健康不仅仅是没有疾病或虚弱，而是身体、心理和社会适应的完好状态。

世界卫生组织（WHO）提出的这个定义提示我们：健康不仅仅是无疾病、不虚弱，它还涉及身体、心理和社会适应三个方面。

身体健康表现为体格健壮，人体各器官功能良好。

心理健康是指一种良好的心理状态，能够恰当地认识和评价自己和周围的人和事，有和谐的人际关系（包括家庭成员、朋友、同事等），情绪稳定，行为有目的性，不放纵，能够应对生活中的压力，能够正常学习、工作和生活，对家庭和社会有所贡献。

社会适应是指通过自我调节保持个人与环境、社会及在人际交往中的均衡与协调。

2. 每个人都有维护自身和他人健康的责任，健康的生活方式能够维护和促进自身健康。

每个人都有获取自身健康的权利，也有不损害和 / 或维护自身及他人健康的责任。

每个人都可以通过采取并坚持健康的生活方式获取健康，提高生活质量。预防为主越早越好，选择健康的生活方式是最好的人生投资。

提高公民的健康水平，需要国家和社会全体成员共同努力，营造一个有利于健康的支持性环境。

3. 环境与健康息息相关，保护环境，促进健康。

人类所患的许多疾病都与环境污染有很大的关系。无节制地消耗资源和污染环境是造成环境恶化的根源。每个人都有爱护环境卫生，保护环境不受污染的责任。

要遵守保护环境的法律法规，遵守讲求卫生的社会公德，自觉养成节约资源、不污染环境的良好习惯，努力营造清洁、舒适、安静、优美的环境，保护和促进人类健康。

4. 无偿献血，助人利己。

献血救人，是人类文明的表现。无偿献血利国、利己、利家人。

适量献血是安全、无害的。健康的成年人，每次采集的血液量一般为 200~400ml，两次采集间隔期不少于 6 个月。

《中华人民共和国献血法》规定，"国家提倡十八周岁至五十五周岁的健康公民自愿献血""对献血者，发给国务院卫生行政部门制作的无偿献血证书，有关单位可以给予适当补贴。"

血站是采集、提供临床用血的机构，一定要到国家批准采血的血站献血。

5. 每个人都应当关爱、帮助、不歧视病残人员。

艾滋病、乙肝等传染病病原携带者和患者、精神障碍患者、残疾人都应得到人们的理解、关爱和帮助，这不仅是预防、控制疾病流行的重要措施，也是人类文明的表现，更是经济、社会发展的需要。

在生活、工作、学习中，要接纳艾滋病、乙肝等传染病病原携带者和患者，不要让他们感受到任何歧视。要鼓励他们和疾病作斗争，积极参与疾病的防治工作。对精神障碍患者，要帮助他们回归家庭、社区和社会；患者的家庭成员要积极帮助他们接受治疗和康复训练，担负起照料和监护责任。对残疾人和康复后的精神障碍患者，单位和学校应该理解、关心和接纳他们，为他们提供适当的工作和学习条件。

6. 定期进行健康体检。

定期进行健康体检，了解身体健康状况，及早发现健康问题和疾病。对检查中发现的健康问题和疾病，应及时就医。有针对性地改变不良的行为习惯，减少健康危险因素。

7. 成年人的正常血压为收缩压 ≥ 90mmHg 且 <140mmHg，舒张压 ≥ 60mmHg 且 <90mmHg；腋下体温 36~37℃；平静呼吸 16~20 次 / 分；心率 60~100 次 / 分。

正常成年人血压收缩压大于等于 90mmHg，小于 140mmHg，舒张压大于等于 60mmHg，小于 90mmHg。白天略高，晚上略低，冬季略高于夏季。运动、紧张等也会暂时升高。脉压是收缩压与舒张压的差值，正常为 30~40mmHg。收缩压达到 130~139mmHg 或舒张压达到 85~89mmHg 时，称血压正常高值，应当向医生咨询。

成年人正常腋下体温为 36~37℃,早晨略低,下午略高,1 天内波动不超过 1℃,运动或进食后体温会略微增高。体温高于正常范围称为发热,低于正常范围称为体温过低。

正常成年人安静状态下呼吸频次为 16~20 次/分,老年人略慢;呼吸频次超过 24 次/分为呼吸过速,见于发热、疼痛、贫血、甲亢及心力衰竭等;呼吸频次低于 12 次/分为呼吸过缓。

成年人正常心率为 60~100 次/分,超过 100 次/分为心动过速,低于 60 次/分为心动过缓,心率的快慢受年龄、性别、运动和情绪等因素的影响。

8. 接种疫苗是预防一些传染病最有效、最经济的措施,儿童出生后应按照免疫规划程序接种疫苗。

疫苗是指为了预防、控制传染病的发生、流行,用于人体预防接种的预防性生物制品。对于疫苗可预防疾病来说,相对于疾病所造成的致死、致残风险和经济、精神损失,接种疫苗所花费的钱是很少的。接种疫苗是预防传染病最有效、最经济的手段。

疫苗分为两类。第一类疫苗,是指政府免费向公民提供,公民应当依照政府的规定受种的疫苗;第二类疫苗,是指由公民自费并且自愿受种的其他疫苗。

我国实施国家免疫规划,为适龄儿童免费提供乙肝疫苗、卡介苗、脊髓灰质炎疫苗、百日咳白喉破伤风联合疫苗、麻疹风疹联合疫苗、麻疹风疹腮腺炎联合疫苗、A 群流脑疫苗、A+C 群流脑疫苗、乙脑疫苗、甲肝疫苗、白喉破伤风联合疫苗,预防 12 种传染、感染性疾病。公民可自愿自费选择接种第二类疫苗包括流感疫苗、肺炎疫苗、b 型流感嗜血杆菌疫苗(Hib)、水痘疫苗、轮状病毒疫苗、狂犬病疫苗等。

我国对儿童实行预防接种证制度。儿童出生 1 个月内应办理预防接种证,每次接种疫苗时应携带预防接种证,儿童在入托、入学时需要查验预防接种证。预防接种是儿童的基本权利,儿童监护人应按照程序按时带孩子接种疫苗,因故错过接种的要尽快补种。

9. 在流感流行季节前接种流感疫苗可减少患流感的机会或减轻患流感后的症状。

流行性感冒(流感)不同于普通感冒,是一种严重的呼吸道传染病。流感病毒致病性强,传播迅速,每年可引起季节性流行,严重危害公众健康。儿童、老年人、体弱者,免疫力低、抵抗力弱,是流感病毒感染的高危人群。

在流感流行季节前接种和流感病毒匹配的流感疫苗可预防流感,减少人患流感的机会或减轻患流感后的症状。儿童、老人、体弱者等容易感染流感的人群,应当在医生的指导下接种流感疫苗。由于流感病毒常常发生变异,流感疫苗需每年接种方能获得有效保护。

10. 艾滋病、乙肝和丙肝通过血液、性接触和母婴三种途径传播，日常生活和工作接触不会传播。

艾滋病、乙肝和丙肝病毒主要通过血液、性接触和母婴途径传播。血液传播是指被感染的血液经皮肤和黏膜暴露而传播。与感染者共用针头和针具、输入被感染者的血或血成分、移植感染者的组织或器官可造成传播；与感染者共用剃须刀和牙刷、文身和针刺也可能引起传播。性接触传播是指（异性或同性）无防护性行为引起的传播，不使用安全套的性行为就会由于生殖体液的接触而传播。母婴传播是指感染病毒的母亲经胎盘或分娩将病毒传给胎儿，也可以通过哺乳传给婴儿。

艾滋病、乙肝和丙肝病毒都不会借助空气、水或食物传播。在日常工作和生活中，与艾滋病、乙肝和丙肝患者或感染者的一般接触不会被感染。艾滋病、乙肝和丙肝一般不会经马桶圈、电话机、餐饮具、卧具、游泳池或公共浴池等公共设施传播，不会通过一般社交上的接吻、拥抱传播，也不会通过咳嗽、蚊虫叮咬等方式传播。

11. 肺结核主要通过患者咳嗽、打喷嚏、大声说话等产生的飞沫核传播；出现咳嗽、咳痰 2 周以上，或痰中带血，应及时检查是否得了肺结核。

肺结核病是由结核分枝杆菌（结核菌）引起的呼吸道传染病。痰检有结核菌的患者有传染性，具有传染性的患者通过咳嗽、打喷嚏、大声说话产生的飞沫核（微小颗粒）传播结核菌。健康人吸入带有结核菌的飞沫核就会形成结核感染，感染结核菌的人如果抵抗力低或感染菌量大、毒力强就可能得结核病。

一般连续 2 周以上咳嗽、咳痰，或痰中带血通常是肺结核的主要症状；如果对症治疗 2 周无效，或同时痰中带有血丝，就有可能是得了肺结核。怀疑得了肺结核要及时到结核病定点医院或者结核病防治机构就诊。早期诊断和及时治疗可以提高治愈率，减少传染他人的可能性。

12. 坚持规范治疗，绝大部分肺结核患者能够治愈，并能有效预防耐药结核病。

我国对肺结核患者实行免费检查和免费抗结核药物治疗。肺结核患者应到所在地的结核病定点医院或者结核病防治机构接受规范检查和治疗。

对一般肺结核患者采取为期 6~8 个月直接督导下的短程化疗，是当前治疗结核病的最主要方法。规范治疗 2~3 周后，肺结核患者的传染性就会大大降低。得了肺结核病并不可怕，只要坚持规范治疗，绝大多数结核患者是可以治愈的。按照医生要求，坚持全程、按时、按量服药是治愈的最重要条件，否则可能会转化为难治的耐药结核病，耐多药或广泛耐药结核病的治疗疗程通常需要 24~36 个月,而且,治愈率较低。

传染期肺结核患者应该尽量避免去公共场所,必须外出时应佩戴口罩。在咳嗽、打喷嚏时要用纸巾或手绢捂住口鼻,以减少结核菌的传播。

13. 在血吸虫病流行区,应尽量避免接触疫水;接触疫水后,应及时进行检查或接受预防性治疗。

血吸虫病是严重危害人体健康的寄生虫病,人和家畜接触了含有血吸虫尾蚴的水体(简称"疫水"),就会感染血吸虫病。血吸虫感染集中发生在每年的 4~10 月。

预防血吸虫病,不要接触有钉螺(血吸虫病传播的中间宿主)孳生地的湖、河、塘及水渠的水体,不要在可能含有血吸虫尾蚴的水中游泳、戏水、打草、捕鱼、捞虾、洗衣、洗菜或进行其他活动。因生产、生活和防汛需要接触疫水时,要采取涂抹防护油膏,穿戴防护用品等措施。如无法避免接触疫水后,要及时到当地医院或血吸虫病防治机构进行检查或接受预防性治疗。

14. 家养犬、猫应接种狂犬病疫苗;人被犬、猫抓伤、咬伤后,应立即冲洗伤口,并尽快注射抗狂犬病免疫球蛋白(或血清)和狂犬病疫苗。

狂犬病是由狂犬病病毒引起的急性传染病,主要由携带狂犬病病毒的犬、猫等动物咬伤所致,一旦引起发病,病死率达 100%。

狂犬病暴露分为三级:接触、喂养动物或者完好的皮肤被犬、猫舔舐,为Ⅰ级暴露;裸露的皮肤被犬、猫轻咬,或被犬、猫轻微抓伤,但皮肤无破损,为Ⅱ级暴露;皮肤被犬、猫抓伤、咬伤,或破损伤口被犬、猫舔舐,为Ⅲ级暴露。Ⅰ级暴露者,无需进行处置;Ⅱ级暴露者,应当立即处理伤口并接种狂犬病疫苗;Ⅲ级暴露者,应当立即处理伤口并注射狂犬病免疫球蛋白或血清,随后接种狂犬病疫苗。狂犬病疫苗一定要按照程序按时、全程接种。

为控制狂犬病传播,饲养者要为犬、猫接种兽用狂犬病疫苗,防止犬、猫发生狂犬病并传播给人。带犬外出时,要使用犬链,或给犬戴上笼嘴,防止咬伤他人。

15. 蚊子、苍蝇、老鼠、蟑螂等会传播疾病。

蚊子可以传播疟疾、乙脑、登革热等疾病。要搞好环境卫生,消除蚊子孳生地。根据情况选用纱门、纱窗、蚊帐、蚊香、杀虫剂等防蚊灭蚊用品,防止蚊子叮咬。

苍蝇可以传播霍乱、痢疾、伤寒等疾病。控制苍蝇的有效方法是处理好苍蝇的孳生环境,如垃圾袋装化(袋子要完好不能破损,袋口要扎紧)、不乱丢垃圾、不随地大便、处理好宠物的粪便等。要注意保管好食物,防止苍蝇叮爬,以免感染疾病。杀灭苍蝇可以使用苍蝇拍、灭蝇灯、粘蝇纸(带、绳)等。

老鼠可以传播鼠疫、流行性出血热、钩端螺旋体病等多种疾病。要搞好环境卫生,减少老鼠的藏身之地;收藏好食品,减少老鼠对食物的污染。捕捉、杀灭老鼠可以用鼠夹、鼠笼、粘鼠板等捕鼠工具,还可以使用安全、高效的药物灭鼠。要注意灭鼠药的保管和使用方法,防止人畜中毒。

蟑螂可以传播痢疾、伤寒等多种疾病,其排泄物中的蛋白还可引起过敏性鼻炎和哮喘。蟑螂多生活在潮湿环境中,因此保持室内干燥、清洁,可以减少蟑螂的滋生。用餐后要将食物密闭存放,餐具用热水冲洗干净,炉灶等处保持清洁,及时清理地上及垃圾袋内的垃圾。可以使用药物或蟑螂粘板杀灭蟑螂。

16. 发现病死禽畜要报告,不加工、不食用病死禽畜,不食用国家保护的野生动物。

许多疾病可以通过动物传播,如鼠疫、狂犬病、传染性非典型肺炎、高致病性禽流感等。预防动物源性疾病传播,要做到:接触禽畜后要洗手;尽量不与病畜、病禽接触;不加工、不食用病死禽畜;不加工、不食用不明原因死亡的禽畜;不加工、不食用未经卫生检疫合格的禽畜肉;不吃生的或未煮熟煮透的禽畜肉、水产品;不食用国家保护的野生动物。

发现病死禽畜要及时向畜牧部门报告,并按照畜牧部门的要求妥善处理病死禽畜。

17. 关注血压变化,控制高血压危险因素,高血压患者要学会疾病自我管理。

在未使用降压药物的情况下,非同日 3 次测量收缩压 ≥ 140mmHg 和 / 或舒张压 ≥ 90mmHg,可诊断为高血压。患者有高血压病史,目前正在服用抗高血压药物,血压虽低于 140/90mmHg,仍诊断为高血压。

超重或肥胖、高盐饮食、吸烟、长期饮酒、长期精神紧张、体力活动不足者是高血压的高危人群。

高血压患者应遵医嘱服药,定期测量血压和复查。高血压高危人群及高血压患者要养成健康的行为生活方式,食盐摄入量不应超过 6g/ 日,应多吃水果和蔬菜,减少油脂摄入,做到合理膳食、控制体重、戒烟限酒、适量运动、减轻精神压力、保持心理平衡。

普通高血压患者的血压(收缩压和舒张压)均应严格控制在 140/90mmHg以下;糖尿病、慢性肾病、稳定性冠心病、脑卒中后患者的血压控制更宜个体化,一般可以降至 130/80mmHg 以下;老年人收缩压降至 150mmHg 以下。如能耐受,以上全部患者的血压水平还可以进一步降低。

根据国家基本公共卫生服务项目的要求,乡镇卫生院(村卫生室)、社区卫生服务中心(站)为辖区居民提供高血压管理服务。血压正常者应至少每年测量 1 次血压,高危人群至少每 6 个月测量 1 次血压,并接受医务人员的健康指导。高血压患者每年至少接受 4 次面对面随访,并在社区医生的指导下做好疾病自我管理。

高血压患者应掌握家庭自测血压方法,做好血压自我监测。

18. 关注血糖变化,控制糖尿病危险因素,糖尿病患者应加强自我管理。

出现糖尿病症状加上随机血糖 ≥ 11.1mmol/L,或空腹血糖 ≥ 7.0mmol/L 或糖负荷 2 小时血糖 ≥ 11.1mmol/L,可诊断为糖尿病。空腹血糖(FBG)在 6.1mmol/L ≤ FBG<7.0mmol/L 或糖负荷 2 小时血糖(2hPG)在 7.8mmol/L ≤ 2hPG<11.1mmol/L 为糖调节受损,也称糖尿病前期,是糖尿病的极高危人群。

具备以下因素之一,即为糖尿病高危人群:处于糖尿病前期、超重与肥胖、高血压、血脂异常、糖尿病家族史、妊娠糖尿病史、巨大儿(出生体重 ≥ 4kg)生育史。

糖尿病患者应全面了解糖尿病知识,遵医嘱用药,定期监测血糖和血脂,控制饮食,适量运动,不吸烟,不喝酒,加强疾病自我管理,预防和减少并发症。

根据国家基本公共卫生服务项目的要求,乡镇卫生院(村卫生室)、社区卫生服务中心(站)为辖区居民提供糖尿病管理服务。对 2 型糖尿病高危人群进行针对性的健康教育和健康指导,建议其每年至少测量 1 次空腹血糖;对确诊的 2 型糖尿病患者,每年提供 4 次免费空腹血糖检测,至少进行 4 次面对面随访。

19. 积极参加癌症筛查,及早发现癌症和癌前病变。

癌症筛查和早期检测是发现癌症和癌前病变的重要途径,有利于癌症的早期发现和及时治疗,应积极参加癌症定期检查。成年女性应定期参加宫颈癌和乳腺癌筛查,还应进行乳腺自我检查。国家为部分地区农村妇女提供免费的宫颈癌、乳腺癌检查。国家在部分农村高发地区和城市地区开展肺癌、上消化道癌、大肠癌、结直肠癌、肝癌、鼻咽癌等癌症筛查和早诊早治。

采取健康生活方式可以预防多种癌症的发生。如戒烟可降低患肺癌的风险;合理饮食可减少结肠癌、乳腺癌、食管癌、肝癌和胃癌的发生;预防和治疗人乳头瘤病毒,可减少宫颈癌的发生。

早发现、早诊断、早治疗是提高癌症治疗效果的关键。重视癌症的早期征兆,出现异常情况及时就医,可促进癌症的早期发现和早期诊断。

20. 每个人都可能出现抑郁和焦虑情绪,正确认识抑郁症和焦虑症。

情绪是人类对于各种认知对象的一种内心感受或态度,是人们对工作、学习、生活环境以及他人行为的一种情感体验。情绪分为积极情绪和消极情绪。积极情绪又称正面情绪,主要表现为爱、愉悦、满足、自豪等,使人感到有信心、有希望、充满活力;消极情绪又称负面情绪,主要表现为忧愁、悲伤、痛苦、恐惧、紧张、焦虑等,过度的消极情绪会对人的身心造成不良影响,严重时可能发展为抑郁症和焦虑症等。

抑郁症和焦虑症是两种常见的精神障碍。出现心情压抑、愉悦感缺乏、兴趣丧失，伴有精力下降、食欲下降、睡眠障碍、自我评价下降、对未来感到悲观失望等表现，甚至有自伤、自杀的念头或行为，持续存在 2 周以上，就有可能患了抑郁症。突然或经常莫名其妙地感到紧张、害怕、恐惧，常伴有明显的心慌、出汗、头晕、口干、呼吸急促等躯体症状，严重时有濒死感、失控感，如经常频繁发生，就有可能患了焦虑症。

一过性的或短期的抑郁和焦虑情绪，可通过自我调适或心理咨询予以缓解和消除，不用过分担心。如果怀疑自己患有抑郁症和焦虑症，不要有病耻感，要主动就医。不要歧视抑郁症和焦虑症患者。

21. 关爱老年人，预防老年人跌倒，识别老年期痴呆。

关爱老年人，尊重老年人的思维方式和自主选择，力所能及地为老年人创造更好的生活环境，支持和鼓励老年人树立新的社会价值自信和家庭价值自信。

跌倒是造成 65 岁及以上人群因伤害致死的第一位原因，老年人需要增强防跌倒意识。家居环境中尽可能减少障碍物；改善家中照明，保证照明亮度；地面要防滑，并保持干燥；在马桶旁、浴缸旁安装扶手；淋浴室地板上应放置防滑橡胶垫。老年人要选择适合自己的体育锻炼方式，坚持锻炼，增强自身抗跌倒能力和平衡能力。

老年期痴呆是老年期常见的一组慢性进行性精神衰退性疾病，表现为记忆力、计算力、判断力、注意力、抽象思维能力、语言功能减退，情感和行为障碍，独立生活和工作能力丧失。老年期痴呆是不可逆转的进行性病变，应该由精神科或神经科医生诊治，需要给予充分关爱和特殊护理。

22. 选择安全、高效的避孕措施，减少人工流产，关爱妇女生殖健康。

育龄男女如果短期内没有生育意愿，可选择口服避孕药、避孕套避孕；已婚已育夫妇提倡使用宫内节育器、皮下埋植等长效高效避孕方法，无继续生育意愿者，可采取绝育术等永久避孕措施。安全期避孕和体外排精等方法避孕效果不可靠，不建议作为常规避孕方法。

一旦避孕失败或发生无保护性行为，应该采取紧急避孕措施。紧急避孕不能替代常规避孕，一般一个月经周期使用一次，多次使用避孕效果降低，还会增加药物反应。

发生意外妊娠，需要人工流产时，应到有资质的医疗机构。自行堕胎、非法人工流产，会造成严重并发症甚至威胁生命。

减少人工流产，维护女性生殖健康，需要男女共担责任。反复的人工流产会增加生殖道感染、大出血的风险，甚至发生宫腔粘连、继发不孕等疾病或不良结局,严重影响妇女健康。男性作为性伴侣,在计划生育、避免意外妊娠中应承担更多的责任。杜绝违背妇女意愿的性行为,尊重和维护女性在生殖健康方面的权益。

23. 保健食品不是药品,正确选用保健食品。

保健食品指声称具有特定保健功能或者以补充维生素、矿物质为目的的食品,即适宜于特定人群食用,具有调节机体功能,不以治疗疾病为目的,并且在规定剂量之内,对人体不产生任何急性、亚急性或者慢性危害的食品。保健食品可补充膳食摄入不足或调解身体功能,健康人群如果能够坚持平衡膳食,不建议额外使用保健食品。

我国对保健食品实行注册审评制度,由国家市场监督管理总局对审查合格的保健食品发给《保健食品批准证书》,获得《保健食品批准证书》的食品准许使用保健食品标志(见下图)。保健食品标签和说明书必须符合国家有关标准、法规的要求。消费者可根据自身需要,正确选择国家主管部门正式批准和正规厂家生产的合格保健食品,但不能代替药品。

24. 劳动者要了解工作岗位和工作环境中存在的危害因素,遵守操作规程,注意个人防护,避免职业伤害。

劳动是每个人的基本需要,但有些工作岗位和工作环境中存在有害因素,会对健康产生影响,甚至可能造成疾病。常见的有害因素包括有毒有害的化学物质,如粉尘、铅、苯、汞等;有害的物理因素,如噪声、振动、高低气压、电离辐射等;有害的生物因素,如布氏杆菌、炭疽杆菌、森林脑炎病毒等。劳动者过量暴露于上述有害因素,会对健康造成损害,严重时会引起职业病,如矽肺、煤工尘肺、铅中毒、苯中毒等。工作中过量接触放射性物质则会引起放射病。

劳动者必须具有自我保护意识、自我防护知识和技能,要主动了解工作岗位和工作环境中可能存在的职业危害因素,积极采取防护措施,避免职业损害。劳动者必须严格遵守各项劳动操作规程,树立安全意识,掌握个人防护用品的正确使用方法,在工作期间全程、规范使用防护用品,例如防护帽或者防护服、防护手套、防护眼镜、防护口(面)罩、防护耳罩(塞)、呼吸防护器和皮肤防护用品等。要熟悉常见事故的处理方法,掌握安全急救知识。一旦发生事故,能够正确应对,正确逃生、自救和互救。

长期接触职业有害因素,必须定期参加职业健康检查。如果被诊断得了职业病,必须及时治疗,避免与工作环境继续接触,必要时调换工作。

25. 从事有毒有害工种的劳动者享有职业保护的权利。

《中华人民共和国职业病防治法》明确规定,劳动者依法享有职业卫生保护的权利。保护劳动者免受不良工作环境对健康的危害,是用人单位的责任。用人单位应当为劳动者创造符合国家职业卫生标准和卫生要求的工作环境和条件,并采取措施保障劳动者获得职业卫生保护。

职业保护的主要保障措施包括:用人单位必须和劳动者签订劳动合同,合同中必须告知劳动者其工作岗位可能存在的职业病危害;必须按照设计要求配备符合要求的职业病危害防护设施和个人防护用品;必须对作业场所职业病危害的程度进行监测、评价与管理;必须按照职业健康监护标准对劳动者进行职业健康检查并建立劳动者健康监护档案;对由于工作造成的健康损害和患职业病的劳动者给予积极治疗和妥善安置,并给予工伤待遇。劳动者要知晓用法律手段保护自己应有的健康权益。

二、健康生活方式与行为

26. 健康生活方式主要包括合理膳食、适量运动、戒烟限酒、心理平衡四个方面。

健康生活方式,是指有益于健康的习惯化行为方式。主要表现为生活有规律,没有不良嗜好,讲求个人卫生、环境卫生、饮食卫生,讲科学、不迷信,平时注意保健、生病及时就医,积极参加健康有益的文体活动和社会活动,等等。

合理膳食指能提供全面、均衡营养的膳食。食物多样,才能满足人体各种营养需求,达到合理营养,促进健康的目的。原卫生部发布的《中国居民膳食指南》为合理膳食提供了权威的指导。

适宜运动指运动方式和运动量适合个人的身体状况,动则有益,贵在坚持。运动应适度量力,选择适合自己的运动方式、强度和运动量。健康人可以根据运动时的心率来控制运动强度,最大心率=220-年龄,每周至少运动3次。

戒烟的人,不论吸烟多久,都应该戒烟。戒烟越早越好,任何时候戒烟对身体都有好处,都能够改善生活质量。

过量饮酒,会增加患某些疾病的风险,并可导致交通事故及暴力事件的增加。建议成年男性一天饮用的酒精量不超过25g,女性不超过15g。

心理平衡,是指一种良好的心理状态,即能够恰当地评价自己,应对日常生活中的压力,有效率地工作和学习,对家庭和社会有所贡献的良好状态。乐观、开朗、豁达的生活态度,将目标定在自己能力所及的范围内,建立良好的人际关系,积极参加社会活动等均有助于个体保持自身的心理平衡状态。

27. 保持正常体重,避免超重与肥胖。

正常体重有助于保持健康,预防疾病。体重过高和过低都是不健康的表现,易患多种疾病。超重和肥胖者易患心血管病、糖尿病和某些肿瘤等。体重正常者应保持体重,超重和肥胖者应控制体重到正常范围。

体重是否正常取决于进食量与活动量的平衡。食物提供人体能量，运动消耗能量。进食量大而运动量不足，多余的能量就会在体内以脂肪的形式储存下来，造成超重或肥胖；相反，若进食量不足，可引起体重过低或消瘦。

体重是否正常可用体重指数（BMI）来判断，BMI= 体重（kg）/ 身高（m²）。成人正常体重指数在 18.5~23.9kg/m² 之间，体重指数在 24~27.9kg/m² 之间为超重，体重指数 ≥ 28kg/m² 为肥胖。

腰围是判断超重肥胖的另一种常用指标。成年男性正常腰围的警戒线为 ≥ 85cm，女性为 ≥ 80cm；男性超标线为 ≥ 90cm，女性为 ≥ 85cm。

28. 膳食应以谷类为主，多吃蔬菜、水果和薯类，注意荤素、粗细搭配。

食物可以分为谷类（米、面、杂粮等）和薯类，动物性食物（肉、禽、鱼、奶、蛋等），豆类和坚果（大豆、其他干豆类及花生、核桃等坚果），蔬菜、水果和菌藻类，纯能量食物（动植物油、淀粉、糖、酒等）五类。多种食物组成的膳食，才能满足人体各种营养需求。三餐食物要多样化，注意荤素搭配。

谷类食物是我国居民传统膳食的主体，是人类最好的基础食物，也是最经济的能量来源。以谷类为主的膳食既可提供充足的能量，又可避免摄入过多的脂肪，对预防心脑血管疾病、糖尿病和癌症有益。成年人每天应摄入 250~400g 的谷类食物。要注意粗细搭配，经常吃一些粗粮、杂粮和全谷类食物，每天最好能吃 50~100g。

蔬菜水果是维生素、矿物质、膳食纤维和植物化学物质的重要来源，薯类含有丰富的淀粉、膳食纤维以及多种维生素和矿物质。蔬菜、水果和薯类能够保持肠道正常功能，调节免疫力，降低肥胖、糖尿病、高血压等慢性疾病患病风险。建议成年人每天吃蔬菜 300~500g，水果 200~400g。蔬菜和水果不能相互替换，建议餐餐有蔬菜，天天有水果。

29. 提倡每天食用奶类、豆类及其制品。

奶类营养丰富，营养组成比例适宜，容易消化吸收，是膳食钙质的极好来源。饮奶有利于骨质健康，减少骨质丢失。儿童青少年饮奶有利于生长发育和骨骼健康，同时预防成年后发生骨质疏松。建议每人每天饮奶 300g 或相当量的奶制品。高血脂和超重肥胖者应选择低脂、脱脂奶及其制品。

大豆含丰富的优质蛋白质、必需脂肪酸、B 族维生素、维生素 E 和膳食纤维等营养素，且含有磷脂、低聚糖以及异黄酮、植物固醇等多种人体需要的植物化学物质。适当多吃大豆及其制品可以增加优质蛋白质的摄入量，也可防止过多消费肉类带来的不利影响。建议每人每天摄入 30~50g 大豆或相当量的豆制品。

30. 膳食要清淡，要少油少盐，食用合格碘盐。

油、盐摄入过多是我国城乡居民普遍存在的膳食问题。油摄入过多增加患肥胖、高血脂、动脉粥样硬化等多种慢性疾病的风险。盐摄入量过高与高血压的患病率密切相关。应养成清淡饮食、少油少盐的膳食习惯。建议每人每天烹调油用量25~30g,食盐摄入量不超过6g(包括酱油、酱菜、酱中的含盐量)。

坚持食用碘盐能有效预防碘缺乏病,人体碘摄入量不足可引起碘缺乏病。成人缺碘可导致缺碘性甲状腺肿;儿童缺碘可影响智力发育,严重缺碘会造成生长发育不良、身材矮小、痴呆等;孕妇缺碘会影响胎儿大脑发育,还会引起早产、流产、胎儿畸形。

高碘地区的居民、甲状腺功能亢进患者、甲状腺炎患者等少数人群不宜食用碘盐。

31. 讲究饮水卫生,每天适量饮水。

生活饮用水受污染可以传播肠道传染病等疾病,还可能引起中毒。保护健康,要注意生活饮用水安全。

保障生活饮用水安全卫生,首先要保护好饮用水源。提倡使用自来水。受污染水源必须净化或消毒处理后,才能作为生活饮用水使用。

在温和气候条件下,轻体力活动的成年人每日最少饮水 1 200~1 500ml,在高温或强体力劳动的条件下,应适当增加。要主动饮水,不要等口渴了再喝水。饮水最好选择白开水,不喝或少喝含糖饮料。

32. 生、熟食品要分开存放和加工,生吃蔬菜水果要洗净,不吃变质、超过保质期的食品。

生食品是指制作食品的原料,如鱼、肉、蛋、禽、菜、粮等。熟食品是指能直接食用的食品,如熟肉、火腿肠、可生吃的蔬菜、咸菜等。

在食品加工、贮存过程中,生、熟食品要分开;冰箱保存食物时,也要注意生熟分开,熟食品要加盖储存。切过生食品的刀不能再切熟食品,盛放过生食品的容器不能再盛放熟食品,避免生熟食品直接或间接接触。

生食品要烧熟煮透再吃,剩饭菜应重新彻底加热再吃。碗筷等餐具应定期煮沸消毒。生的蔬菜、水果可能沾染致病菌、寄生虫卵、有毒有害化学物质,生吃蔬菜、水果要洗净。

储存时间过长或者储存不当都会引起食物受污染或者变质,受污染或变质的食品不能再食用。任何食品都有储藏期限,在冰箱里放久了也会变质。

不要吃过期食物。购买预包装食品时要查看生产厂家名称、地址、生产日期和保质期,不购买标识不全的食品。

33. 成年人每日应进行 6~10 千步当量的身体活动,动则有益,贵在坚持。

身体活动指由于骨骼肌收缩产生的机体能量消耗增加的活动。进行身体活动时,心跳、呼吸加快,循环血量增加,代谢和产热加速,这些反应是产生健康效益的生理基础。

适量身体活动有益健康,动则有益,贵在坚持,适度量力。身体活动对健康的影响取决于活动方式、强度、时间和频度。

有氧运动有助于增进心肺功能、降低血压和血糖、增加胰岛素的敏感性、改善血脂和内分泌系统的调节功能,能提高骨密度、减少体内脂肪蓄积、控制不健康的体重增加。有氧运动是指躯干、四肢等大肌肉群参与为主的、有节律、时间较长、能够维持在一个稳定状态的身体活动(如长跑、步行、骑车、游泳等)。例如以每小时 4km 的中等速度步行,每小时 12km 的速度骑自行车等均属于有氧运动。

推荐成年人每日进行 6~10 千步当量的身体活动。千步当量是度量能量消耗的单位,以 4km/ 小时中速步行 10 分钟的活动量为 1 个千步当量,其活动量等于洗盘子或熨衣服 15 分钟或慢跑 3 分钟。千步当量相同,其活动量即相同。

运动强度可通过心率来估算。最大心率 =220– 年龄,当心率达到最大心率的 60%~75% 时,身体活动水平则达到了中等强度。成年人每周应进行 150 分钟中等强度或 75 分钟高强度运动,或每天进行中等强度运动 30 分钟以上,每周 3~5 天。

以一周为时间周期,合理安排有氧运动,体育文娱活动、肌肉关节功能活动和日常生活工作中的身体活动内容。活动强度和形式的选择应根据个人的体质状况确定,增加活动量应循序渐进,运动中发生持续的不适症状,应停止活动,必要时及时就医。

34. 吸烟和二手烟暴露会导致癌症、心血管疾病、呼吸系统疾病等多种疾病,吸烟者的平均寿命比不吸烟者至少减少 10 年。

我国吸烟人数超过 3 亿,约有 7.4 亿不吸烟者遭受二手烟暴露的危害。每年死于吸烟相关疾病的人数超过 100 万。吸烟和二手烟暴露导致的多种慢性疾病给整个社会带来了沉重的负担。

烟草烟雾含有 7 000 余种化学成分,其中有数百种有害物质,至少 69 种为致癌物。吸烟及二手烟暴露均严重危害健康,即使吸入少量烟草烟雾也会对人体造成危害。

吸烟可导致多种癌症、冠心病、卒中、慢性阻塞性肺疾病、糖尿病、白内障、男性勃起功能障碍、骨质疏松等疾病。二手烟暴露可导致肺癌等恶性肿瘤、冠心病、卒中和慢性阻塞性肺疾病等疾病。90% 的男性肺癌死亡和 80% 的女性肺癌死亡与吸烟有关。现在吸烟者中将来会有一半因吸烟而提早死亡,吸烟者的平均寿命比不吸烟者至少减少 10 年。

35. "低焦油卷烟""中草药卷烟"不能降低吸烟带来的危害,反而容易诱导吸烟,影响吸烟者戒烟。

不存在无害的烟草制品,只要吸烟就有害健康。有充分证据说明,相比于吸普通烟,吸"低焦油卷烟"并不会降低吸烟带来的危害。"中草药卷烟"与普通卷烟一样会对健康造成危害。吸烟者在吸"低焦油卷烟"的过程中存在"吸烟补偿行为",包括用手指和嘴唇堵住滤嘴上的透气孔、加大吸入烟草烟雾量和增加吸卷烟的支数等。"吸烟补偿行为"的存在使吸烟者吸入的焦油和尼古丁等有害成分并未减少。"低焦油卷烟"和"中草药卷烟"这些烟草制品不能降低吸烟对健康的危害,反而容易诱导吸烟,影响吸烟者戒烟。

36. 任何年龄戒烟均可获益,戒烟越早越好,戒烟门诊可提供专业戒烟服务。

烟草制品中的尼古丁可导致烟草依赖,烟草依赖是一种慢性成瘾性疾病。戒烟可以显著降低吸烟者肺癌、冠心病、慢性阻塞性肺疾病等多种疾病的发病和死亡风险,并可延缓疾病的进展和改善预后。减少吸烟量并不能降低其发病和死亡风险。吸烟者应当积极戒烟,戒烟越早越好,任何年龄戒烟均可获益。只要有戒烟的动机并掌握一定的技巧,都能做到彻底戒烟。研究发现,60 岁、50 岁、40 岁或 30 岁时戒烟可分别赢得 3 年、6 年、9 年或 10 年的预期寿命;戒烟 10 年后,戒烟者肺癌发病风险降至持续吸烟者的 30%~50%;戒烟 1 年后,戒烟者发生冠心病的风险大约降低 50%,戒烟 15 年后,将降至与从不吸烟者相同的水平。

吸烟者在戒烟过程中可能出现不适症状,必要时可寻求专业戒烟服务。戒烟门诊可向吸烟者提供专业戒烟服务。

37. 少饮酒,不酗酒,戒酒需要医学专业指导。

酒的主要成分是乙醇和水,几乎不含有营养成分。经常过量饮酒,会使食欲下降,食物摄入量减少,从而导致多种营养素缺乏、急慢性酒精中毒、酒精性脂肪肝等,严重时还会造成酒精性肝硬化。过量饮酒还会增加患高血压、脑卒中(中风)等疾病的风险,并可导致交通事故及暴力事件的增加,危害个人健康和社会安全。少饮酒,不酗酒。

建议成年男性一天饮用酒的酒精量不超过 25g,成年女性不超过 15g。禁止孕妇和儿童、青少年饮酒。如果饮酒成为生活的第一需要,无法克制对酒的渴望,不喝酒会出现身体、心理上的不舒服,甚至出现幻觉妄想等精神症状,这时就需要去精神科接受相应治疗。

38. 遵医嘱使用镇静催眠药和镇痛药等成瘾性药物,预防药物依赖。

遵医嘱使用镇静催眠药和镇痛药等成瘾性药物,可以治疗和缓解病痛。不合理地长期、大量使用可导致药物依赖。药物依赖会损害健康,严重时会改变人的心境、情绪、意识和行为,引起人格改变和各种精神障碍,甚至出现急性中毒乃至死亡。因此,任何人都不要擅自使用镇静催眠药和镇痛药等成瘾性药物,包括含有麻醉药品、精神药品成分的复方制剂(含有可待因、福尔可定等具有成瘾性成分的止咳药),也不要随意丢弃或给他人使用。

出现药物依赖后,应去综合医院精神科或精神专科医院接受相应治疗。

39. 拒绝毒品。

毒品指鸦片、海洛因、甲基苯丙胺(冰毒)、吗啡、大麻、可卡因,以及国家规定管制的其他能够使人形成瘾癖的麻醉药品和精神药品。任何毒品都具有成瘾性。毒品成瘾是一种具有高复发性的慢性脑疾病,其特点是对毒品产生一种强烈的心理渴求和强迫性、冲动性、不顾后果的用药行为。

吸毒非常容易成瘾,任何人使用毒品都可导致成瘾,不要有侥幸心理,永远不要尝试毒品。毒品严重危害健康,吸毒危害自己、危害家庭、危害社会、触犯法律。一旦成瘾,应进行戒毒治疗。

40. 劳逸结合,每天保证 7~8 小时睡眠。

任何生命活动都有其内在节律性。生活规律对健康十分重要,工作、学习、娱乐、休息、睡眠都要按作息规律进行。要注意劳逸结合,培养有益于健康的生活情趣和爱好。顺应四时,起居有常。睡眠时间存在个体差异,成人一般每天需要 7~8 小时睡眠,儿童青少年需要更多睡眠,长期睡眠时间不足有害健康。

41. 应该重视和维护心理健康,遇到心理问题时应主动寻求帮助。

每个人一生中都会遇到各种心理卫生问题,重视和维护心理健康非常必要。

心理卫生问题能够通过调节自身情绪和行为、寻求情感交流和心理援助等方法解决。采取乐观、开朗、豁达的生活态度,把目标定在自己能力所及的范围内,调适对社会和他人的期望值,建立良好的人际关系,培养健康的生活习惯和兴趣爱好,积极参加社会活动等,均有助于保持和促进心理健康。

如果怀疑有明显心理行为问题或精神疾病,要及早去精神专科医院或综合医院的心理科或精神科咨询、检查和诊治。

精神疾病是可以预防和治疗的。被确诊患有精神疾病者,应及时接受正规治疗,遵照医嘱全程、不间断、按时按量服药。积极向医生反馈治疗情况,主动执行治疗方案。通过规范治疗,多数患者病情可以得到控制,减少对正常生活的不良影响。

42. 勤洗手、常洗澡、早晚刷牙、饭后漱口,不共用毛巾和洗漱用品。

用正确的方法洗手能有效地防止感染及传播疾病。每个人都应养成勤洗手的习惯,特别是制备食物前要洗手、饭前便后要洗手、外出回家后先洗手。用清洁的流动水和肥皂洗手。

勤洗头、理发,勤洗澡、换衣,能及时清除毛发中、皮肤表面、毛孔中的皮脂、皮屑等新陈代谢产物以及灰尘、细菌,防止皮肤发炎、长癣。

每天早晚刷牙,饭后漱口。用正确方法刷牙,成人使用水平颤动拂刷法刷牙。吃东西、喝饮料后要漱口,及时清除口腔内食物残渣,保持口腔卫生。提倡使用牙线。

洗头、洗澡和擦手的毛巾,应保持干净,并且做到一人一盆一巾,不与他人共用毛巾和洗漱用具,防止沙眼、急性流行性结膜炎(俗称红眼病)等接触性传染病传播;也不要与他人共用浴巾洗澡,防止感染皮肤病和性传播疾病。不与他人共用牙刷和刷牙杯,牙刷要保持清洁,出现刷毛卷曲应立即更换,一般每 3 个月更换一次。

43. 根据天气变化和空气质量,适时开窗通风,保持室内空气流通。

阳光和新鲜的空气是维护健康不可缺少的。

阳光中的紫外线,能杀死多种致病微生物。让阳光经常照进屋内,可以保持室内干燥,减少细菌、真菌繁殖的机会。开窗通风,可以保持室内空气流通,使室内有害气体或病菌得到稀释,预防呼吸道传染病发生。

雾霾、沙尘天气时,应关闭门窗,减少室外颗粒物进入室内;遇到持续雾霾天气时,应选择空气污染相对较轻的时段,定时通风换气,否则有可能造成室内二氧化碳浓度过高,出现缺氧。

44. 不在公共场所吸烟、吐痰、咳嗽、打喷嚏时遮掩口鼻。

世界卫生组织《烟草控制框架公约》指出,接触二手烟雾会造成疾病、功能丧失或死亡。室内工作场所、公共场所和公共交通工具内完全禁烟是保护人们免受二手烟危害的最有效措施。二手烟不存在所谓的"安全暴露"水平,在同一建筑物或室内,划分吸烟区和非吸烟区将吸烟者和不吸烟者分开、安装净化空气或通风设备等,都不能够消除二手烟雾对不吸烟者的危害。吸烟者应当尊重他人的健康权益,不当着他人的面吸烟,不在禁止吸烟的场所吸烟。

肺结核病、流行性感冒、流行性脑脊髓膜炎、麻疹等常见呼吸道传染病的病原体可随患者咳嗽、打喷嚏、大声说话、随地吐痰时产生的飞沫进入空气,传播给他人。所以不要随地吐痰,咳嗽、打喷嚏时用纸巾、手绢、手肘等遮掩口鼻,这也是社会进步、文明的表现。

45. 农村使用卫生厕所,管理好人畜粪便。

卫生厕所是指有墙、有顶,厕坑及贮粪池不渗漏,厕所内整洁卫生,没有蝇蛆,基本无臭味,粪便及时清理并进行无害化处理。

无害化卫生厕所是既符合卫生厕所基本要求,又具有粪便无害化处理功能,并能够进行规范管理、使用和维护的厕所。

粪便无害化处理可有效杀灭粪便中致病细菌和寄生虫,使病原体失去传染性,防止蚊蝇蛆孳生,减少肠道传染病与寄生虫病传播流行。日常生活和农业生产中经常使用高温堆肥法、沼气发酵法、漂白粉或生石灰搅拌处理等方法。在没有使用无害化厕所的地区,常用方法是粪便清理后加拌秸秆、黄土后高温堆肥,变成有机肥后作为农作物的底肥使用。

禽畜粪便如果是一家一户的、少量饲养的方式,一般采用收集后与人粪一起堆肥的方式。如果是规模养殖企业,对猪粪等含水率高的禽畜粪便,一般采用沼气发酵、直接堆腐、塔式发酵等生物发酵模式,对鸡粪等含水率低的粪便可直接晾晒、烘干等,处理后的禽畜粪便可以作为有机肥或饲料使用。

46. 科学就医,及时就诊,遵医嘱治疗,理性对待诊疗结果。

科学就医是指合理利用医疗卫生资源,选择适宜、适度的医疗卫生服务,有效防治疾病、维护健康。

生病后要及时就诊,早诊断、早治疗,避免延误治疗的最佳时机,这样既可以减少疾病危害,还可以节约看病的花费。遵从分级诊疗,避免盲目去大医院就诊。就医时要携带有效身份证件、既往病历及各项检查资料,如实向医生陈述病情,配合医生治疗,遵从医嘱按时按量用药。按照医生的要求调配饮食、确定活动量、改变不健康的行为生活方式。不要有病乱求医,使用几个方案同时治疗,不要轻信偏方,不要凭一知半解、道听途说自行买药治疗,更不要相信封建迷信。

医学所能解决的健康问题是有限的,公众应当正确理解医学的局限性,理性对待诊疗结果,不要盲目地把疾病引发的不良后果简单归咎于医护人员的责任心和技术水平。如果对诊疗结果有异议,或者认为医护人员有过失,应通过正当渠道或法律手段解决,不能采取扰乱医疗秩序或伤害医护人员的违法行为。

47. 合理用药,能口服不肌注,能肌注不输液,在医生指导下使用抗生素。

合理用药是指安全、有效、经济地使用药物。用药要遵循能不用就不用,能少用就不多用;能口服不肌注,能肌注不输液的原则。必须注射或输液时,应做到"一人一针一管"。任何药物都有不良反应,用药过程中如有不适要及时咨询医生或药师。

购买药品要到合法的医疗机构和药店,处方药必须凭执业医师处方购买。服药前要检查药品有效期,禁止使用过期药品;要妥善存放药品,防止药物变质或失效,防止儿童及精神异常者接触。一旦误服、误用药物,要及时携带药品及包装就医。

抗生素是处方药。所有抗生素在抗感染的同时都有不同程度的不良反应甚至毒性反应。一般针对细菌感染的抗生素对病毒引起的感冒、伤风和其他上呼吸道感染无效。因此,为有效进行抗感染治疗、避免发生耐药,减少不良反应,预防滥用,必须在医生的指导下规范、合理使用抗生素。

48. 戴头盔、系安全带,不超速、不酒驾、不疲劳驾驶,减少道路交通伤害。

在道路交通碰撞中，佩戴安全头盔可有效减轻摩托车驾驶员的头部伤害，使驾驶员的死亡风险减少 20%~45%；系安全带可使汽车驾乘人员的致命伤害降低 40%~60%。驾驶时，速度每增加 1km/ 小时，伤害危险增加 3%，严重或致命伤亡危险增加 5%。酒精、毒品、某些药物会减弱驾驶人员的判断能力和反应能力，即使是较低的血液酒精含量或药物浓度，也会增加交通事故风险。疲劳驾驶显著增加严重交通事故风险，驾驶员连续驾驶 2 小时应休息 1 次，保证驾驶时精力充沛、注意力集中。

儿童乘客应使用安全座椅，安全座椅要与儿童的年龄、身高和体重相适应。汽车碰撞时，儿童安全座椅可使婴幼儿死亡率降低 54%~71%。

每个人都应对自己和他人的生命与健康负责，重视道路交通安全，严格遵守交通法规，避免交通伤害的发生。

49. 加强看护，避免儿童接近危险水域，预防溺水。

溺水是我国儿童意外伤害死亡的第一位原因，要加强对儿童的看护和监管。儿童游泳时，要有成人带领或有组织地进行，不要单独下水。游泳的场所，最好是管理规范的游泳池，不提倡在天然水域游泳，下雨时不宜在室外游泳。

下水前，应认真做准备活动，以免下水后发生肌肉痉挛等问题。水中活动时，要避免打闹、跳水等危险行为，如有不适应立即呼救。家长带领儿童进行水上活动时，应有专职救生员的全程监护，并为儿童配备合格的漂浮设备。

对于低龄儿童，家长要重点看护。不能将儿童单独留在卫生间、浴室、开放的水源边，家中的储水容器要及时排空或加盖。

50. 冬季取暖注意通风，谨防煤气中毒。

冬季使用煤炉、煤气炉或液化气炉取暖，由于通风不良，供氧不充分或气体泄漏，可引起大量一氧化碳在室内蓄积，造成人员中毒。

预防煤气中毒，要尽量避免在室内使用炭火盆取暖；使用炉灶取暖时，要安装风斗或烟筒，定期清理烟筒，保持烟道通畅；使用液化气时，要注意通风换气，经常查看煤气、液化气管道、阀门，如有泄漏应及时请专业人员维修。在煤气、液化气灶上烧水、做饭时，要防止水溢火灭导致的煤气泄漏。如发生煤气泄漏，应立即关闭阀门、打开门窗，使室内空气流通。

煤气中毒后，轻者感到头晕、头痛、四肢无力、恶心、呕吐；重者可出现昏迷、体温降低、呼吸短促、皮肤青紫、唇色樱红、大小便失禁，抢救不及时会危及生命。发现有人煤气中毒，应立即把中毒者移到室外通风处，解开衣领，保持呼吸顺畅；对于中毒严重者，应立即呼叫救护车，送医院抢救。

51. 主动接受婚前和孕前保健，孕期应至少接受 5 次产前检查并住院分娩。

婚前和孕前保健可以帮助准备结婚或怀孕的男女双方了解自身的健康状

23

况,发现可能影响婚育的有关疾病和问题,接受有针对性的咨询和指导,提高婚姻质量和促进安全孕育。

妇女怀孕后应及时去医院检查,建立"孕产妇保健手册"。孕妇孕期至少应进行 5 次产前检查,孕早期 1 次,孕中期 2 次,孕晚期 2 次,有异常情况者应适当增加检查次数。定期产前检查能够动态监测胎儿发育情况,及时发现妊娠并发症或合并症。

孕妇要到有助产技术服务资格的医疗保健机构住院分娩,高危孕妇应提前住院待产,最大限度地保障母婴安全。

52. 孩子出生后应尽早开始母乳喂养,满 6 个月时合理添加辅食。

母乳是婴儿最理想的天然食品,含有婴儿所需的全部营养以及大量的抗体和免疫活性物质,有助于婴儿发育,增强婴儿的免疫能力。母乳喂养不仅能增进母子间的情感,还能促进母亲的产后康复。

为了母乳喂养成功,孩子出生后 1 小时内就应开始哺乳。纯母乳喂养可满足 6 个月内婴儿所需全部液体、能量和营养素,因此婴儿出生后,应首选纯母乳喂养,6 个月内不需要添加任何辅食。母乳喂养可以持续至 2 岁或 2 岁以上。

婴儿 6 个月起,要适时、适量添加辅食。添加辅食的原则是由一种到多种,由少到多,由软到硬,由细到粗。开始添加的辅食形态应为泥糊状,逐步过渡到固体食物。从少量开始,逐渐增加。要观察婴儿大便是否正常,婴儿生病期间不应添加新的食物。添加的食物品种应多样化,预防偏食和厌食。

53. 通过亲子交流、玩耍促进儿童早期发展,发现心理行为发育问题要尽早干预。

重视儿童早期发展,0~3 岁儿童的身心健康是发展的基础,应把儿童的健康、安全和养育工作放在首位。家长、抚养人和学前教育工作者,应成为儿童生活的照顾者、情感的关爱者、行为的榜样者和活动的引导者。

重视儿童的情感关怀,强调以亲为先,以情为主,赋予亲情和关爱。尊重儿童意愿,创设宽松、温馨的家庭式氛围,满足儿童成长的需求。尊重儿童身心发展规律,顺应儿童天性,把握每个阶段的发展特点和水平。要从日常生活中选择儿童感兴趣的、富有价值的教育内容,将教育贯穿在一日生活之中,丰富儿童的认识和经验。开展丰富多样的、符合儿童发展阶段特点的游戏活动,让儿童在快乐的游戏中,开启潜能,推进发展。重视儿童的发展差异,提倡更多地实施个性化教育,促进每个儿童富有个性地发展。

经常与儿童沟通、交流,关注儿童日常行为,及时发现心理行为问题,予以引导和干预。培养儿童健康的心智和人格,促进儿童社会性和情感的健康发展。

54. 青少年处于身心发展的关键时期，要培养健康的行为生活方式，预防近视、超重与肥胖，避免网络成瘾和过早性行为。

青少年处于儿童向成人过渡的阶段，生理和心理发生着巨大变化。体格生长迅速，内脏器官功能逐步完善，两性的第二性征更加明显，男孩出现遗精、女孩出现月经，到青春期晚期已具备生殖功能。处于过渡期的青少年，自我意识逐渐增强，渴望独立，人生观、价值观逐渐形成，性意识觉醒和发展，但生理和心理尚未完全成熟，需要关注和正确引导。

青少年应该培养健康的行为生活方式。要有充足睡眠，保证精力充沛；保持平衡膳食，加强户外活动，预防超重和肥胖；培养良好的用眼习惯，避免长时间看书、看电视和电子屏、玩电子游戏，每天坚持做眼保健操，保护视力，预防近视；远离烟草和酒精，拒绝毒品。

青少年要从正规渠道获取生殖与性健康信息，拒绝性骚扰、性诱惑和性暴力，避免过早发生性行为。不安全性行为可能带来意外妊娠或性传播疾病，严重危害青少年身心健康。

三、基本技能

55. 关注健康信息，能够获取、理解、甄别、应用健康信息。

日常生活中，要有意识地关注健康信息。遇到健康问题时，能够积极主动地利用现有资源获取相关信息。对于各种途径传播的健康信息能够判断其科学性和准确性，不轻信、不盲从，优先选择政府、卫生计生行政部门、卫生计生专业机构、官方媒体等正规途径获取健康信息。

对甄别后的信息能够正确理解，并自觉应用于日常生活，维护和促进自身及家人健康水平。

56. 能看懂食品、药品、保健品的标签和说明书。

直接向消费者提供的预包装食品标签标示应包括食品名称、配料表、净含量和规格、生产者和 / 或经销者的名称、地址和联系方式、生产日期和保质期、贮存条件、食品生产许可证编号、产品标准代号及其他需要标示的内容。预包装食品标签向消费者提供食品营养信息和特性说明，包括营养成分表、营养声称和营养成分功能声称。营养成分表以一个"方框表"的形式标有食品营养成分名称、含量和占营养素参考值（NRV）百分比，强制标示的核心营养素包括蛋白质、脂肪、碳水化合物和钠。

药品的标签是指药品包装上印有或者贴有的内容，分为内标签和外标签。药品内标签指直接接触药品的包装标签，外标签指内标签以外的其他包装的标签。药品的内标签应当包含药品通用名称、适应证或者功能主治、规格、用法用量、生产日期、产品批号、有效期、生产企业等内容。药品外标签应当注明药品通用名称、成分、性状、适应证或者功能主治、规格、用法用量、不良反应、禁忌、注意事项、贮藏、生产日期、产品批号、有效期、批准文号、生产企业等内容。

药品说明书应当包含药品安全性、有效性的重要科学数据、结论和信息，用以指导安全、合理使用药品。药品说明书的具体格式、内容和书写要求由国家食品药品监督管理局制定并发布。

标签或者说明书上必须注明药品的通用名称、成分、规格、生产企业、批准文号、产品批号、生产日期、有效期、适应证或者功能主治、用法、用量、禁忌、不良反应和注意事项。麻醉药品、精神药品、医疗用毒性药品、放射性药品、外用药品和非处方药的标签，必须印有规定的标志。

非处方药是可以自行判断、购买和使用的药品。非处方药分为甲类非处方药和乙类非处方药，分别标有红色或绿色"处方药是标记。甲类非处方药须在药店执业药师或药师指导下购买和使用；乙类非处方药既可以在社会药店和医疗机构药房购买，也可以在经过批准的普通零售商业企业购买。乙类非处方药安全性更高，无需医师或药师的指导就可以购买和使用。

保健食品标签和说明书不得有明示或者暗示治疗作用以及夸大功能作用的文字，不得宣传疗效作用。必须标明主要原(辅)料，功效成分或标志性成分及其含量，保健作用和适宜人群、不适宜人群，食用方法和适宜的食用量，规格，保质期，贮藏方法和注意事项，保健食品批准文号，卫生许可证文号，保健食品标志等。

57. 会识别常见的危险标识，如高压、易燃、易爆、剧毒、放射性、生物安全等，远离危险物。

| 高压 | 易燃 | 易爆 | 剧毒 | 放射 | 生物安全 |

危险标识由安全色、几何图形和图形符号构成，用以表达特定的危险信息，提示人们周围环境中有相关危险因素存在。常见的危险标识包括高压、易燃、易爆、剧毒、放射、生物安全等。

识别常见危险标识，远离危险，保护自身安全。但要注意，危险标识只起提醒和警告作用，它本身不能消除任何危险，也不能取代预防事故的相应设施。

58. 会测量脉搏和腋下体温。

脉搏测量方法：将食指、中指和无名指指腹平放于手腕桡动脉搏动处，计

1 分钟搏动次数。

腋下体温测量方法：先将体温计度数甩到 35℃以下，再将体温计水银端放在腋下最顶端后夹紧，10 分钟后取出读数。

59. 会正确使用安全套，减少感染艾滋病、性病的危险，防止意外怀孕。

正确使用安全套，一方面，可以避免接触感染病原体的体液，减少感染艾滋病、乙肝和大多数性传播疾病的风险；另一方面，可以阻断精子与卵子的结合，防止意外怀孕。

要选择有效期内、无破损、大小合适的安全套，掌握安全套的正确使用方法，坚持每一次性生活全程正确使用，性生活后要检查安全套有无破裂或脱落，若有破裂或脱落，要立即采取紧急避孕措施。

不要重复使用安全套，每次使用后应打结丢弃。

60. 妥善存放和正确使用农药等有毒物品，谨防儿童接触。

农药可经口、鼻、皮肤等多种途径进入人体，使人中毒。

家中存放的农药、杀虫剂等有毒物品，应当分别妥善存放于橱柜或容器中，并在外面加锁。保管敌敌畏、乐果等易挥发失效的农药时，一定要把瓶盖拧紧。有毒物品不能与粮油、蔬菜等堆放在一起，不能存放在既往装食物或饮料的容器中；特别要防止小孩接触，以免发生误服中毒事故。已失效的农药和杀虫剂不可乱丢乱放，防止误服或污染食物、水源。

家用杀虫剂、灭鼠剂、灭蟑毒饵等严格按照说明书使用，放置在不宜被儿童接触到的地方，以免误食。

施用农药时，要严格按照说明书并且遵守操作规程，注意个人防护。严禁对收获期的粮食、蔬菜、水果施用农药。严防农药污染水源。

对误服农药中毒者，如果患者清醒，要立即设法催吐。经皮肤中毒者要立即冲洗污染处皮肤。经呼吸道中毒者，要尽快脱离引起中毒的环境。中毒较重者要立即送医院抢救。

61. 寻求紧急医疗救助时拨打 120，寻求健康咨询服务时拨打 12320。

需要紧急医疗救助时，拨打 120 急救电话求助。电话接通后，要准确报告患者所在的详细地址、主要病情，以便救护人员做好救治准备；同时，报告呼救者的姓名及电话号码。必要时，呼救者可通过电话接受医生指导，为患者进行紧急救治。通话结束后，应保持电话畅通，方便救护人员与呼救者联系；在保证有人看护患者的情况下，最好安排人员在住宅门口、交叉路口、显著地标处等候，引导救护车的出入，争取抢救时间。

若是出现成批伤员或中毒患者，必须报告事故缘由、罹患人员的大致数目，以便 120 调集救护车辆、报告政府部门及通知各医院救援人员集中到出事地点。

12320 是政府设置的卫生热线,是卫生系统与社会、公众沟通的一条通道,是社会公众举报投诉公共卫生相关问题的一个平台,是向公众传播卫生政策信息和健康防病知识的一个窗口。在生活中遇到相关问题,公众可通过 12320 进行咨询或投诉。

62. 发生创伤出血量较多时,应立即止血、包扎;对怀疑骨折的伤员不要轻易搬动。

受伤出血时,应立即止血,以免出血过多损害健康甚至危及生命。小的伤口只须简单包扎即可止血;出血较多时,如果伤口没有异物,应立即采取直接压迫止血法止血。如果伤口有异物,异物较小时,要先将异物取出;异物较大、较深时,不要将异物拔出,在止血同时固定异物。处理出血的伤口时,要做好个人防护,尽量避免直接接触血液。

对怀疑骨折的伤员进行现场急救时,在搬移前应当先固定骨折部位,以免刺伤血管、神经,但不要在现场进行复位。如果伤势严重,应在现场急救的同时,拨打 120 急救电话。

积极参加急救培训,掌握创伤止血技能。

63. 遇到呼吸、心跳骤停的伤病员,会进行心肺复苏。

心肺复苏(CPR)可以在第一时间恢复伤病员呼吸、心跳,抢救伤病员生命,主要用于抢救心肌梗死等危重急症以及触电、急性中毒、严重创伤等意外事件造成的呼吸心跳骤停伤病员。心肺复苏有三个步骤,依次是胸外心脏按压,开放气道,人工呼吸。胸外心脏按压即救护者将一只手掌根放在伤病员胸骨正中两乳头连线水平,双手掌根重叠,十指相扣,掌心翘起,两臂伸直,以髋关节为支点,用上半身的力量垂直按压。按压深度至少 5cm,按压频率至少 100 次/分,连续按压 30 次;用仰头举颏法打开气道;口对口人工呼吸(婴儿口对口鼻),吹气时间 1 秒,连续吹 2 口气。30 次胸外按压,2 次人工呼吸,为一个循环,连续做五个循环,然后判断伤病员有无呼吸。如果无呼吸,继续做五个循环,直至复苏成功或救护车到来。积极参加现场急救技能培训,掌握心肺复苏技术。

64. 抢救触电者时,要首先切断电源,不要直接接触触电者。

在施救触电者之前,首先做好自我防护。在确保自我安全的前提下,立即关闭电源,用不导电的物体如干燥的竹竿、木棍等将触电者与电源分开。千万不要直接接触触电者的身体,防止救助者发生触电。

防止触电发生,学习安全用电知识。正确使用家用电器,不超负荷用电;不私自接拉电线;不用潮湿的手触摸开关和插头;远离高压线和变压器;雷雨天气时,不站在高处、不在树下避雨、不打手机、不做户外运动。

65. 发生火灾时,用湿毛巾捂住口鼻、低姿逃生;拨打火警电话 119。

突遇火灾时,如果无力灭火,应当不顾及财产,迅速逃生。由于火灾会产生炙热的、有毒的烟雾，所以在逃生时，不要大喊大叫，应当用潮湿的毛巾或者衣襟等物捂住口鼻，用尽可能低的姿势，有秩序地撤离现场。不要乘坐电梯、不要选择跳楼。

家庭最好配备家用灭火器、应急逃生绳、简易防烟面具、手电筒等火灾逃生用品。进入商场、宾馆、酒楼、影院等公共场所时，应首先熟悉安全通道，以备发生火灾时迅速从安全通道逃生。

发现火灾，应立即拨打 119 火警电话报警。准确报告失火地址、火势大小；如有可能，尽量提供详细信息，如是否有人被困、是否发生爆炸或毒气泄漏等。在说不清楚具体地址时，要说出地理位置、周围明显建筑物或道路标志。

66. 发生地震时，选择正确避震方式，震后立即开展自救互救。

地震时，身处平房或低层楼房，应迅速跑到室外空旷处。身处楼房高层，要迅速躲在坚固的家具旁、承重墙的内墙角或开间小的房间，远离门窗、外墙、阳台，不要跳楼，不要使用电梯。关闭电源、火源。室外要避开高大建筑物、玻璃幕墙、立交桥、高压电线等易发生次生灾害的地方。

如果地震被埋，要坚定生存信念；保存体力，不要大喊大叫；可用砖头、铁器等击打管道或墙壁发出求救信号。震后不要立即返回建筑物内，以防余震发生。

震后救护伤员时，要立即清理口鼻异物，保持呼吸道通畅；对出血部位及时止血、包扎；对骨折部位进行固定。

出处：中国健康教育中心提供

时间：2015-12-30

中国公民环境与健康素养
（试行）

第一部分　核　心　信　息

一、基本理念

1. 良好的环境是生存的基础、健康的保障。

2. 健康的维持、疾病的发生与多种环境因素相关。

3. 环境污染是影响健康的重要因素。

4. 环境污染造成健康危害的大小与暴露程度有关。

5. 老人、孕妇和儿童对环境危害更敏感。

6. 环境与健康安全不存在"零风险"。

7. 重视自我防护，可预防或减轻环境污染带来的健康危害。

8. 每个人都有保护环境、维护健康的责任。

二、基本知识

9. 空气污染会对呼吸系统、心血管系统等产生重要影响。

10. 削减机动车污染物排放可改善城市环境空气质量。

11. 雾霾天应尽量减少户外活动。

12. 关注室内空气污染，注意通风换气。

13. 安全的饮水是保证人体健康的基本条件。

14. 保障饮水安全，首先要保护好水源。

15. 看上去清洁的水不一定安全。

16. 讲究饮水卫生，不宜直饮生水。

17. 土壤污染影响整体环境质量，危害人体健康。

18. 保护土壤环境质量是保障农产品安全的重要手段。

19. 日常生活中难以避免接触辐射，但不用谈"核"色变。

20. 噪声污染影响健康，不做噪声的制造者。

21. 保持环境卫生，减少疾病发生。

22. 合理处置生活垃圾，既保护环境也利于健康。

23. 保护生物多样性，与自然和谐共处。

24. 要注意工作和生活中有毒有害物带来的污染及健康危害。

25. 良好的卫生或行为习惯可预防儿童铅中毒。

三、基本技能

26. 发生环境与健康事件时，应按政府有关部门的指导应对。

27. 遇到污染环境危害健康行为时，主动拨打"12369"热线投诉。

28. 能识别常见的危险标识及环境保护警告图形标志。

29. 积极关注并通过多种途径获取环境质量信息。

30. 主动有序参与环境保护，合理维护个人和社会公共环境权益。

第二部分　释　义

一、基本理念

1. 良好的环境是生存的基础、健康的保障。

作为人类赖以生存和发展的物质基础，环境为人类提供了生命活动所需要的营养物质和生活、生产场所，人的健康与环境息息相通、密不可分。清洁、舒适、安静、优美的环境，还能满足人类更高层次的需求。

环境的变化会直接或间接地影响健康，在长期进化发展过程中，人类已经形成了一定的调节功能以适应环境的变化。但是，如果环境的异常变化超过了一定的范围，就会引发疾病甚至造成死亡。

人们在利用和改造环境为其发展提供有利条件的过程中，对环境造成了污染和破坏，进而对自身的健康产生危害。只有与环境达到和谐共处的状态，人类才能真正维护自身的健康，并保证永续发展。

2. 健康的维持、疾病的发生与多种环境因素相关。

环境中既有诸多人类生存所必需的有利因素，例如清洁和成分正常的空气、水和土壤，适宜的气候等；也存在对人体健康不利的因素，例如严寒、酷暑等恶劣的气候条件、土壤和生活饮用水中某些化学元素含量异常等。人体健康的维持与疾病的发生是外在环境因素与人体内在因素相互作用的结果，环

31

境因素对人体健康的影响不容忽视。

影响健康的环境因素多种多样，不仅包括物理、化学和生物等自然环境因素，还包括经济、教育、文化等社会环境因素。以环境化学因素为例，既含有人类生存和维持健康所必需的各种有机和无机物质，也包括在人类生活和生产活动中所排出的大量有毒有害化学物质。

3. 环境污染是影响健康的重要因素。

受经济发展水平影响，环境与健康问题有传统与现代之分。传统环境和健康问题与贫困、发展不足、基本生活资源短缺有关，现代环境和健康问题与忽视可持续发展、不注重环境保护有关。

近百年来，全世界已发生多起环境污染造成的严重健康危害事件，例如英国伦敦烟雾事件、美国洛杉矶光化学烟雾事件、日本水俣病事件、日本痛痛病事件等，均造成了巨大的生命财产损失。

在我国，环境污染已成为不容忽视的健康危险因素。无论在城市还是农村，与环境污染相关的呼吸系统疾病、恶性肿瘤和出生缺陷等问题日益凸显。

4. 环境污染造成健康危害的大小与暴露程度有关。

环境污染特别是化学物质污染造成的健康危害，一般都是通过接触含有这些物质的空气、水、土壤、食物等介质而发生的，这种接触一般称为暴露。

暴露是环境污染造成健康危害的决定因素。不管污染物的毒性有多大，没有暴露，就不会造成健康影响。一般情况下，暴露量越大，产生的健康效应也越明显。

暴露的途径、强度和时间与健康效应的产生密切相关。污染程度轻、接触时间短，一般不会造成健康危害。长期接触低浓度的某些污染物，可能会造成慢性健康危害或远期健康危害。

5. 老人、孕妇和儿童对环境危害更敏感。

不同人群对环境中有害因素的反应存在差异，通常把对环境中有害因素反应更为敏感和强烈的人群称为易感人群。一般情况下，老人、孕妇和儿童对环境中的有害因素更敏感，应注意防范。

与普通人群相比，易感人群会在更低的暴露剂量下出现有害效应，或者在相同环境因素变化条件下，易感人群中出现某种不良效应的反应率明显增高。

年龄、健康状况、营养状况、生活习惯、暴露史、心理状态、保护性措施等因素影响人群的易感性。对每一个体来说，影响易感性的因素并不是一成不变的，尤其是由于不良生活习惯所导致的易感性增高。

6. 环境与健康安全不存在"零风险"。

通常，风险与收益相对应。以化学物质为例，如果它们被误用或不够谨慎小心地使用，则可能带来危险。但是，人们离不开化学物质的应用，它们在很多方面给我们的日常生活和生产活动带来便利。因此,我们需要接受化学物质应用所带来的一定风险。

绝对安全的"零风险"在任何情况下都是不可能实现的。因为不可能将环境中的污染物或有害因素完全消除,只能尽量将风险控制在相对安全的范围内,使之对健康的影响处于可接受水平。

环境质量标准、环境卫生标准是为了保障人体健康而制定的。在一定的技术、经济条件下,这些标准对污染物或有害因素容许含量等的限制性规定,可保障人体健康的相对安全。

7. 重视自我防护,可预防或减轻环境污染带来的健康危害。

环境污染所导致的健康危害通常是非特异性的弱效应,且发展呈渐进性,不易被察觉,一旦出现较为明显的症状时,往往已造成不可逆转的损害,产生严重的健康后果并难以治愈。因此,事先预防比事后医治更为重要。

造成环境与健康问题的原因有很多方面,其中包括人们的一些不良生活习惯和行为方式。尽管环境污染大都在个人的可控范围之外,但通过增强自我保护意识,注重自我防护,养成良好的生活习惯和行为方式,减少接触、降低暴露,可减轻或消除其造成的健康危害,从而保护自己和家人健康。

8. 每个人都有保护环境、维护健康的责任。

随着环境污染对人类的健康危害日益凸显,人类的生存和发展面临严峻挑战,保护环境、维护健康需要国家和社会全体成员的共同努力。每个人都应从自身做起,才能有效地保护环境、维护自身和他人的健康。

无节制地消耗资源,是造成环境恶化进而危害健康的重要根源。每个人都应反对奢侈浪费,提倡环保、简朴的生活方式,从自身做起,营造一个有益健康的环境。

每个人都应该了解环境与健康的关系,提高自己保护环境、维护健康的意识,规范自己的社会行为,遵守环境保护法律法规,在生活和生产活动中不污染和破坏环境,有序参与环境监督,积极维护社会公共环境权益。

二、基本知识

9. 空气污染会对呼吸系统、心血管系统等产生重要影响。

一个成年人通常每天呼吸 20 000 多次,须吸入 $10\sim15m^3$ 的空气。空气的清洁程度与人的健康关系十分密切。空气中的污染物主要通过呼吸道直接进入人体,也可以降落至食物、水体或土壤,通过进食或饮水等经消化道进入体内,对人体健康造成危害。

当空气污染物的浓度过高时,人体会由于短期内吸入大量的污染物而产生急性健康危害。长期暴露于空气污染中,会诱发各种慢性呼吸道疾病、心血管疾病等。

目前,我国环境空气质量标准中关注的污染物基本项目包括颗粒物(PM2.5、PM10)、一氧化碳(CO)、臭氧(O_3)、二氧化氮(NO_2)和二氧化硫(SO_2)等。

10. 削减机动车污染物排放可改善城市环境空气质量。

以汽油、柴油等化石能源为燃料的机动车,在行驶时会排放污染物,包括一氧化碳、碳氢化合物、氮氧化合物、硫化物、颗粒物等。随着机动车数量的增加,机动车污染物排放已成为我国许多大中型城市空气污染的主要来源之一,对城市空气环境和人体健康造成一系列不良影响。

倡导购买环保型汽车,坚决不购买污染物排放不达标的机动车;尽量减少使用私家车,多选择乘坐公共交通工具、骑自行车或步行等绿色的出行方式,有助于改善城市空气质量。

11. 雾霾天应尽量减少户外活动。

细颗粒物(PM2.5)是形成雾霾天的罪魁祸首。它的来源非常复杂,按形成过程可分为一次来源和二次来源。一次来源包含自然源与人为源,其中人为源主要有燃料燃烧、工业生产、交通运输等;二次来源是各污染源排出的气态污染物,经过冷凝或复杂的大气化学过程而生成的二次细颗粒物。

细颗粒物的化学成分众多,除影响空气能见度外,可经呼吸道进入肺部、进入血液,对人体的呼吸系统、心血管系统等造成重要影响,婴幼儿、儿童、老年人、心血管疾病和慢性肺病患者对其更为敏感。

雾霾天不宜在室外锻炼、活动,应尽量减少户外停留时间。

12. 关注室内空气污染,注意通风换气。

人们长期生活在室内,老年人、婴幼儿等在室内的时间更长。室内空气质量对健康的重要性不言而喻,它对人们的工作和学习效率,以及生活的舒适度也有重要影响。

使用煤炭及木柴、动物粪便、农作物秸秆等燃料在家中进行烹饪、取暖时,会产生大量对健康有害的污染物;吸烟所产生的烟雾也是室内空气污染的重要来源;装饰装修材料、家具等可能散发有毒有害物质。同时,现代建筑普遍密闭性增强,新风量减少,也加剧了室内空气污染的程度。

如果通风不良,污染的空气容易停留在室内,对健康造成不良影响。开窗通风是改善室内空气质量的最简单方法。

13. 安全的饮水是保证人体健康的基本条件。

水是生命之源,在人类生存和社会发展中不可或缺。水的充足和安全是国家安全、社会稳定的基石。

安全的饮水是保证人体健康的基本条件。安全的饮水至少应满足水质合格、水量适当、容易获取等基本要求,其中,饮水质量的好坏直接影响着人们的健康。

饮水的质量必须保证饮用者终身饮用安全。根据世界卫生组织的解释，所谓安全，是指终身饮用不会对健康产生危害。其中的终身饮用，是以人均寿命70岁为基数，依每天每人2L水的摄入量而计算。

14. 保障饮水安全，首先要保护好水源。

生活饮用水安全保障包括取水、制水、供水和用水等多个环节，其中，水源水质是最基础的保障。

饮用水水源可分为地表水水源、地下水水源和其他多种类型的水源。水源地应采取必要的污染防治措施，严禁修建任何危害水源水质卫生的设施及一切有碍水源水质卫生的行为。例如，在地表水水源保护区内，禁止向水域倾倒工业废渣、城市垃圾、粪便以及其他废物，禁止使用剧毒和高残留农药，不得滥用化肥等；在地下水水源保护区内，禁止利用渗坑、渗井、裂隙、溶洞等排放污水和其他有害废物，实行人工回灌地下水时不得污染当地地下水水源等。

15. 看上去清洁的水不一定安全。

生活饮用水包括供人生活的饮水和生活用水。根据我国现行的生活饮用水卫生标准，合格的生活饮用水除感官性状良好，即透明、无色、无异味和异臭、无肉眼可见悬浮物等外，水中还不得含有病原微生物，所含化学物质和放射性物质也不得危害人体健康等。

生活饮用水是否卫生安全，须经过专业检测确定，不能仅通过"看、闻、尝"等简便方法来识别。例如，受到病原微生物、化学物质或放射性物质等污染的水，其感官性状也许不会发生明显改变，如直接饮用，有可能会引发急性胃肠炎、痢疾及寄生虫感染等介水传染病，或造成急性、慢性中毒和远期健康危害等。

16. 讲究饮水卫生，不宜直饮生水。

直接从水源取水，无任何设施或仅有简易设施的供水，应定期投放适当的消毒剂，并将水煮沸后方可饮用。煮沸既可有效杀灭水中的病原微生物，又能蒸发水中的氯气及一些可挥发的有害物质。

一般情况下，集中供应的自来水是符合国家生活饮用水卫生标准规定的，理论上可以生饮。但为了有效抑制配水管网中细菌等微生物的繁殖而影响供水水质，自来水在到达用户时存在一定的余氯量，因此建议煮沸后饮用。同时，家庭中应使用质量合格的管材和管件，并禁止自来水管与其他非饮用水管道相通。

17. 土壤污染影响整体环境质量，危害人体健康。

水体和空气的环境质量通常容易受到重视，这是因为当它们受到严重污染时，通过人的感官一般就能发现，但土壤污染具有隐蔽性。有些污染物在土壤中不像在水体和空气中那样容易扩散、稀释，往往难以清除并容易不断积累，因此防治土壤污染要以预防为主。

土壤污染会导致土壤环境正常功能的失调和土壤质量的下降,并对水体、大气、生物和人体健康造成影响或潜在影响。例如,土壤中的污染物可随地表径流汇入水体,也可通过迁移进入地下水,还可通过气体挥发或随尘土漂浮到大气中,最终经各种途径尤其是食物链的传递而对人体健康产生影响。

18. 保护土壤环境质量是保障农产品安全的重要手段。

土壤为农作物生长提供水分、无机盐、矿物质及营养物质等,是农业生产的重要物质基础。同时,土壤中的污染物可通过农作物的吸收作用而进入其体内,影响农产品安全:一是影响农作物生长,造成减产;二是即便不影响农产品产量,也会因污染物存于农作物的可食用部位而直接危害人体健康;三是既影响农作物生长,又影响农产品品质。

土壤环境质量是农产品安全的重要保障。我们既要减少工业废渣、生活垃圾、农药和化肥对土壤的污染,也要防止工业废水、生活污水通过灌溉而带来的土壤污染,还要防治大气中污染物沉降对土壤造成的污染。

19. 日常生活中难以避免接触辐射,但不用谈"核"色变。

人每天都会接触到天然辐射(又称背景辐射)。人所经受的天然辐射总量远远大于来自核技术利用等人为活动的辐射量。辐射对人体造成危害的大小与辐射剂量有关,人们日常生活中可能会接触到的辐射剂量,远远低于对人体有害的剂量。

核技术利用与我们的衣食住行密切相关,最为常见的是医疗器械 X 线机,最受关注的是核电站。核电站正常运行时对工作人员和周围居民产生的辐射剂量远远低于国家标准,不会对人体健康产生危害。发生核事故时不要恐慌,只要按照政府应急指挥部门的指令及时采取防护措施或应急行动,一般就不会受到辐射伤害。

20. 噪声污染影响健康,不做噪声的制造者。

通常情况下,环境噪声不会对人体产生明显的健康危害,但是会影响人们的工作和学习,以及生活的舒适度。过度的噪声则可能对人的听力、视力、内分泌产生影响,并诱发一些疾病,比如神经衰弱症、耳聋等。

除了交通噪声、工业噪声、建筑施工噪声外,商业及娱乐等公共场所、家庭生活等产生的社会生活噪声也是环境噪声污染的重要来源。有相当一部分社会生活噪声污染,是因为不文明行为产生的。要注意装修施工时段,汽车进出或停放小区时尽量不鸣笛,也不要在居民稠密区任意燃放烟花爆竹等。在他人睡眠和休息时段,更应避免此类行为。

21. 保持环境卫生,减少疾病发生。

造成环境卫生状况恶化的原因,大都是人为的。保持环境卫生,减少寄生虫、病菌等的滋生,切断它们跟人的接触途径,可以减少疾病的发生。

要管理好人畜粪便。禁止随地大小便，露天粪坑要加盖，粪尿要经石灰或漂白粉消毒后集中处理，家禽、家畜应圈养，不让其粪便污染环境及水源。

要保持居住地及周围环境清洁。应注意清理居民集中区域内积水，及时清理垃圾、粪便、动物尸体，经常清扫卫生死角，尽量保持住宅室内或者畜棚内干燥，减少寄生虫、病菌繁殖的机会。

22. 合理处置生活垃圾，既保护环境也利于健康。

生活垃圾处理处置不当，除了影响周围环境卫生外，还会通过对土壤、地表和地下水、大气的污染而影响人体健康。分类回收和处理生活垃圾，可减少环境污染。

生活垃圾一般可分为有害垃圾、可回收垃圾、厨余垃圾和其他垃圾四大类。其中，有害垃圾包括废电池、废日光灯管、废水银温度计、过期药品、消毒剂、杀虫剂、洗涤剂等，这些垃圾需要进行特殊处理，应和其他生活垃圾分开放置。这样，既便于回收利用其中所含的再生资源，也利于减少其处理不当对人们的健康造成的危害。

23. 保护生物多样性，与自然和谐共处。

生物多样性是人类共有的自然资源，可通过生态链来保护人类健康。简单地说，任何一种生物在生态链中都有用途和作用，破坏生物多样性会打乱生态平衡，危害人类自身的生存环境。

由于人类活动的干扰，生物多样性受到破坏，已经影响了人类当代需求的满足。例如，当森林遭毁时，来自一些植物的药物源也将随之消失，这将对某些人群使用这些植物来治疗疾病产生不利影响。

猎捕或杀害国家重点保护野生动物，会加速濒危动物的灭绝，破坏生物多样性。平时应注意不要接触或食用未经检疫的野生动物，艾滋病以及非典、禽流感等都是从野生动物开始传播的。

24. 要注意工作和生活中有毒有害物带来的污染及健康危害。

凡涉有毒有害物质工作的人群，都应树立职业健康观念，了解工作岗位中的危险因素及劳动者的权利和义务，按照职业卫生防护的要求加强个人防护。例如，坚持使用过滤式防尘、防烟口罩，穿工作服，饭前洗手，严禁在车间内进食，注意防止把作业场所中的污染物带回家等。

家用化学品中也可能含有毒有害物质，它们会通过不同途径与人体接触。应仔细阅读产品标签及说明书，了解其正确的使用方法。应将家用化学品放置在远离食物和水，以及儿童够不到的地方。不要用装过这类化学品的容器来储存其他物品，尤其是食物和水。

25. 良好的卫生或行为习惯可预防儿童铅中毒。

为预防儿童铅中毒，须养成良好的卫生习惯，纠正一些能将环境中的铅带人体内的行为,切断铅的暴露途径。注意儿童个人卫生,勤剪指甲,指甲缝是特别容易藏匿铅尘的部位;饭前洗手十分重要,环境中的铅尘在儿童玩耍时很容易沾污双手,并随进食或通过习惯性的"手-口动作"进入身体。

不要在铅作业场所为孩子哺乳;不要带儿童到铅作业工厂附近散步、玩耍;直接从事铅作业的家庭成员下班前必须更换工作服和洗澡;不要将工作服和儿童衣服一起洗涤等。

三、基本技能

26. 发生环境与健康事件时,应按政府有关部门的指导应对。

安全生产事故、交通事故、企业违法排污行为等导致的有毒有害物质污染,是环境污染导致健康损害事件中的常见原因。

发生有毒有害物质污染而危害自身健康时,不要惊慌失措,不要传播谣言,更不要围观现场,应及时向当地有关部门和医疗急救中心报告,并按照有关单位的指令采取防护措施或应急行动。例如,不同有毒有害气体泄漏时,其自救与逃生的方法有很大差异,居民应听从政府或应急部门的指挥,选择正确的逃生方法,快速撤离现场。

27. 遇到污染环境危害健康行为时,主动拨打"遇到污染环境热线投诉。

当身边发生环境污染事件或者对自己健康产生危害的环境污染行为时,应主动拨打"12369"环保热线投诉。

拨打"12369"环保热线投诉时:一是快,发现事件后,快速拨打电话,使事件在发生之初即得到有效的控制和处理;二是准,对所报告事件应客观描述,不要夸大其词,以免影响有关部门对问题的性质判断,不利处理;三是要讲清楚事发的具体地点、时间、举报人姓名及联系方法等,这样不仅有利于工作人员到现场进行检查,也便于有关部门及时回复举报人处理结果。

28. 能识别常见的危险标识及环境保护警告图形标志。

危险标识(警告标志)的基本形式是黑色等边三角形、顶角向上,标识的背景颜色为黄色,中间图形为黑色。使用危险标识(警告标志)的目的是提醒人们注意周围环境,以避免可能发生的危险。但要注意,危险标识只起到提醒和警告的作用,它本身不能消除任何危险,也不能取代预防事故的相应设施。

为保护自身安全,要学会识别常见的危险标识,远离危险物。会识别当心剧毒、当心电离辐射、当心有害气体中毒等常见的安全警告标志,会识别污水排放口、废气排放口、噪声排放源、一般固体废物和危险废物贮存(处置)场的环境保护警告图形标志等。

29. 积极关注并通过多种途径获取环境质量信息。

环境质量与健康紧密相连，为保护健康，应积极关注所在地区的环境质量信息。例如，可通过电视台环境质量信息播报、环境保护部门或环境监测机构官方网站等途径了解所在地区的空气、水等环境质量信息，并用以指导自己及家人的生活和生产活动，以消除或减少环境污染对健康的不利影响。

不要盲目相信小报、传单、短信、网络等传播的与环境质量相关的恐慌性信息，由政府机关、环保部门、国家或地区权威媒体等披露的信息一般是可靠的。

主动有序参与环境保护，合理维护个人和社会公共环境权益。

积极参与环境保护，监督环境管理，举报违法排污行为，为保护自身健康而努力。例如，公众参与是环境影响评价的重要程序，应主动了解周边企业或项目对环境和自己的健康可能带来的影响，积极参与其环境影响评价过程，并依法有序地向有关审批部门表达自己的意见或建议。

选择合理的方式与合法的途径，维护自身的环境权益和社会公共环境权益。例如，可与污染责任者协商解决问题，也可申请行政部门来调解处理纠纷，还可通过提起民事诉讼来维权。当怀疑因环境污染而受到健康危害时，应主动到当地医疗机构做健康检查并积极治疗，保存好相关检查资料，以备维权。

出处：中华人民共和国生态环境部　关于发布《中国公民环境与健康素养（试行）》的公告 2013 年第 61 号公告

http://www.mee.gov.cn/gkml/hbb/bgg/201310/t20131009_261336.htm

时间：2013-09-29

公民生态环境行为规范
（试行）

第一条　关注生态环境。关注环境质量、自然生态和能源资源状况，了解政府和企业发布的生态环境信息，学习生态环境科学、法律法规和政策、环境健康风险防范等方面知识，树立良好的生态价值观，提升自身生态环境保护意识和生态文明素养。

第二条　节约能源资源。合理设定空调温度，夏季不低于26℃，冬季不高于20度，及时关闭电器电源，多走楼梯少乘电梯，人走关灯，一水多用，节约用纸，按需点餐不浪费。

第三条　践行绿色消费。优先选择绿色产品，尽量购买耐用品，少购买使用一次性用品和过度包装商品，不跟风购买更新换代快的电子产品，外出自带购物袋、水杯等，闲置物品改造利用或交流捐赠。

第四条　选择低碳出行。优先步行、骑行或公共交通出行，多使用共享交通工具，家庭用车优先选择新能源汽车或节能型汽车。

第五条　分类投放垃圾。学习并掌握垃圾分类和回收利用知识，按标志单独投放有害垃圾，分类投放其他生活垃圾，不乱扔、乱放。

第六条　减少污染产生。不焚烧垃圾、秸秆，少烧散煤，少燃放烟花爆竹，抵制露天烧烤，减少油烟排放，少用化学洗涤剂，少用化肥农药，避免噪声扰民。

第七条　呵护自然生态。爱护山水林田湖草生态系统，积极参与义务植树，保护野生动植物，不破坏野生动植物栖息地，不随意进入自然保护区，不购买、不使用珍稀野生动植物制品，拒食珍稀野生动植物。

第八条　参加环保实践。积极传播生态环境保护和生态文明理念，参加各类环保志愿服务活动，主动为生态环境保护工作提出建议。

第九条　参与监督举报。遵守生态环境法律法规，履行生态环境保护义务,积极参与和监督生态环境保护工作,劝阻、制止或通过"12369"平台举报破坏生态环境及影响公众健康的行为。

第十条 共建美丽中国。坚持简约适度、绿色低碳的生活与工作方式,自觉做生态环境保护的倡导者、行动者、示范者,共建天蓝、地绿、水清的美好家园。

出处:中华人民共和国生态环境部 关于公布《公民生态环境行为规范(试行)》的公告

http://www.mee.gov.cn/xxgk2018/xxgk/xxgk01/201806/t20180605_629588.html

时间:2018-6-4

中国公民中医养生保健素养

一、基本理念和知识

1. 中医养生保健，是指在中医理论指导下，通过各种方法达到增强体质、预防疾病、延年益寿目的的保健活动。

2. 中医养生的理念是顺应自然、阴阳平衡、因人而异。

3. 情志、饮食、起居、运动是中医养生的四大基石。

4. 中医养生保健强调全面保养、调理，从青少年做起，持之以恒。

5. 中医治未病思想涵盖健康与疾病的全程，主要包括三个阶段：一是"未病先防"，预防疾病的发生；二是"既病防变"，防止疾病的发展；三是"瘥后防复"，防止疾病的复发。

6. 中药保健是利用中药天然的偏性调理人体气血阴阳的盛衰。服用中药应注意年龄、体质、季节的差异。

7. 药食同源。常用药食两用的中药有：蜂蜜、山药、莲子、大枣、龙眼肉、枸杞子、核桃仁、茯苓、生姜、菊花、绿豆、芝麻、大蒜、花椒、山楂等。

8. 中医保健五大要穴是膻中、三阴交、足三里、涌泉、关元。

9. 自我穴位按压的基本方法有点压、按揉、掐按、拿捏、搓擦、叩击、捶打。

10. 刮痧可以活血、舒筋、通络、解郁、散邪。

11. 拔罐可以散寒湿、除瘀滞、止肿痛、祛毒热。

12. 艾灸可以行气活血、温通经络。

13. 煎服中药避免使用铝、铁质煎煮容器。

14. 保持心态平和，适应社会状态，积极乐观地生活与工作。

15. 起居有常，顺应自然界晨昏昼夜和春夏秋冬的变化规律，并持之以恒。

16. 四季起居要点。春季、夏季宜晚睡早起,秋季宜早睡早起,冬季宜早睡晚起。

17. 饮食要注意谷类、蔬菜、水果、禽肉等营养要素的均衡搭配,不要偏食偏嗜。

18. 饮食宜细嚼慢咽,勿暴饮暴食,用餐时应专心,并保持心情愉快。

19. 早餐要好,午餐要饱,晚餐要少。

20. 饭前洗手,饭后漱口。

21. 妇女有月经期、妊娠期、哺乳期和更年期等生理周期,养生保健各有特点。

22. 不抽烟,慎饮酒,可减少相关疾病的发生。

23. 人老脚先老,足浴有较好的养生保健功效。

24. 节制房事,欲不可禁,亦不可纵。

25. 体质虚弱者可在冬季适当进补。

26. 小儿喂养不要过饱。

二、常用养生保健内容

27. 情志养生。通过控制和调节情绪以达到身心安宁、情绪愉快的养生方法。

28. 饮食养生。根据个人体质类型,通过改变饮食方式,选择合适的食物,从健康的养生方法。

29. 运动养生。通过练习中医传统保健项目的方式来维护健康、增强体质、延长寿命、延缓衰老的养生方法,常见的养生保健项目有太极拳、八段锦、五禽戏、六字诀等。

30. 时令养生。按照春夏秋冬四时节令的变化,采用相应的养生方法。

31. 经穴养生。根据中医经络理论,按照中医经络和腧穴的功效主治,采取针、灸、推拿、按摩、运动等方式,达到疏通经络、调和阴阳的养生方法。

32. 体质养生。根据不同体质的特征制订适合自己的日常养生方法,常见的体质类型有平和质、阳虚质、阴虚质、气虚质、痰湿质、湿热质、血瘀质、气郁质、特禀质九种。

三、常用养生保健简易方法

33. 叩齿法。每天清晨睡醒之时,把牙齿上下叩合,先叩臼齿 30 次,再叩前齿 30 次。有助于牙齿坚固。

34. 闭口调息法。经常闭口调整呼吸,保持呼吸的均匀、和缓。

35. 咽津法。每日清晨,用舌头抵住上颚,或用舌尖舔动上颚,等唾液满口时,分数次咽下。有助于消化。

36. 搓面法。每天清晨,搓热双手,以中指沿鼻部两侧自下而上,到额部两手向两侧分开,经颊而下,可反复 10 余次,至面部轻轻发热为度。可以使面部红润光泽,消除疲劳。

37. 梳发。用双手十指插入发间,用手指梳头,从前到后按搓头部,每次梳头 50~100 次。有助于疏通气血,清醒头脑。

38. 运目法。将眼球自左至右转动 10 余次,再自右至左转动 10 余次,然后闭目休息片刻,每日可做 4~5 次。可以清肝明目。

39. 凝耳法。两手掩耳,低头、仰头 5~7 次。可使头脑清净,驱除杂念。

40. 提气法。在吸气时,稍用力提肛门连同会阴上升,稍后,在缓缓呼气放下,每日可做 5~7 次。有利于气的运行。

41. 摩腹法。每次饭后,用掌心在以肚脐为中心的腹部顺时针方向按摩 30 次左右。可帮助消化,消除腹胀。

42. 足心按摩法。每日临睡前,以拇指按摩足心,顺时针方向按摩 100 次。有强腰固肾的作用。

出处:中华人民共和国国家中医药管理局 关于发布《中国公民中医养生保健素养》的公告国中医药办发〔2014〕15 号公告

http://bgs.satcm.gov.cn/gongzuodongtai/2018-03-25/5248.html

时间:2014-05-16

母婴健康素养
——基本知识与技能
（试行）

一、基本知识和理念

1. 促进母亲和婴儿健康，提高出生人口素质，是每一位公民的社会责任。

2. 准备结婚的男女双方应当到医疗保健机构接受婚前保健服务。

3. 怀孕和分娩是人类繁衍的生理过程，应当做到有计划、有准备。准备生育的夫妇，应当到医疗保健机构接受孕前保健服务。

4. 吸烟与被动吸烟会导致流产、死胎、早产、低出生体重。

5. 准备怀孕的妇女和孕妇，应当避免接触生活及职业环境中的有毒有害物质，避免密切接触宠物。

6. 孕前3个月至孕早期3个月补服叶酸可预防胎儿神经管缺陷。

7. 产前检查内容主要包括测量血压、体重、宫高、胎位、胎心率，血、尿化验和B超检查等。

8. 首次产前检查应当做乙肝、梅毒和艾滋病检查。

9. 产前诊断可发现胎儿某些先天性缺陷和遗传性疾病。35岁以上的孕妇属于高龄孕妇，应当进行产前诊断。

10. 孕妇正常血压为收缩压低于140mmHg，舒张压低于90mmHg。

11. 孕妇血红蛋白应当不低于110g/L。

12. 怀孕期间，如果出现高热、头晕、头痛、呕吐、视物不清、阴道出血、腹痛、胎膜破裂（破水）、胎动异常等情况，应当立即去医疗保健机构就诊。

13. 怀孕24~28周，建议做妊娠期糖尿病筛查。

14. 足月产是指怀孕37~42周之间分娩。

15. 自然分娩是对母婴损伤最小、最理想的分娩方式。

16. 临产的征兆为出现规律、伴有疼痛且逐渐增强的子宫收缩，每次持续

30 秒或以上,间隔 5~6 分钟。

17. 在孕产期各阶段,孕产妇都可能出现不同程度的心理变化,放松心情有助于预防孕期和产后抑郁。

18. 母乳是婴儿最理想的天然食物,提倡纯母乳喂养 6 个月。1 岁以下婴儿不宜食用鲜奶。

19. 正常足月新生儿的出生体重在 2 500~4 000g 之间,超过 4 000g 为巨大儿,不足 2 500g 为低出生体重儿。

20. 新生儿出生后应当进行新生儿疾病筛查。

21. 新生儿可出现生理性体重下降,一般不超过出生体重的 10%,出生后 7~10 天恢复至出生体重。

22. 新生儿生理性黄疸一般在出生后 2~3 天出现,第 7~10 天开始逐渐消退。

23. 新生儿脐带脱落的时间一般在出生后 1~2 周。

24. 新生儿满月时,体重至少应当比出生时增加 600g。

25. 应当保证新生儿睡眠充足,一天睡眠时间一般为 16~20 小时。

26. 婴儿从出生开始,应当在医生指导下每天补充维生素 D 400~800 国际单位。正常足月新生儿出生后 6 个月内一般不用补充钙剂。

27. 父母或看护人应当经常与婴儿交流,及时满足婴儿的各种需要。

28. 婴儿乳牙一般在出生后 4~10 个月之间萌出。

29. 婴儿出生后要按照免疫规划程序进行预防接种。

30. 婴幼儿的前囟一般在出生后 12~18 个月闭合。

二、健康生活方式和行为

31. 孕妇应当坚持早晚刷牙、餐后漱口。

32. 孕妇应当禁烟禁酒,最好不穿高跟鞋、不染发、少化妆,服装以舒适为宜。

33. 孕妇每天应当进行 30 分钟以上的适宜运动。

34. 孕妇应当至少接受 5 次产前检查并住院分娩。首次产前检查应当在怀孕 12 周以前。

35. 孕妇应当保证合理膳食、均衡营养,在医生指导下适量补充铁、钙等营养素。

36. 孕中期钙的适宜摄入量为每天 1 000mg,孕晚期及哺乳期均为每天 1 200mg。

37. 孕妇应当维持体重的适宜增长。孕前体重正常的孕妇,孕期增重值为 12kg 左右。

38. 产妇在哺乳期应当适量增加鱼、禽、蛋、肉及新鲜蔬菜和水果的摄入。

39. 产妇应当养成良好的个人卫生习惯,提倡开窗通风、刷牙、洗澡等。

40. 应当在新生儿出生后 1 小时内开始喂奶,早接触、早吸吮、早开奶,按需哺乳。

41. 从出生后 6 个月开始,需要逐渐给婴儿补充富含铁的泥糊状食物。

42. 婴儿添加辅食后可继续母乳喂养至 2 岁或 2 岁以上。

43. 产后 42 天左右,母亲和婴儿均应当接受一次健康检查。

44. 婴儿在 3 月龄、6 月龄、8 月龄、12 月龄时,应当接受健康检查。

45. 有不满 1 周岁婴儿的女职工,在每班劳动时间内可以享受两次哺乳(含人工喂养)时间,每次 30 分钟。

三、基本技能

46. 记住末次月经,学会计算预产期。

47. 孕妇一般在怀孕 18~20 周开始自觉胎动,在孕晚期应当学会胎动计数的方法。

48. 孕产妇患病应当及时就诊,在医生指导下服用药物。需要紧急医疗救助时,拨打 120 急救电话。

49. 哺乳期妇女应当采取有效的避孕措施。

50. 给婴儿添加的非乳类食物应当多样化,注意少糖、无盐、不加调味品。

51. 婴儿的咀嚼能力应当从出生后 7~8 个月开始锻炼,10~12 个月可以培养婴儿自己用勺进食。

52. 婴儿体温超过 38.5℃,需要在医生指导下采取适当的降温措施。

53. 婴儿发生腹泻,不需要禁食,可以继续母乳喂养,及时补充液体,避免发生脱水。

54. 数呼吸次数可早期识别肺炎。在安静状态下,出生后 2 天至 2 个月的婴儿呼吸次数不超过 60 次/分,2~12 个月不超过 50 次/分。

55. 避免婴儿发生摔伤、烧烫伤、窒息、中毒、触电、溺水等意外伤害。

出处:中华人民共和国国家卫生健康委员会妇幼健康司

http://www.nhc.gov.cn/fys/kpxc/201405/0065ee2071204f0c9b52f7cdcbb392f2.shtml

时间:2014-05-16

心理健康素养十条
（2018 年版）

第一条：心理健康是健康的重要组成部分，身心健康密切关联、相互影响。

一个健康的人，不仅在身体方面是健康的，在心理方面也是健康的。心理健康是人在成长和发展过程中，认知合理、情绪稳定、行为适当、人际和谐、适应变化的一种完好状态。心理健康事关个体的幸福、家庭的和睦、社会的和谐。心理健康与身体健康之间存在着密切的关联。一方面，心理健康会影响身体健康。例如，消极情绪会导致个体的免疫水平下降。癌症、冠心病、消化系统溃疡等是与消极情绪有关的心身疾病。另一方面，心理健康也受到身体健康的影响。例如，慢性疾病患者的抑郁焦虑等心理疾病发病率比普通人群更高。长期处在较大的压力下而无法有效疏解，对心理健康和身体健康都会带来不良影响。

第二条：适量运动有益于情绪健康，可预防、缓解焦虑抑郁。

运动是健康生活方式的核心内容之一，对于心理健康也有帮助和益处。运动尤其是有氧运动时，大脑释放的化学物质内啡肽又称快乐激素，不仅具有止痛的效果，还是天然的抗抑郁药。太极拳、瑜伽等注重觉察和调整自身呼吸的运动有助于平静情绪、缓解焦虑。运动还可以提升自信、促进社会交往。坚持适量运动，每周 3~5 天，每天锻炼 30 分钟以上，对于预防和缓解焦虑抑郁更为有效。如有必要，可寻求医生和专业人员的帮助，根据自身情况制订运动方案。

第三条：出现心理问题积极求助，是负责任、有智慧的表现。

出现心理问题却不愿寻求专业帮助是常见而有害健康的表现。不愿求助的原因包括：认为去见精神科医生或心理咨询师就代表自己有精神心理疾病；认为病情严重才有必要就诊；认为寻求他人帮助就意味着自己没有能力解决自己的问题；担心周围的人对自己的看法等。其实求助于专业人员既不等于有病，也不等于病情严重。相反，往往是心理比较健康的人更能够积极求助，他们更勇于面对问题、主动做出改变、对未来有更乐观的态度。积极求助本身就是一种能力，也是负责任、关爱自己、有智慧的表现。出现心理问题可求助于医院的相关科室、专业的心理咨询机构和社工机构等。求助的内容包括：寻求专业评估和诊断、获得心理健康知识教育、接受心理咨询、心理治疗与药物治疗等。

第四条：睡不好，别忽视，可能是心身健康问题。

睡眠质量是心身健康的综合表现。常见的睡眠问题包括入睡困难、早醒、夜间醒后难以入睡、经常噩梦等。睡眠不良提示着存在心理问题或生理问题，是心身健康不可忽视的警示信号。多数睡眠不良是情绪困扰所致，抑郁、焦虑等常见情绪问题都可能干扰睡眠。焦虑往往导致入睡困难，抑郁则常常伴随着失眠早醒等问题。另一方面，睡眠不良会影响心理健康，加重心理疾病。睡眠不足会损害情绪调控能力，使负面情绪增加。

第五条：抑郁焦虑可有效防治，需及早评估，积极治疗。

抑郁症和焦虑症都是常见的心理疾病。如果情绪低落、兴趣丧失、精力缺乏持续两周以上有可能患上抑郁症。抑郁症可导致精神痛苦、学习无效、工作拖延，甚至悲观厌世。抑郁患者具有较高的自杀风险，需要及时防范。焦虑症以焦虑情绪体验为主要特征。主要表现为无明确客观对象的紧张担心、坐立不安并伴有心跳加速、手抖、出汗、尿频等症状。公众要提高对自身情绪健康的觉察能力，及时寻求科学的评估方法，尽早求治，防止问题加重。抑郁症、焦虑症可以通过药物治疗、心理治疗或两者相结合而治愈，及时治疗有助于降低自杀风险，预防复发。

第六条：服用精神类药物需遵医嘱，不滥用，不自行减停。

药物治疗是针对许多心理疾病常用而有效的治疗方式之一。精神类药物种类繁多，药物在用量、适用范围与禁忌、副作用等方面各有特点，精神类药物必须在精神科医生的指导下使用，不得自己任意使用。某些药物的滥用可能会导致药物依赖及其他危害。在用药期间，要把自己的实际情况及时反馈给医生，尊重医生的要求按时复诊，听从医生的指导进行药物类别及用量的调整。在病情得到有效的控制后，应继续听从医生的用药指导，不可急于停药。自己任意调整药量甚至停止用药可能带来病情复发或恶化的风险。药物具有一定的副作用，其表现和程度因人而异，应向医生沟通咨询，切不可因为担忧药物的副作用而拒绝必要的药物治疗。

第七条：儿童心理发展有规律，要多了解，多尊重，科学引导。

儿童心理发展包括感知觉、认知、语言、情绪、个性和社会性等方面，各有其内在发展规律。在存在普遍规律的同时，不同的儿童在发展的速度、水平、优势领域等方面存在差异。养育者需了解儿童发展特点,理性看待孩子间的差异,尊重每个孩子自身的发展节奏和特点。越是早期的发展阶段,对一生心理特征的影响就越大。如果儿童的压力过大、缺乏运动、缺乏社交,将不利于大脑发育,阻碍心理成长。儿童心理发展是先天因素与环境因素的共同作用。家庭是最重要的环境因素,良好的家庭氛围有益于儿童的身心健康。惩罚是短期有效但长远有害的管教方式。比奖惩更有效的,是理解并尊重孩子的情绪和需求,科学引导。养育者需要管理好自己的情绪,在养育孩子的过程中不断地学习、反思和成长。养育者要把握好尺度,即要支持引导,又不要急于干预。在儿童发展中,有些"问题"其实是常见的过程,会随着成长逐渐消失。养育者有时可能会夸大或忽视孩子的问题,要开放地听取他人的反馈,或向专业人员求助。

第八条:预防老年痴呆,要多运动,多用脑,多接触社会。

老年痴呆是一种发生于老年期的退行性脑病,目前尚无特效药物能达到治愈效果,所以早期识别和干预尤为重要。老年痴呆主要症状包括:记忆退化乃至影响生活、难以完成原本熟悉的任务、难以做出决策、言语表达出现困难、性格发生变化等。通过认知功能评估可早期发现老年痴呆。健康的生活方式有助于预防老年痴呆。老年人要多运动、多用脑、多参与社会交往,包括:保持规律运动的习惯、增加有益的户外运动、保持学习与思考的习惯、积极进行社会交往等。

第九条:要理解和关怀精神心理疾病患者,不歧视,不排斥。

人们对于精神心理疾病的恐惧和排斥很多是出于对疾病的不了解。实际上,精神心理疾病在得到有效治疗后,可以缓解乃至康复。因此,精神心理疾病患者经过有效治疗,症状得到控制后,可以承担家庭功能、工作职能与社会角色。把患者排除在正常的人际交往和工作环境之外,是不必要的,也是不恰当的,会为患者及其家庭带来新的压力。对于能够维持工作能力的精神心理疾病患者,为其提供适当的工作和生活环境,有利于病情的好转和康复。

第十条:用科学的方法缓解压力,不逃避,不消极。

面对生活中的各种压力,人们会采取不同的方式进行缓解。需要注意的是,有些减压方式看起来当时能够舒缓心情,但弊大于利,是不健康的减压方式。例如,吸烟、饮酒、过度购物、沉迷游戏等方式。虽然当时可能带来心情的缓解,但是也会带来更多的身心健康和生活适应的问题。通过学习科学有效的减压方式可以更好地应对压力,维护心身健康。第一,调整自己的想法。找出导致不良情绪的消极想法;根据客观现实,减少偏激歪曲的认识。第二,积极寻求人际支持。选择合适的倾诉对象,获得情感支持和实际支持。第三,保持健康的生活方式。采用适量运动和健康的兴趣爱好等方式调节情绪。判断什么是科学的减压方式,主要是看这种方式是否有利于更好地应对现实问题,是否有利于长远的心身健康。

出处:中华人民共和国国家卫生健康委员会疾病预防控制局提供 关于开展 2018 年世界精神卫生日宣传活动的通知

时间:2018-10

公民卫生应急素养条目

1. 突发事件时有发生,公民应主动学习卫生应急知识和技能,家庭常备应急用品。

2. 周围出现多例症状相似的传染病或中毒患者时,应及时向当地医疗卫生机构报告。

3. 公民应积极配合医疗卫生人员采取调查、隔离、消毒、接种等卫生应急处置措施。

4. 从官方渠道获取突发事件信息,不信谣、不传谣,科学理性应对。

5. 在突发事件卫生应急处置时,政府可根据需要依法采取限制集会和人员活动、封锁疫区等强制性措施。

6. 家畜、家禽和野生动物可能传播突发急性传染病,应尽量避免接触;不食用病死禽畜。从事饲养、加工、销售等人员应做好个人防护。

7. 应按旅游部门健康提示,慎重前往传染病正在流行的国家或地区旅行;从境外返回后,如出现发热、腹泻等症状,应及时就诊,并主动报告旅行史。

8. 发生重大传染病疫情时,应做好个人防护,尽量避免前往人群聚集场所。

9. 关注自然灾害预警信息;发生灾害时,应有序避险逃生,积极开展自救互救。

10. 遭遇火灾、爆炸、泄漏等事故灾难时,应立即撤离危险环境,拨打急救电话。

11. 不随意进入有警告标志 、、 的地方,不触碰

当心电离辐射　电离辐射警告标志

有放射警告标志的物品。

12. 沾染有毒有害物质后,应尽快脱除污染衣物,大量清水冲洗污染部位,积极寻求专业帮助。

出处:中华人民共和国国家卫生健康委员会卫生应急办公室

http://www.nhc.gov.cn/yjb/s2908/201804/b2a724c794914d19b92b96e0882b9fbf.shtml

时间:2018-04-12

第二篇
健康生活方式健康教育
核心信息和相关释义

"三减"核心信息
——2017健康生活方式宣传周

一、"减盐"核心信息

(一) 认识高盐饮食的危害

食盐摄入过多可使血压升高,可增加胃病、骨质疏松、肥胖等疾病的患病风险。

(二) 控制食盐摄入量

中国居民膳食指南推荐健康成年人每人每天食盐摄入量不超过6g,2~3岁幼儿不超过2g,4~6岁幼儿不超过3g,7~10岁儿童不超过4g。65岁以上老年人应不超过5g。

(三) 使用定量盐勺

少放5%~10%的盐并不会影响菜肴的口味。使用定量盐勺,尝试用辣椒、大蒜、醋和胡椒等为食物提味。

(四) 少吃咸菜多食蔬果

少吃榨菜、咸菜和酱制食物。建议每餐都有新鲜蔬果。

(五) 少吃高盐的包装食品

少吃熟食肉类或午餐肉、香肠和罐头食品,建议选择新鲜的肉类、海鲜和蛋类。

(六) 逐渐减少钠盐摄入

减盐需要循序渐进,味觉对咸味的需求会随着时间的推移逐渐降低。

(七) 阅读营养成分表

在超市购买食品时,尽可能选择钠盐含量较低的包装食品和具有"低盐""少盐"或"无盐"标识的食品。

（八）外出就餐选择低盐菜品

尽可能减少外出就餐，主动要求餐馆少放盐，尽量选择低盐菜品。

（九）关注调味品

建议选择低钠盐、低盐酱油，减少味精、鸡精、豆瓣酱、沙拉酱和调料包用量。

（十）警惕"藏起来"的盐

一些方便食品和零食里虽然尝起来感觉不到咸味，但都含有较多的不可见盐，建议少食用"藏盐"的加工食品。

二、"减油"核心信息

（一）科学认识烹调油

烹调油有助于食物中脂溶性维生素的吸收利用，是人体必需脂肪酸和维生素 E 的重要来源。但过多脂肪摄入会增加糖尿病、高血压、血脂异常、动脉粥样硬化和冠心病等慢性病的发病风险。

（二）控制烹调油摄入量

中国居民膳食指南推荐，健康成年人每人每天烹调用油量不超过 25~30g。

（三）学会使用控油壶

把全家每天应食用的烹调油倒入带刻度的控油壶，炒菜用油均从控油壶中取用，坚持家庭定量用油，控制总量。

（四）多用少油烹调方法

烹调食物时尽可能选择不用或少量用油的方法，如蒸、煮、炖、焖、水滑熘、凉拌、急火快炒等。

（五）少用多油烹饪方法

建议少用煎炸的方法来烹饪食物，或用煎的方法代替炸，也可减少烹调油的摄入。

（六）少吃油炸食品

少吃或不吃如炸鸡腿、炸薯条、炸鸡翅、油条、油饼等油炸食品，在外就餐时主动要求餐馆少放油，和少点油炸类菜品。

（七）少用动物性脂肪

建议减少动物性脂肪的使用数量和频次，或用植物性油代替，食用植物性油建议不同种类交替使用。

（八）限制反式脂肪酸摄入

建议每日反式脂肪酸摄入量不超过 2g。

（九）不喝菜汤

烹饪菜品时一部分油脂会留在菜汤里，建议不要喝菜汤或汤泡饭食用。

（十）关注食品营养成分表

学会阅读营养成分表,在超市购买食品时,选择含油脂低,不含反式脂肪酸的食物。

三、"减糖"核心信息

（一）减糖来减添加糖

各人群均应减少添加糖(或称游离糖)的摄入,但不包括天然水果中的糖和主食中的天然碳水化合物。

（二）认识添加糖

添加糖是指人工加入食品中的糖类,具有甜味特征,包括单糖和双糖。常见的有蔗糖、果糖、葡萄糖等。日常生活的白砂糖、绵白糖、冰糖、红糖都是蔗糖。

（三）糖的危害多

饮食中的糖是龋齿最重要的危险因素,过多摄入会造成膳食不平衡,增加超重、肥胖以及糖尿病等慢性疾病患病风险。

（四）控制添加糖摄入量

中国居民膳食指南推荐成年人每人每天添加糖摄入量不超过 50g,最好控制在 25g 以下,糖摄入量控制在总能量摄入的 10% 以下。

（五）儿童青少年不喝或少喝含糖饮料

含糖饮料是儿童青少年摄入添加糖的主要来源,建议不喝或少喝含糖饮料。

（六）婴幼儿食品无需添加糖

婴幼儿建议喝白开水为主,制作辅食时,也应避免人为添加糖。

（七）减少食用高糖类包装食品

建议减少饼干、冰激淋、巧克力、糖果、糕点、蜜饯、果酱等在加工过程添加糖的包装食品摄入频率。

（八）烹饪过程少加糖

家庭烹饪过程少放糖,尝试用辣椒、大蒜、醋和胡椒等为食物提味以取代糖,减少味蕾对甜味的关注。

（九）外出就餐巧点菜

在外就餐时适量选择糖醋排骨、鱼香肉丝、红烧肉、拔丝地瓜、甜汤等含糖较多的菜品。

（十）用白开水替代饮料

人体补充水分的最好方式是饮用白开水。在温和气候条件下,成年男性每日最少饮用 1 700ml(约 8.5 杯)水,女性最少饮用 1 500ml(约 7.5 杯)水。

（注："三减"核心信息内容以中国人口出版社出版的《健康生活幸福相伴：三减三健核心信息（2017年修订）》为准）

出处：中国疾病预防控制中心营养与健康所
http://www.chinanutri.cn/xwzx_238/xyxw/201709/t20170901_151922.html
时间：2017-09-01

"三健"核心信息
——2017 健康生活方式宣传周

一、"健康口腔"核心信息

(一)关注口腔健康

龋病和牙周疾病是最常见的口腔疾病,通过自我口腔保健和专业口腔保健清除牙菌斑是维护口腔健康的基础。

(二)定期进行口腔检查

建议成年人每年口腔检查至少一次。提倡学龄前儿童每 6 个月接受一次口腔健康检查,及时纠正吮指、咬下唇、吐舌、口呼吸等不良习惯。

(三)早晚刷牙饭后漱口

坚持做到每天至少刷牙两次,饭后漱口。晚上睡前刷牙尤为重要。儿童除每日三餐外,尽量少吃零食。

(四)提倡使用牙线清洁牙间隙

建议刷牙后配合使用牙线或牙缝刷等工具辅助清洁。

(五)刷牙习惯从儿童养成

0~3 岁儿童的口腔护理由家长帮助完成;3~6 岁儿童由家长和幼儿园老师教授简单的画圈刷牙法,早上独立刷牙,晚上由家长协助刷牙;6 岁以上儿童,家长仍需做好监督,确保刷牙的效果。

(六)窝沟封闭预防窝沟龋

6 岁左右萌出的第一恒磨牙,与 12 岁时长出的第二恒磨牙均需及时进行窝沟封闭,做完窝沟封闭的儿童仍不能忽视每天认真刷牙,定期口腔检查。

(七)使用含氟牙膏预防龋病

使用含氟牙膏刷牙是安全有效的防龋措施,但牙膏不能替代药物,只能起到预防作用,不能治疗口腔疾病。

（八）科学吃糖少喝碳酸饮料

建议尽量减少每天吃糖的次数,少喝或不喝碳酸饮料,进食后用清水漱口清除食物残渣,或咀嚼无糖口香糖。

（九）定期洁牙保持牙周健康

建议每年定期洁牙(洗牙)一次,定期洁牙能够保持牙周健康。

（十）牙齿缺失应及时修复

不论失牙多少,都应在拔牙2~3个月后及时进行义齿修复。对于配戴活动假牙(可摘义齿)的老年人,应在每次饭后取出刷洗干净。

二、"健康体重"核心信息

（一）维持健康体重

各年龄段人群都应坚持天天运动,维持能量平衡、保持健康体重。体重过高或过低都会影响健康。

（二）定期测量体重指数（BMI）

$BMI（kg/m^2）=$ 体重（kg）/ 身高（m^2）

	BMI 指数	
	<18.5	体重过低
18 岁及以上成年人	18.5 ≤ BMI<24	体重正常
	24 ≤ BMI<28	超重
	BMI ≥ 28	肥胖

（三）维持健康腰围

重视控制腰围,预防腹型肥胖,建议男性腰围不超过85cm,女性不超过80cm。

（四）践行"健康一二一"理念

践行"日行一万步,吃动两平衡,健康一辈子"的健康一二一理念,通过合理饮食与科学运动即可保持健康体重。

（五）食物多样规律饮食

能量摄入适量,建议平均每天摄入 12 种以上食物,每周 25 种以上。鼓励摄入以复合碳水化合物、优质蛋白质为基础的低能量、低脂肪、低糖、低盐并富含微量元素和维生素的膳食。坚持规律饮食,切忌暴饮暴食。

（六）坚持中等强度身体活动

推荐每周至少进行 5 天中等强度身体活动,累计 150 分钟以上;坚持日常身体活动,平均每天主动身体活动 6 000 步;减少久坐时间,每小时起来动一动。

（七）正确树立减重目标

超重肥胖者制订的减重目标不宜过高过快，减少脂肪类能量摄入，增加运动时间和强度，做好记录，以利于长期坚持。

（八）关注体重从儿童青少年开始

儿童肥胖治疗主要为饮食控制、行为修正和运动指导，饮食控制目的在于降低能量摄入，不宜过度节食。儿童应减少静坐时间，增加体力活动和运动锻炼时间。

（九）老年人量力而行适宜运动

建议每周坚持至少进行3次平衡能力锻炼和预防跌倒能力的活动，适量进行增加肌肉训练，预防少肌症。

（十）将身体活动融入日常生活中

上下班路上多步行、多骑车、少开车；工作时少乘电梯多走楼梯，时常做做伸展运动，减少久坐；居家时间多做家务、多散步，减少看电视、手机和其他屏幕时间。运动要多样化，把生活、娱乐、工作与运动锻炼相结合。

三、"健康骨骼"核心信息

（一）认识骨质疏松症

骨质疏松症是中老年人最常见的一种全身性骨骼疾病，疼痛、驼背、身高降低和骨折是骨质疏松症的主要表现，骨质疏松症是可防可治的慢性病。

（二）骨质疏松的危害

骨质疏松症的严重并发症是骨折，通常在日常负重、活动、弯腰和跌倒后发生。

（三）关注骨质疏松预防

各个年龄阶段都应注重骨质疏松的预防，绝经期后的女性及中老年人是骨质疏松的高发人群。

（四）骨量积累不容忽视

人体骨骼中的矿物含量在30岁左右达到最高的峰值骨量，峰值骨量越高，到老年发生骨质疏松症的时间越推迟，症状与程度也越轻。

（五）均衡饮食促进钙吸收

饮食习惯对钙的吸收密切相关，选择富含钙、低盐和适量蛋白质的均衡饮食对预防骨质疏松有益。

（六）日光照射有助于钙吸收

充足的光照会促进维生素D的生成，建议每天至少20分钟日照时间，提倡中速步行、跑步、骑行等多种户外运动形式。

（七）坚持运动预防骨质疏松

体育锻炼对于防止骨质疏松具有积极作用，负重运动可以让身体获得及保持最大的骨强度。

（八）预防跌倒提高老年人生活质量

关节的柔韧性和灵活性锻炼运动负荷小，能量消耗低，有助于老年人预防跌倒和外伤。

（九）改变不良生活习惯

吸烟和过度饮酒等不良生活习惯都会增加骨质疏松风险，中国居民膳食指南提出以酒精量计算，成年男性和女性一天的最大饮酒酒精量建议不超过25g和15g，相当于下表的量，高危人群应在此基础上减少。

	15g 酒精	25g 酒精
啤酒	450ml	750ml
葡萄酒	150ml	250ml
38% 酒精度白酒	50ml	75ml

（十）自我检测鉴别高危人群

以下问题可以帮助进行骨质疏松症高危情况的自我检测，任何一项回答为"是"者，则为高危人群，应当到骨质疏松专科门诊就诊，早诊断、早预防、早治疗。

1. 您是否曾经因为轻微的碰撞或者跌倒就会伤到自己的骨骼？

2. 您连续 3 个月以上服用激素类药品吗？

3. 您的身高是否比年轻时降低了 3cm ？

4. 您经常过度饮酒吗？（每天饮酒 2 次，或一周中只有 1~2 天不饮酒）

5. 您每天吸烟超过 20 支吗？

6. 您经常腹泻吗？（由于腹腔疾病或者肠炎而引起）

7. 父母有没有轻微碰撞或跌倒就会发生髋部骨折的情况？

8. 女士回答：您是否在 45 岁之前就绝经了？

9. 您是否曾经有过连续 12 个月以上没有月经（除了怀孕期间）？

10. 男士回答：您是否患有阳痿或者缺乏性欲这些症状？

提示：高龄、低体重女性尤其需要注意骨质疏松，医生常用"瘦小老太太"来形容这类高危人群。此外，缺乏运动、缺乏光照对年轻人来讲同样是骨质疏松的危险因素。

（注："三健"核心信息内容以中国人口出版社出版的《健康生活幸福相伴：三减三健核心信息（2017年修订）》为准）

出处：中国疾病预防控制中心营养与健康所

http://www.chinanutri.cn/xwzx_238/xyxw/201709/t20170901_151922.html

时间：2017-09-01

减盐宣传周核心信息

一、饮食中钠盐含量过高会引起高血压,增加心脏病和脑卒中的发生风险。

二、健康成年人每天食盐不超过 5g。

三、家庭烹饪少放盐和酱油,学会使用定量盐勺。

四、减盐需要循序渐进,可以用辣椒、大蒜、醋、胡椒为食物提味,逐步改变口味。

五、少吃榨菜、咸菜和酱制食品,多吃新鲜的蔬菜和水果。

六、购买包装食品时阅读营养成分表,选择"钠"含量低的食品。

七、减少使用酱油、蚝油、豆瓣酱、味精、鸡精、沙拉酱、番茄酱等调味品。

八、多选择新鲜的肉类、鱼类、蛋类,少吃加工食品和罐头食品。

九、盐可能隐藏在你感觉不到咸的食品中,比如方便面、挂面、坚果、面包、饼干、冰激凌等,要警惕这些"藏起来"的盐。

十、在外就餐时,主动要求餐馆少放盐,有条件的尽量选择低盐菜品。

出处:中华人民共和国国家卫生健康委员会 疾控局关于开展 2019 年全民健康生活方式月宣传活动的通知

http://www.nhc.gov.cn/jkj/s5878/201908/f898b1417f2040628b9e6aea6be80198.shtml

时间:2019-08-20

合理膳食健康教育
核心信息及释义

一、食物多样，谷类为主。

平衡膳食模式是最大程度上保障人体营养需要和健康的基础，食物多样是平衡膳食模式的基本原则。每天的膳食应包括谷薯类、蔬菜水果类、畜禽鱼蛋奶类、大豆坚果类等食物。建议平均每天摄入 12 种以上食物，每周 25 种以上。谷类为主是平衡膳食模式的重要特征，每天摄入谷薯类食物 250~400g，其中全谷物和杂豆类 50~150g，薯类 50~100g；膳食中碳水化合物提供的能量应占总能量的 50% 以上。

二、吃动平衡，健康体重。

体重是评价人体营养和健康状况的重要指标，吃和动是保持健康体重的关键。各个年龄段人群都应该坚持天天运动、维持能量平衡、保持健康体重。体重过低和过高均易增加疾病的发生风险。推荐每周应至少进行 5 天中等强度身体活动，累计 150 分钟以上；坚持日常身体活动，平均每天主动身体活动 6 000 步；尽量减少久坐时间，每小时起来动一动，动则有益。

三、多吃蔬果、奶类、大豆。

蔬菜、水果、奶类和大豆及制品是平衡膳食的重要组成部分，坚果是膳食的有益补充。蔬菜和水果是维生素、矿物质、膳食纤维和植物化学物的重要来源，奶类和大豆类富含钙、优质蛋白质和 B 族维生素，对降低慢性病的发病风险具有重要作用。提倡餐餐有蔬菜，推荐每天摄入 300~500g，深色蔬菜应占 1/2。天天吃水果，推荐每天摄入 200~350g 的新鲜水果，果汁不能代替鲜果。吃各种奶制品，摄入量相当于每天液态奶 300g。经常吃豆制品，每天相当于大

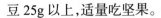

豆 25g 以上,适量吃坚果。

四、适量吃鱼、禽、蛋、瘦肉。

鱼、禽、蛋和瘦肉可提供人体所需要的优质蛋白质、维生素 A、B 族维生素等,有些也含有较高的脂肪和胆固醇。动物性食物优选鱼和禽类,鱼和禽类脂肪含量相对较低,鱼类含有较多的不饱和脂肪酸;蛋类各种营养成分齐全;吃畜肉应选择瘦肉,瘦肉脂肪含量较低。过多食用烟熏和腌制肉类可增加肿瘤的发生风险,应当少吃。推荐每周吃鱼 280~525g,畜禽肉 280~525g,蛋类 280~350g,平均每天摄入鱼、禽、蛋和瘦肉总量 120~200g。

五、少盐少油,控糖限酒。

我国多数居民目前食盐、烹调油和脂肪摄入过多,这是高血压、肥胖和心脑血管疾病等慢性病发病率居高不下的重要因素,因此应当培养清淡饮食习惯,成人每天食盐不超过 6g,每天烹调油 25~30g。过多摄入添加糖可增加龋齿和超重发生的风险,推荐每天摄入糖不超过 50g,最好控制在 25g 以下。水在生命活动中发挥重要作用,应当足量饮水。建议成年人每天 7~8 杯(1 500~1 700ml),提倡饮用白开水和茶水,不喝或少喝含糖饮料。儿童少年、孕妇、乳母不应饮酒,成人如饮酒,一天饮酒的酒精量男性不超过 25g,女性不超过 15g。

六、杜绝浪费,兴新食尚。

勤俭节约,珍惜食物,杜绝浪费是中华民族的美德。按需选购食物、按需备餐,提倡分餐不浪费。选择新鲜卫生的食物和适宜的烹调方式,保障饮食卫生。学会阅读食品标签,合理选择食品。应该从每个人做起,回家吃饭,享受食物和亲情,创造和支持文明饮食新风的社会环境和条件,传承优良饮食文化,树健康饮食新风。

出处:中华人民共和国国家卫生健康委员会宣传司

http://www.nhc.gov.cn/xcs/cbcl/201706/55e1726efd214a14821bbb542605eb13.shtml

时间:2017-06-14

科学健身核心信息

一、科学健身有原则，牢记要点是关键

科学健身应该进行全面的体质评估，选择安全有效的健身运动，遵从循序渐进的健身计划，参加多种形式的运动项目，全面发展运动能力，制订个性化运动处方，坚持经常锻炼身体。科学健身的锻炼计划要点主要包括：运动项目、运动强度、运动频率和每次运动时间。

二、科学健身可以促进健康生活方式形成

科学健身应将身体活动融入日常生活中，注意与全面的营养、充分的休息和安全的环境相辅相成，达到理想的锻炼效果。

三、运动有益健康、降低疾病风险

科学健身可以增强心肺功能，强健肌肉骨骼，有助于保持健康体重，降低疾病风险、提高生命活力、促进心理健康，改善生活品质。

四、久坐伤身，动则有益

减少静坐的时间，鼓励随时随地、各种形式的身体活动，每小时起来动一动，日常身体活动是健康的基石。

五、运动风险评估可以提升运动安全

运动前应了解患病史及家族病史，筛查生理指标，进行体质测定，全面评估身体状态，减少运动风险。

六、运动环节要完整,运动方式要多样

一次完整的运动应当包括准备活动、正式运动、整理活动,这三个环节不可或缺,一周运动健身应当包括有氧运动、力量练习、柔韧性练习,这三种方式不可偏废。

七、儿童和青少年应当培养运动习惯,掌握运动技能

推荐儿童和青少年每天累计至少1小时中等强度及以上的运动,培养终身运动的习惯,提高身体素质,掌握运动技能,鼓励大强度的运动;青少年应当每周参加至少3次有助于强健骨骼和肌肉的运动。

八、成人运动要保证一定强度、频率和持续时间

推荐每周运动不少于3次;进行累计至少150分钟中等强度的有氧运动;每周累计至少75分钟较大强度的有氧运动也能达到运动量;同等量的中等和较大强度有氧运动的相结合的运动也能满足日常身体活动量,每次有氧运动时间应当不少于10分钟,每周至少有2天进行所有主要肌群参与的抗阻力量练习。

九、老年人量力而行、保持适当身体活动水平

老年人应当从事与自身体质相适应的运动,在重视有氧运动的同时,重视肌肉力量练习,适当进行平衡能力锻炼,强健肌肉、骨骼,预防跌倒。

十、特殊人群应当在专业指导下运动

特殊人群(如婴幼儿、孕妇、慢病患者、残疾人等)应当在医生和运动专业人士的指导下进行运动。

出处:中华人民共和国国家卫生健康委员会宣传司　关于开展2018年健康中国行——科学健身主题宣传活动的通知　国卫办宣传函〔2018〕279号

http://www.nhc.gov.cn/xcs/s7852/201804/e810061b5c57448ea4daad38d6342ef2.shtml

时间:2018-04-27

控烟健康教育核心信息

一、中国吸烟人数超过 3 亿,约有 7.4 亿不吸烟者遭受二手烟暴露的危害。

二、中国每年因吸烟死亡的人数逾 100 万,超过结核病、艾滋病和疟疾导致的死亡人数之和。

三、现在吸烟者中将来会有一半因吸烟而提早死亡,吸烟者的平均寿命比不吸烟者缩短至少 10 年。

四、烟草烟雾至少含有 69 种致癌物。

五、烟草制品中的尼古丁可导致烟草依赖,烟草依赖是一种慢性成瘾性疾病。

六、吸烟及二手烟暴露均严重危害健康,即使吸入少量烟草烟雾也会对人体造成危害。

七、二手烟暴露没有安全水平,室内完全禁止吸烟是避免危害的唯一有效方法。

八、在室内设置吸烟区(室)、安装通风换气设施等均不能避免二手烟暴露的危害。

九、不存在无害的烟草制品,只要吸烟即有害健康。

十、"低焦油卷烟""中草药卷烟"不能降低吸烟带来的危害,反而容易诱导吸烟,影响吸烟者戒烟。

十一、吸烟可以导致多种恶性肿瘤,包括肺癌、口腔癌、鼻咽部恶性肿瘤、喉癌、食管癌、胃癌、肝癌、胰腺癌、肾癌、膀胱癌、宫颈癌、结肠直肠癌、乳腺癌和急性白血病等。

十二、吸烟可以导致慢性阻塞性肺疾病(慢阻肺)、青少年哮喘,增加呼吸道感染的发病风险。

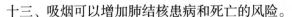

十三、吸烟可以增加肺结核患病和死亡的风险。

十四、吸烟可以导致冠心病、脑卒中和外周动脉疾病。

十五、男性吸烟可以导致勃起功能障碍。

十六、女性吸烟可以导致受孕概率降低、流产、死胎、早产、婴儿低出生体重,增加婴儿猝死综合征的发生风险。

十七、吸烟可以导致 2 型糖尿病,增加其并发症的发生风险。

十八、吸烟可以导致牙周炎、白内障、手术后伤口愈合不良、皮肤老化、老年痴呆、绝经后女性骨密度降低和消化道溃疡。

十九、二手烟暴露可以导致肺癌、冠心病、脑卒中、乳腺癌、鼻窦癌。

二十、二手烟暴露可以导致成年人急慢性呼吸道症状、肺功能下降、支气管哮喘和慢性阻塞性肺疾病。

二十一、孕妇暴露于二手烟可以导致婴儿出生体重降低、婴儿猝死综合征、早产、新生儿神经管畸形和唇腭裂。

二十二、二手烟暴露可导致儿童支气管哮喘、肺功能下降和中耳炎。

二十三、戒烟是降低吸烟危害的唯一方法,戒烟越早越好,任何年龄戒烟均可获益。

二十四、戒烟可以显著降低吸烟者肺癌、冠心病、慢阻肺等多种疾病的发病和死亡风险,延缓上述疾病的进展,并改善预后。

二十五、吸烟的女性在妊娠前或妊娠早期戒烟,可以降低早产、胎儿生长受限、新生儿低出生体重等多种问题的发生风险。

二十六、吸烟者在戒烟过程中可能出现不适症状,必要时可依靠专业化的戒烟治疗。

二十七、吸烟者应当尊重他人的健康权益,不在室内工作场所、室内公共场所、公共交通工具内和其他禁止吸烟的场所吸烟。

二十八、吸烟者应当积极戒烟,吸烟者本人的戒烟意愿是成功戒烟的基础。

二十九、戒烟门诊可向吸烟者提供专业戒烟治疗。

三十、全国戒烟热线电话为 4008885531,公共卫生服务热线电话为 12320。

出处:中华人民共和国国家卫生健康委员会宣传司　国家卫生计生委办公厅关于印发控烟健康教育核心信息的通知　国卫办宣传函〔2013〕号

http://www.nhc.gov.cn/xcs/s3581/201308/7aaa27b0e9074be784c3cb07b50b0022.shtml

时间:2013-08-14

以 PM2.5 为首要污染物的重污染天气健康教育核心信息

一、以 PM2.5 为首要污染物的重污染天气危害健康。

释义:污染天气是指在无风、逆温和高湿等不利气象条件下,污染物在空气中堆积导致的空气污染现象。重污染天气一般是指空气质量指数大于 200,即环境空气质量达到重度及以上污染程度的空气污染现象。以 PM2.5 为首要污染物的重污染天气俗称"雾霾"。可能发生重污染天气时,地方政府将发布预警信息。

大气中的 PM2.5 为直径小于或等于 2.5μm 的所有颗粒物的总称,其直径约为头发丝的二十分之一。PM2.5 在大气中可以停留较长时间,不容易去除,且能吸附多种有害物质,容易被吸入呼吸道深部,某些组分还可进入血液,危害人体健康。

当前,我国不同地区 PM2.5 的来源与构成有所不同,PM2.5 的主要来源包括工业排放、燃煤排放、机动车尾气、垃圾焚烧、农村秸秆燃烧、建筑施工和道路扬尘,此外,露天烧烤、食物烹饪以及森林火灾、火山喷发等也会造成空气中 PM2.5 的积聚。室内 PM2.5 除来源于室外空气污染外,室内吸烟、食物烹饪也可使室内 PM2.5 浓度升高。

二、重污染天气对健康的危害包括急性和慢性两种。

释义:以 PM2.5 为首要污染物的重污染天气的急性危害主要表现为短时间内吸入污染物引起的咳嗽、咽喉痛、眼部刺激等症状。重污染天气还可诱发支气管哮喘、慢性阻塞性肺疾病、心脑血管疾病等慢性疾病的急性发作或病情加重。必要时应及时就医。

72

慢性危害主要包括对呼吸系统和心血管系统的影响。据世界卫生组织研究,长期持续的重污染天气可增加哮喘、支气管炎、慢性阻塞性肺疾病、肺癌等呼吸系统疾病及高血压、冠心病、脑卒中等心血管疾病的发病和死亡风险。重污染天气也可影响人的情绪。

三、出现重污染天气时,要做好个人防护。

释义:公众要关注当地的重污染天气预报预警信息。

出现重污染天气时,应尽量减少暴露,主要措施包括:

1. 公众应减少户外活动。

2. 儿童、孕妇、老年人、心血管疾病和呼吸系统疾病患者应尽量避免户外活动。

3. 应及时关闭门窗,不要在室内吸烟,此外,还应避免烹炸等可能加剧室内空气污染的行为。如室内未安装新风机,应根据当地的空气污染情况,尽量避开污染高峰时段,每天开窗通风 1~2 次,每次 10~20 分钟。如室内人员较多,空间较小,则应适当增加开窗次数。

4. 如有条件,可使用空气净化设备。

5. 如必须外出,应尽量减少室外活动的时间和强度,并佩戴合格的口罩;外出回来及时清洗面部及裸露的皮肤。

四、正确选择和佩戴口罩可减轻 PM2.5 对人体健康的影响。

释义:符合标准的口罩防护性能良好,能够有效滤除或阻隔 PM2.5,大幅降低有害物质的吸入。外出时,建议优先选用标有 GB/T32610-2016 标准的口罩。

正确佩戴口罩要注意:

1. 确保口罩与面部具有良好贴合性,不漏气。

2. 建议老年人、儿童等特殊人群在专业人士或家人(长)的指导下选择舒适性比较好的口罩。

3. 佩戴过的口罩如须再次使用,要晾干,放入干净的袋内收藏。

4. 应严格按照使用说明佩戴和更换口罩。

五、正确使用空气净化设备有利于降低室内 PM2.5 的浓度。

释义:出现重污染天气,应尽量待在室内,在关闭门窗的同时,使用空气净化设备有利于降低室内 PM2.5 的浓度。空气净化器是常见的空气净化设备。条件允许的情况下,特别是在人群聚集场所,可以考虑安装带有高效过滤器的新风机。

选购空气净化器时,要注意选择符合国家标准的空气净化器《空气净化器》(GB/T18801-2015),主要参考两类指标,即洁净空气量(简称 CADR)和累积净化量(简称 CCM)。净化器的适用面积可以用颗粒物 CADR 值乘以 0.1 来估算(比如,颗粒物 CADR 为 300m³/h 的空气净化器,适用面积约为 30m²)。CCM 值反映了净化部件的使用寿命(CCM 数值越大,净化部件的更换或清洗周期越长)。

应严格按照使用说明书使用空气净化器,特别要注意:

1. 房间应尽量密闭,净化器周边不要遮挡,以免影响进出风。
2. 先开启最高档位快速净化空气,然后使用静音档维持净化效果。
3. 适时开窗进行室内外空气交换。
4. 净化部件应根据使用说明书定期更换或清洗。

六、每个人都应该从自身做起,节约能源,爱护环境,减少 PM2.5 排放。

释义:环境与健康息息相关,人类所患的许多疾病都源于包括大气污染在内的环境污染,保护环境就是保护人类健康。减少大气污染危害需要全社会的共同努力。每个人都有爱护环境卫生、保护环境不受污染的责任,都应积极配合国家的生态环境保护工作,为防止大气污染危害作贡献。遵守保护环境的法律法规,遵守讲究卫生的社会公德,自觉养成节约资源、不污染环境的良好习惯,努力营造清洁舒适安静优美的环境。提倡使用公共交通、自行车等绿色出行方式,禁止室内吸烟,禁止焚烧秸秆和垃圾,减少露天烧烤和烟花爆竹燃放,坚持简约适度、绿色低碳的生活方式,反对奢侈浪费和不合理消费。

科学理性对待重污染天气,坚持健康文明的生活方式,有益于身心健康。如需了解有关重污染天气下个人防护的更多信息,请查询国家卫生健康委员会、中国疾病预防控制中心及中国健康教育中心等官方网站。

出处:中华人民共和国国家卫生健康委员会疾病预防控制局

http://www.nhc.gov.cn/jkj/s5899tg/201811/850a8b8b66e841939e31733802e620ce.shtml

时间:2018-11-14

口腔健康核心信息及知识要点

一、每天有效刷牙两次

龋病和牙周疾病是两种最常见的口腔疾病，主要是由附着在牙齿上的牙菌斑引起，因此清除牙菌斑是维护口腔健康的基础。刷牙能去除牙菌斑、软垢和食物残渣，保持口腔卫生，维护牙齿和牙周组织健康。刷牙清除牙菌斑数小时后，菌斑可以在清洁的牙面上重新附着，不断形成。特别是夜间入睡后，唾液分泌减少，口腔自洁作用差，细菌更容易生长。因此，每天至少要刷牙两次，晚上睡前刷牙更重要。坚持做到早晚刷牙，饭后漱口。

（一）提倡用水平颤动拂刷法刷牙。

1. 先将刷头放于后牙牙齿与牙龈交界处，上牙向上，下牙向下，与牙齿大约呈 45° 角，轻微加压，前后颤动 10 次左右，然后将牙刷向牙面转动，上下拂刷。

2. 按照上述方法，每次颤动约刷 2~3 颗牙，刷牙范围应有所重叠。

3. 刷上前牙舌面时，将刷头竖放在牙面上，使前部刷毛接触牙龈边缘，自上而下拂刷。刷下前牙舌面时，自下而上拂刷。

4. 刷牙齿的咬合面时，刷毛指向咬合面，稍用力做前后短距离来回刷。

（二）提倡使用保健牙刷，注意及时更换。

保健牙刷具有以下特点：

1. 刷头小，以便在口腔内转动自如。

2. 刷毛排列合理，一般为 10~12 束长，3~4 束宽，各束之间有一定间距，既有利于有效清除细菌，又使牙刷本身容易清洗。

3. 刷毛较软硬适度，刷毛长度适当，刷毛顶端磨圆钝，避免牙刷对牙齿和牙龈的损伤。

4. 牙刷柄长度、宽度适中,并具有防滑设计,使握持方便、感觉舒适。

刷牙后应用清水冲洗牙刷,并将刷毛上的水分甩干,刷头向上放在口杯中置于通风处。

为防止牙刷藏匿细菌,一般应每3个月左右更换一把牙刷。若刷毛发生弯曲倒伏或沉积污垢,会对口腔组织造成损伤及污染,则须立即更换。

(三) 提倡使用牙线或牙间刷辅助清洁牙间隙。

牙齿与牙齿之间的间隙称为牙缝隙,牙缝隙最容易滞留细菌和软垢。刷牙时牙刷刷毛不能完全伸及牙缝隙,如果在每天刷牙后,能够配合使用牙线或牙缝刷等帮助清洁牙缝隙,可以达到彻底清洁牙齿的目的。

二、提倡使用含氟牙膏

使用含氟牙膏刷牙是安全、有效的防龋措施,3岁以上的儿童每次用量为黄豆粒大小,成人每次刷牙只需用大约0.5~1g(长度约0.5~1cm)的膏体即可。如果在牙膏膏体中加入其他有效成分,如氟化物、抗菌药物、抗敏感的化学物质,则分别具有预防龋齿、减少牙菌斑和缓解牙齿敏感的作用。

三、健康饮食保护牙齿

糖是人类的主要营养要素之一,是人体能量的主要来源,同时也是引起龋病发生的危险因素之一。如果经常摄入过多的含糖食品或饮用过多的碳酸饮料,会导致牙齿脱矿,引发龋病或产生牙齿敏感。因此,提倡科学吃糖非常重要。吃糖次数越多,牙齿受损机会越大,应尽量减少每天吃糖的次数,少喝碳酸饮料,进食后用清水或茶水漱口,晚上睡前刷牙后不能再进食。

四、定期进行口腔检查

龋病和牙周病等口腔疾病常是缓慢发生的。早期多无明显症状,一般常不易察觉,等到出现疼痛等不适症状时可能已经到了疾病的中晚期,治疗起来很复杂,患者也会遭受更大的痛苦,花费更多,治疗效果还不一定十分满意。因此,每年至少一次的口腔健康检查,能及时发现口腔疾病,早期治疗。医生还会根据情况需要,采取适当的预防措施,预防口腔疾病的发生和控制口腔疾病的发展。

最好每年一次洁牙(洗牙),保持牙齿坚固和牙周健康。洁牙过程中可能会有牙龈出血,洁牙之后也可能会出现短暂的牙齿敏感,但一般不会伤及牙龈和牙齿,更不会造成牙缝稀疏和牙齿松动。

五、不要带着口腔疾病怀孕

一旦妇女已经怀孕,那么在怀孕早期和晚期接受复杂口腔治疗,会因为紧

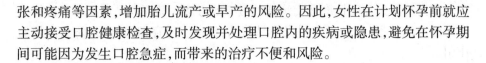

张和疼痛等因素,增加胎儿流产或早产的风险。因此,女性在计划怀孕前就应主动接受口腔健康检查,及时发现并处理口腔内的疾病或隐患,避免在怀孕期间可能因为发生口腔急症,而带来的治疗不便和风险。

六、孩子口腔健康是家长的责任

(一) 从出生开始,家长应为婴幼儿清洁口腔。

婴儿出生之后,家长应每天用软纱布或软毛牙刷为孩子擦洗口腔。牙齿萌出后,可用纱布或软毛刷轻轻地为孩子擦洗口腔和牙齿。当多颗牙齿萌出后,家长可用指套刷或软毛刷为孩子每天刷牙2次,并确保清洁上下颌所有的牙面,特别是接近牙龈缘的部位。

(二) 儿童学习刷牙,家长应帮助和监督。

0~3岁儿童的口腔护理由家长帮助完成,每日至少2次。

3~6岁开始,家长和幼儿园老师可开始教儿童自己用最简单的"转圈法"刷牙,其要领是将刷毛放置在牙面上,轻压使刷毛屈曲,在牙面上画圈,每部位反复画圈5次以上,前牙内侧须将牙刷竖放,牙齿的各个面均应刷到。此外,家长还应每日帮孩子刷牙1次。

6岁以后,儿童基本掌握了刷牙方法,但家长还要监督孩子,以保证刷牙的效果。

(三) 帮助孩子尽早戒除口腔不良习惯。

儿童口腔不良习惯有:吮指、咬下唇、吐舌、口呼吸等,应尽早戒除,否则会造成上颌前突、牙弓狭窄、牙列拥挤等口颌畸形。如果3岁以上的儿童仍存在上述不良习惯,且不能通过劝导而戒除,应及时到医院诊治,通过适当的矫正方法,帮助其戒除不良习惯。

对有口呼吸习惯的孩子,应检查其上呼吸道是否通畅,治疗呼吸道疾病,及时纠正口呼吸。

(四) 乳牙龋病应及时治疗。

龋病可以引起孩子牙痛,牙龈、面部肿胀,甚至高热等全身症状。龋病长期得不到治疗可造成儿童偏侧咀嚼,双侧面部发育不对称;还可影响恒牙的正常发育和萌出。

如果没有健康的牙齿,孩子就不愿吃含纤维多的蔬菜和肉食,造成偏食等不良饮食习惯,影响全身正常生长发育。因此,"乳牙总是要换的,坏了不用治"的看法是错误的。

七、为适龄儿童进行窝沟封闭

"六龄牙"是萌出时间最早的恒磨牙,其咀嚼功能最强大,也最容易发生龋病。窝沟封闭是预防恒磨牙窝沟龋的最有效方法。其原理是用高分子材料把牙齿的窝沟填平，使牙面变得光滑易清洁，细菌不易存留，达到预防窝沟龋的作用。

但并不是所有的孩子，所有的牙齿都需要做窝沟封闭，要由医生检查后，确认符合适应证的牙齿才需要做。同时，做完窝沟封闭的儿童仍然不能忽视每天认真刷牙。

八、牙齿缺失应及时修复

牙齿具有咀嚼食物、辅助发音和维持面容形态的功能。牙齿缺失易发生咀嚼困难、对颌牙伸长、邻牙倾斜等。前牙缺失还会导致发音不准、面部形态发生变化，全口牙丧失后，咀嚼十分困难，面容明显苍老。

因此，不论失牙多少，都应及时进行义齿修复。修复一般在拔牙 2~3 个月后进行。修复前应治疗余留牙的疾病，必要时对牙槽骨和软组织进行修整，以保证修复质量。

缺失牙的修复目前主要有活动修复（包括局部义齿和全口假牙）和固定修复（包括固定桥、种植义齿）。具体选择何种修复方法应依据患者的口腔条件和主观要求而定。

出处：中华人民共和国国家卫生健康委员会疾病预防控制局 《关于开展2018 年"全国爱牙日"宣传活动的通知》

http://www.nhc.gov.cn/jkj/s5878/201908/db31d71777264360a7e20b641f1bcb62.shtml

时间：2019-08-21

预防中暑核心信息

一、中暑是指在高温环境下，人体体温调节功能紊乱引起的急性中枢神经系统和循环系统功能障碍，高温作业和夏季高发。

释义：人的体温受下丘脑体温调节中枢控制，人体通过皮肤血管扩张、体内血液流速加快、排汗、呼吸、大小便等散发体内热量。在高温、高湿、暴晒、通风不良的环境中，人体会出现散热障碍，导致体内热量蓄积，发生中暑。过劳、睡眠不足、工作强度大是主要诱因，老人、儿童及有基础性慢性病者易发。

二、中暑初期会出现头痛、头晕、心悸、体温升高等症状，严重的会出现恶心、呕吐、痉挛、昏迷和意识丧失，甚至死亡。

释义：根据中暑的症状可分为先兆、轻度和重症中暑三类。先兆中暑是指在高温环境中出现乏力、大汗、口渴、头痛、头晕、眼花、耳鸣、恶心、胸闷等症状。除以上症状外，轻度中暑主要表现为面色潮红、皮肤灼热、体温升高至38℃以上，也可伴有恶心、呕吐、面色苍白、脉搏增快、血压下降、皮肤湿冷等；重症中暑除轻度中暑表现外，还有痉挛、腹痛、高热昏厥、昏迷、虚脱或休克，严重的会引起死亡。

三、发生中暑要及时降温、休息和补水，重症患者应及时就医。

释义：出现中暑先兆或轻度中暑，应及时转移至阴凉、通风处静卧休息，密切观察体温、脉搏、呼吸和血压变化。可饮用淡盐水、冷西瓜水、绿豆汤等进行补水，同时服用仁丹、十滴水或霍香正气散等防暑降温药物。对于出现脱水、循环衰竭、痉挛、高热等症状的重症中暑患者应及时送到医院进行急救处理，救治重点是降低体温，纠正体内水、电解质紊乱和酸中毒，积极防治休克及肺水肿。

四、遵守高温作业规程,避免长时间滞留于高温、高湿、密闭环境中。

释义:高温作业应严格遵守规程;夏季室外作业,应积极采取防晒措施,避免长时间暴露于高温、高湿、密闭环境中。应保证足量饮水,每天 1.2~1.5L,不能等渴了再喝,大量出汗后应适量饮用盐水。注意劳逸结合,加强体育锻炼,增加身体的环境适应能力,可减少中暑的发生。

出处:中华人民共和国国家卫生健康委员会宣传司

http://www.nhc.gov.cn/xcs/s3582/201707/13ca891cb0564425958519afbf66cb37.shtml

时间:2017-07-13

科学就医健康教育
核心信息及释义

一、科学就医是指合理利用医疗卫生资源，选择适宜、适度的医疗卫生服务，有效防治疾病、维护健康。

科学就医与每个人的健康都息息相关，涉及生命过程的各个阶段，有助于更便捷、经济、有效地解决自身所面临的健康问题。公众应重视科学就医，切实维护自身及他人健康。

科学就医就是要树立预防为主的健康理念，合理利用医疗卫生资源（公共卫生服务、诊疗服务、疾病预防保健和医疗保险等资源），掌握分级诊疗、预约挂号等基本原则和方法，选择正规且适合自己病情的医疗卫生机构，按流程就诊，与医生良好沟通，在诊治过程中遵从医嘱，遵守医疗机构的各项规定，正确理解医学的局限性，等等。

二、遵从分级诊疗，提倡"小病在社区、大病去医院、康复回社区"，避免盲目去三级医院就诊。

目前，我国医院分为一、二、三级，社区卫生服务中心和乡镇卫生院属于一级医院。一级和二级医院的医务人员一般都经过专业培训，具有正规的行医资质，具备对一些常见病和多发病进行诊疗的能力。常见病和多发病患者首选一级或二级医院就诊，而不是盲目去三级医院，可以节省时间、费用，避免不必要的浪费。同时，由于一级和二级医院数量多，分布广泛，在这些医院就诊可以避免三级医院门诊挂号难，等候时间长以及医生和患者之间沟通时间较少等问题，可为患者提供更为细致、全面的健康服务。

全国很多地区都建立了双向转诊制度。当在一、二级医院不能诊治时，可以转到相应的三级医院就诊，而由于在一、二级医院已进行了初步诊断，提供了前期诊疗信息,转到三级医院可以更有针对性地选择科室,提高就诊效率。

三、定期健康体检,做到早发现、早诊断、早治疗。

健康体检是指通过医学手段和方法对受检者进行身体检查,了解健康状况,及早发现影响健康的高风险因素及潜在的疾病隐患,达到预防和早期治疗的目的。健康体检体现了预防为主的健康观,是科学就医的重要组成部分,是保障身体健康的有效方法。

定期进行健康体检,及早发现健康问题和疾病,以便有针对性地改变不良的行为习惯,减少健康危险因素,对检查中发现的健康问题和疾病,要抓住最佳时机及时采取措施,重视疾病早期症状,如有不适,要及时到正规医疗卫生机构就诊,做到早发现、早诊断、早治疗。

四、鼓励预约挂号,分时段、按流程就诊。

患者如确需去三级医院就诊,建议在看病前通过医院官方网站、12320卫生热线等正规渠道了解相关信息,对医院专业特色、科室分布、出诊信息等进行初步了解,做到心中有数,根据自身情况有针对性地选择预约挂号。

预约挂号可以合理分流患者,实现分时段就诊,提高就诊效率,节省医患双方的时间,避免患者集中排队,并可减少院内交叉感染的机会。各地医院普遍使用的预约方式主要包括现场预约、电话预约、短信预约、网络预约和银医卡自助预约等。不同的挂号方式各有特色,患者可根据自身情况,合理选择预约挂号方式,分时段、按流程就诊。同时预约挂号成功的患者如不能按时就诊,应及时取消预约。

五、就医时须携带有效身份证件、既往病历及各项检查资料,如实陈述病情,严格遵从医嘱。

就医时(不包括急诊),必须携带有效身份证件实名挂号。有效身份证件包括身份证、户口本、社保卡、驾驶证、护照、暂住证或军人证等。

病历是关于患者疾病诊疗情况的文件资料,是医务人员正确诊断和制订治疗方案不可缺少的重要依据。就医时携带完整的既往病历及各项检查资料有助于医生更快、更准确地作出诊断,避免重复检查,节省时间和费用。

患者与医生的沟通,是医生了解病情的基本手段,也是医生进行诊疗的开始。患者与医生沟通的主要方式就是患者向医生陈述病情。看病时最好由患者本人陈述病情,如患者因特殊情况无法亲自陈述病情,应当由了解病情的家属代替陈述。在陈述病情时,要尽量如实、准确、全面地说明与疾病有关的问题,切勿夸大或隐瞒病情。

六、出现发热或腹泻症状,应当首先到医疗卫生机构专门设置的发热或肠道门诊就医。

发热俗称"发烧",腹泻俗称"拉肚子"。发热和腹泻可能与多种急性传染性疾病有关。发热门诊和肠道(腹泻)门诊是医院专门用于排查传染病疑似病例、治疗相应疾病的专用诊室。患者在出现发热或腹泻症状后,应及时到正规医院的发热门诊或肠道(腹泻)门诊就诊,排查急性传染病发生的可能性,以免将疾病传染给他人。根据传染病防治相关法律法规的要求,医务人员会登记发热或腹泻患者的相关信息,患者应积极配合,提供真实有效的信息。发热患者就诊途中应佩戴口罩以做好个人呼吸道防护,尽量远离人群密集的地方。

七、紧急情况拨打 120 急救电话,咨询医疗卫生信息可拨打 12320 卫生热线。

"120"是全国统一的急救电话号码,服务对象是灾害事故和急危重症患者,24 小时有专人接听。一旦在医院外发生急危重症和意外伤害需紧急医疗救助时,应立刻拨打 120 急救电话。拨打电话时,切勿惊慌,应保持镇静、听清问话、明确回答、说话清晰简练,要在接听人员挂断电话以后再放下话筒,以确保急救人员获得急救所需的全部信息。

"12320"卫生热线是 24 小时免费咨询热线,目前已在全国绝大多数省份开通,可为患者提供就医指导、咨询、预约诊疗、投诉、举报、建议、表扬、戒烟干预和心理援助等服务。

八、文明有序就医,严格遵守医疗机构的相关规定,共同维护良好的就医环境。

医院是公共场所,患者在享受权利的同时也应履行相应的义务,共同维护文明有序的就医环境。患者及其陪护人员应自觉遵守门诊、住院、探视等有关规定,充分尊重医务人员,支持配合其诊疗工作,遵从医嘱。在挂号、就诊、收费、取药、检查、乘坐电梯时要有序排队、文明礼让。不要大声喧哗、随地吐痰,不要吸烟,不要擅闯医疗场所(诊室、检查室等),不要随意丢弃垃圾。

九、参加适宜的医疗保险,了解保障内容,减轻疾病带来的经济负担。

我国已经建立起包括城镇职工基本医疗保险制度、新型农村合作医疗制度和城镇居民基本医疗保险制度在内的三大医疗保险制度,初步构成了覆盖全体国民的医疗保险体系。提倡城镇居民参加基本医疗保险,农村居民参加新型农村合作医疗保险,可有效减轻与疾病相关的经济负担。

基本医疗保险是为补偿劳动者因疾病风险造成的经济损失而建立的一项

社会保险制度。通过用人单位和个人缴费,建立医疗保险基金,参保人员患病就诊发生医疗费用后,由医疗保险经办机构给予一定的经济补偿。新型农村合作医疗制度是由政府组织、引导、支持,农民自愿参加,个人、集体和政府多方筹资,以大病统筹为主的农村医疗互助共济制度。

基本医疗保险和新型农村合作医疗是政府提供的基本社会保障,其根本目的是减轻人民群众的医疗负担,实现医疗卫生服务的公平,保障人民群众的健康。基本医疗保险和新型农村合作医疗的相应保险条款和权益可咨询当地医疗保险机构。

十、医学所能解决的健康问题是有限的,公众应当正确理解医学的局限性,理性对待诊疗结果。

随着科学技术的不断发展,医学取得了长足的进步,已经成为一门相对完备和精细的自然学科。然而,人体是一个十分复杂的有机体,人们对它的认识还远未达到终点,有相当一部分疾病的病因尚未完全清楚,因而也就无法完全治愈。疾病的发生是由个体生活方式、遗传、环境(自然环境与社会环境)等多种因素所导致的,其治疗不仅仅是医院和医生的事情。医学不是万能的,医生也不是神,患者自身的健康素养、自我管理的能力以及对相关医学知识的了解往往更加重要。

患者及家属在就诊过程中,应遵从医嘱,积极配合治疗,正确理解医疗技术的局限性和不确定性,理性对待诊疗结果,不要盲目地把疾病引发的不良后果简单归咎于医护人员的责任心和技术水平。如果对诊疗结果有异议,或者认为医护人员有过失,应通过正当渠道或法律手段解决,不能采取扰乱医疗秩序或伤害医护人员的违法行为。

出处:中华人民共和国国家卫生健康委员会宣传司　科学就医健康教育核心信息及释义

http://www.nhc.gov.cn/xcs/s3582/201411/fa3dcdb9fe7c470f94a4b9607b15c8f6.shtml

时间:2014-11-06

合理用药健康教育
核心信息及释义

一、合理用药是指安全、有效、经济地使用药物。优先使用基本药物是合理用药的重要措施。不合理用药会影响健康，甚至危及生命。

药品是能用来预防、治疗、诊断人的疾病，或者能有目的地调节人的生理功能的物质。

合理用药包括安全、有效、经济三个方面。用药首先是安全，安全的意义在于使患者承受最小的治疗风险，获得最大的治疗效果。其次是有效，这是合理用药的关键。药物的有效性表现在不同的方面，如根除病源治愈疾病、延缓疾病进程、缓解临床症状、预防疾病发生、调节人体生理功能等。第三是经济，经济是指以尽可能低的医疗费用达到尽可能大的治疗效益，降低社保和患者的经济支出，但不能简单地理解为价格越低的药品越经济。

基本药物是指由国家制定的《国家基本药物目录》中的药品，是从我国目前临床应用的各类药物中遴选出的适应基本医疗卫生需求，剂型适宜，价格合理，能保障供应，公众可公平获得的药品。优先使用基本药物是合理用药的重要措施。

药品是一把双刃剑，药物用得合理，可以防治疾病；反之，不但不能治病，还会影响身体健康。轻则可增加患者痛苦、提高医疗费用，重则可能使患者致残甚至死亡。只有正确合理地使用药物，才能避免和减少这些情况的发生。

二、用药要遵循能不用就不用、能少用就不多用，能口服不肌注、能肌注不输液的原则。

任何药物都有不良反应，所以要谨慎用药。有些疾病并不需要服用药物，例如普通感冒，只要注意休息、戒烟、多饮开水、保持口腔和鼻腔清洁、进食易消化食物，同时经常开窗，保持室内空气清新，一般 5~7 天即可自愈。服药时应避免同时服用多种药物,药物的不同成分之间有可能会发生相互作用,有些药物也许会因此而失效,不仅影响原有的疗效,而且可能会危害身体健康。所以用药要遵循能不用就不用、能少用就不多用的原则。

不同的给药方式各有其优缺点。输液的优点在于见效快,主要用于危重患者或特殊患者的治疗;缺点在于将药物直接输入血液,不良反应的发生率和严重程度要高于其他给药途径,严重者可导致休克,甚至危及生命。肌内注射其药物吸收比输液慢,比口服快,缺点是引起局部疼痛等损害。口服是最常用,也是最安全、最方便、最经济的给药方法;缺点在于起效相对较慢,有些药品还可能会引起胃肠道不适等症状。选择给药途径时应遵循国际公认的原则,即根据病情能口服的就不注射,可以皮下或肌内注射的就不静脉注射或输液。

三、购买药品要到合法的医疗机构和药店,注意区分处方药和非处方药,处方药必须凭执业医师处方购买。

购买药品要到合法的医疗机构和具有《药品经营许可证》和《营业执照》的药店。

处方药是必须凭执业医师处方才可调配、购买和使用的药品。目前,大部分药品都属于处方药,如所有的注射剂、抗菌药物、毒麻药品等。

非处方药是指不需要凭执业医师处方即可自行判断、购买和使用。这些药物在临床应用时间较长,药效明确,不良反应较少。非处方药根据其安全性又分为甲类和乙类两种。甲类非处方药包装盒上"OTC"标志的底色为红色,只能在具有《药品经营许可证》,并配有执业药师或药师以上药学专业人员的社会药店、医疗机构药房购买。乙类非处方药包装盒上"OTC"标志的底色为绿色,除社会药店和医疗机构药房外,还可以在经过批准的普通商业企业零售。

四、阅读药品说明书是正确用药的前提,特别要注意药物的禁忌、慎用、注意事项、不良反应和药物间的相互作用等事项。如有疑问要及时咨询药师或医生。

药品说明书是由国家市场监督管理总局核准,指导医生和患者选择、使用药品的重要参考,也是保障用药安全的重要依据,是具有医学和法律意义的文书。药品说明书主要包括警示语、药品名称、适应证、用法用量、禁忌、注意事项、不良反应、药物相互作用和保存条件等,这些与患者用药有关的内容,在用药前都应该认真阅读。否则,就会给安全用药带来隐患。对其中不明白的内容应该及时咨询药师或医师。

"禁忌"一般是指禁止使用。说明书中列出的禁止使用该药品的人群、生理状态、疾病状态、伴随的其他治疗、合并用药等提示,均应严格遵守。"慎用"

是指该药品不一定不使用,而应该在权衡利弊后谨慎使用,患者用药后应注意能密切观察,一旦出现不良反应要立即停药,及时就医。

五、处方药要严格遵医嘱,切勿擅自使用。特别是抗菌药物和激素类药物,不能自行调整用量或停用。

处方药只有遵照医嘱使用才能达到预期的治疗效果,不可擅自使用、停用或增减剂量,否则可能会引起严重后果。抗菌药物是指具有杀灭细菌或抑制细菌生长作用的药物,包括各种抗生素(如大环内脂类、青霉素类、四环素类、头孢菌素类等)以及化学合成的抗菌药物(如磺胺类、咪唑类、喹诺酮类等)。使用抗菌药物,一定要在医生的指导下,严格按医嘱用药。首先必须按时、按量使用。因为抗菌药物在体内达到稳定浓度才能杀菌、抑菌,不规律的服药不仅达不到治疗效果,还会给细菌带来喘息和繁殖的机会。其次一定要按照处方规定的疗程服用。因为抗菌药物完全杀灭或抑制细菌需要一定的时间,如果没有按疗程服用,易导致细菌产生耐药性,疾病难以治愈。

激素类药物包括天然激素,以及结构和功能与天然激素类似的人工合成品,具有多重药理作用,可治疗多种疾病。激素类药物应在医生指导下合理用药,如使用不当,有可能导致多种不良反应。长期用药的患者要严格遵医嘱控制用药剂量,并在门诊定期复诊。当病情稳定后,在医生的指导下有计划地调整剂量,有些患者可改用其他药物和治疗方法。

六、任何药物都有不良反应,非处方药长期、大量使用也会导致不良后果。用药过程中如有不适要及时咨询医生或药师。

任何药物(中、西药等)都有不良反应。药品不良反应是指合格药品在正常用法用量下,出现的与用药目的无关的有害反应。药品不良反应既不是药品质量问题,也不属于医疗事故。

非处方药虽然具有较高的安全性,严重不良反应发生率比较低,但长期、大量使用也可能会引起不良反应。人与人之间存在个体差异,不同的人对同一种药的不良反应可能有很大差别。所以,非处方药也要严格按照说明书的规定使用,并须密切观察用药后的反应。一旦在用药过程中出现不适症状,都要引起高度重视,应立即停药并及时咨询医生或药师。

七、孕期及哺乳期妇女用药要注意禁忌;儿童、老人和有肝脏、肾脏等方面疾病的患者,用药应谨慎,用药后要注意观察;从事驾驶、高空作业等特殊职业者要注意药物对工作的影响。

妊娠期的妇女服用有些药物后不但对自己有影响,而且还可透过胎盘影响胎儿,因为胎盘屏障并不能阻挡所有的药物进入胎儿的血液循环。原则上,孕妇在整个妊娠期间应当尽量少用或不用药物为好,包括中药及外用药物。有些在孕前或孕期罹患的疾病(如甲状腺疾病、糖尿病等)必须在医师指导下使用药物治疗,如擅自停止治疗,会对母婴造成严重危害。哺乳期妇女用药后,某些药物可以通过乳汁进入婴儿体内。因此,在用药前一定要征求医生或药师的建议。

儿童正处于生长发育阶段,机体尚未发育成熟,对药物的耐受性和反应与成人有所不同。因此,儿童用药的选择从品种、剂型和剂量都须考虑不同年龄段人体发育的特点,不能随意参照成人用药。处方药必须遵医嘱使用,非处方药应用前,家长要认真阅读药品说明书的各项内容,必要时咨询医师或药师。老年人各组织器官功能都有不同程度的退化,从而影响了药物在体内的吸收、分布、代谢和排泄;同时老年人往往伴有多种疾病,用药品种多。因此,要针对病情优化治疗方案(包括品种选择和剂量调整),联合用药时要注意规避药物的不良相互作用。

老年人在用药期间应注意观察用药后的反应,及时和家人沟通,让家人了解自己的用药情况,以确保用药安全有效。肝脏和肾脏是药物代谢和排泄的重要器官。有肝、肾疾病的患者就医时要主动告知医师,用药前要认真阅读药品说明书,或向医师、药师咨询,避免或减少使用对肝脏和肾脏有毒性的药物,适当减少用药剂量,用药期间注意观察,发现问题应及时停药并咨询医师或药师。

在从事驾驶、操纵机器和高空作业前避免使用抗感冒药、抗过敏药和镇静催眠药等药物。因为服用这类药物后易出现嗜睡、眩晕、反应迟钝、注意力分散等症状,严重影响工作,危害人身安全。从事上述工作的人员就医时应主动告知医师。

八、药品存放要科学、妥善,防止因存放不当导致药物变质或失效;谨防儿童及精神异常者接触;一旦误服、误用,及时携带药品及包装就医。

药品保管不当会导致变质失效,甚至增加毒性,故应严格按照药品说明书的要求妥善存放。一般应注意:空气中易变质的药品应装在干燥密闭容器中保存;易氧化的药品应密闭在棕色玻璃瓶中置阴凉避光处;易吸潮的药品应装在密封容器中储于干燥处;易风化的药品应装在封口的容器内置阴凉处;外用药与内服药分开储存。家中的药品要防止儿童及精神异常者接触,以免发生误服中毒事故。一旦发生误服或过量服用药物,突然出现不同寻常的症状,都应携带药品及包装第一时间就医。

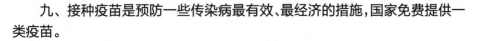

九、接种疫苗是预防一些传染病最有效、最经济的措施，国家免费提供一类疫苗。

疫苗一般是指为预防、控制传染病的发生、流行，用于人体预防接种的生物制品。相对于患病后的治疗和护理，接种疫苗所花费的钱是很少的。接种疫苗是预防传染病最有效、最经济的手段。

疫苗分为两类。第一类疫苗，是指政府免费向公民提供，公民应当依照政府的规定受种的疫苗，目前第一类疫苗以儿童常规免疫疫苗为主，包括乙肝疫苗、卡介苗、脊灰减毒活疫苗、无细胞百白破疫苗、白破疫苗、麻疹疫苗、麻腮风疫苗、甲肝疫苗、A 群流脑疫苗、A+C 群流脑疫苗和乙脑疫苗等，此外还包括对重点人群接种的出血热疫苗和应急接种的炭疽疫苗、钩体疫苗。第二类疫苗是指由公民自费并且自愿受种的其他疫苗。第二类疫苗是对第一类疫苗的重要补充，并不是第二类疫苗就不需要接种，实际上有些第二类疫苗针对的传染病对人们威胁很大，如流感、水痘、肺炎等，患病后不仅对个人的健康造成很大危害，也增加了经济负担。公众可以根据经济状况、个体的身体素质，选择接种第二类疫苗。

接种疫苗后，有时会出现一些不良反应，主要为接种部位的疼痛、红肿、硬结等局部反应，以及发热、倦怠、乏力等全身反应。一般无需就医，只要加强护理，对症治疗，可自行消失。但是，如果出现较严重的反应如高热、过敏等，一定要及时就医，并向医生说明接种情况。

十、保健食品不能替代药品。

保健食品指具有特定保健功能，适宜于特定人群食用，具有调节机体功能，不以治疗疾病为目的的食品。卫生行政部门对审查合格的保健食品发给《保健食品批准证书》，获得《保健食品批准证书》的食品准许使用保健食品标志。保健食品标签和说明书必须符合国家有关标准和要求。

出处：中华人民共和国国家卫生健康委员会宣传司　合理用药健康教育核心信息释义

http://www.nhc.gov.cn/xcs/s3582/201312/9aeb53e87954488bbee2b1559232e749.shtml

时间：2013-11-06

第三篇
重点人群健康教育核心
信息和相关释义

妇幼保健健康教育基本信息
（2019 版）

第一部分 儿童保健基本信息

一、新生儿期保健基本信息

1. 新生儿出生时体重一般为 2 500~4 000g,低于 2 500g 为低体重儿,高于 4 000g 为巨大儿。身长一般约 50cm。

2. 新生儿满月时,体重增加 600g 以上、身长增加 2.5cm 以上为正常。

3. 新生儿一般出生后 2~3 天会出现生理性黄疸,7~10 天消退。如果黄疸出现过早或逐渐加深,要及时就医。

4. 母乳是 0~6 个月婴儿的最佳食物和饮料,在此期间不需要添加其他食物和水。

5. 新生儿出生后应在 1 小时内尽早实施早接触、早吸吮、早开奶。

6. 初乳含有丰富的营养物质和抗病物质,有助于预防新生儿常见的感染性疾病。

7. 哺乳时抱新生儿的四个要点为:新生儿的头和身体保持一条直线,身体贴近母亲,鼻尖对着乳头,张大口含接大部分乳晕。

8. 母乳喂养应按需哺乳,母乳不足时,便应增加喂哺次数。

9. 纯母乳喂养的新生儿从出生后数日开始每天应补充 400 国际单位的维生素 D,早产儿每天应补充 800~1 000 国际单位的维生素 D,正常足月新生儿一般不需要额外补充钙剂。

10. 要注意给新生儿保暖,体温保持在 36~37℃,居室定时通风。

11. 充足的睡眠有助于促进新生儿生长和发育,新生儿一昼夜的睡眠时间一般为 16~20 个小时。

12. 新生儿有视、听、触等感觉，可通过母婴间皮肤接触、回应性的表情和语言交流以及利用颜色鲜艳、可发声的玩具等对新生儿进行感知觉刺激。

13. 新生儿皮肤娇嫩，擦洗时要轻柔，保持臀部皮肤清洁和干燥，选用柔软的棉质衣物。

14. 新生儿如出现体温异常、反应差、哭声弱、拒奶、呼吸急促、腹泻等异常情况，应及时就医。

15. 新生儿出生后应接受甲状腺功能低下、苯丙酮尿症等遗传代谢病筛查和听力筛查。

16. 新生儿出院后 1 周内及满月时，可各享受 1 次免费健康检查和咨询指导。

二、婴儿期保健基本信息

1. 儿童 12 月龄时体重约为出生时的 3 倍，身长约 75cm，头围约 46cm，胸围约等于头围。

2. 婴儿乳牙一般 4~10 月龄萌出，每日喂奶后家长要给婴儿进行口腔清洁。

3. 婴儿 6 个月时应及时添加泥糊状食物，首先是强化铁的谷类或肉类等富含铁的食物。遵循由一种到多种、由少量到多量、由细到粗、少糖无盐的原则。同时继续母乳喂养至 24 个月及以上。

4. 帮助婴儿从 7~8 个月开始锻炼咀嚼能力，练习用杯子喝水，实施顺应喂养，鼓励逐步自主进食，至 12 个月时能够自己用勺进食。

5. 应带婴儿每天户外活动 2 小时以上，通过抚触、做操等形式，促进婴儿身体活动。

6. 婴儿出生后即可练习俯卧抬头，6 个月后开始练习爬行，家长在日常养育过程中，敏感把握婴儿的需求，及时提供回应性照护。通过与婴儿交流与玩耍，促进婴儿的发育。

7. 腹泻患儿在积极治疗的同时，坚持母乳喂养，不减餐。

8. 婴儿出现吃奶差、发热、咳嗽或腹泻等症状，要及时就医。

9. 婴儿应按时接受预防接种，以有效预防相关传染病。

10. 婴儿 3 月龄、6 月龄、8 月龄、12 月龄时可各享受一次免费健康检查、心理行为发育筛查和咨询指导，6~8 个月时接受血常规检查。

11. 婴幼儿神经心理发育水平应从感知觉、大运动、精细运动、语言、社会适应行为等方面进行评估。

12. 生长监测图是监测婴幼儿体格生长状况的有效方法，有助于及时发现体格生长偏移。

三、幼儿期保健基本信息

1. 幼儿 24 月龄时体重约 12kg，身高约 85cm，牙齿约 16 颗。30 月龄时乳牙出齐。36 月龄时体重约 14kg，身高约 95cm。

2. 幼儿膳食逐渐趋于家庭饮食，但食物应体积较小，品种多样，口味清淡。三次正餐两次加餐营养合理分配。

3. 幼儿食物中，每天都应包括肉、蛋、奶，补充维生素 D。鼓励幼儿自己用勺吃饭，按时进餐，控制零食，少吃高糖、高脂和快餐食品。鼓励喝白开水，少喝或不喝含糖饮料和碳酸饮料。

4. 儿童应养成饭后漱口，早晚由家长使用含氟牙膏给儿童刷牙的口腔卫生习惯。

5. 幼儿练习手的抓握动作和手眼协调操作物体，可促进神经行为发育。

6. 幼儿一般 15~18 月龄可独走，18~21 月龄可上台阶，24~30 月龄能跑跳，同伴间交往明显增多。

7. 2~3 岁是幼儿语言发育的关键时期，要多给幼儿看画报、讲故事、教儿歌，鼓励幼儿多说话、多回答问题。

8. 幼儿出现咳嗽时，应数 1 分钟呼吸次数，若多于 40 次，应及时就医。

9. 幼儿发热时体温超过 38.5℃，须在医生的指导下及时采取适当的降温措施。

10. 养成良好的卫生习惯是预防幼儿肠道感染的关键，要做到不喝生水、不吃生冷食物，饭前便后洗手。

11. 儿童活泼好动，自我保护意识差，要注意预防烧烫伤、溺水、跌落、窒息和交通事故等伤害。

12. 幼儿 18 月龄、24 月龄、30 月龄、36 月龄时可各享受一次免费健康检查、心理行为发育筛查和咨询指导，18 月龄、30 月龄时分别至少查一次血常规。继续完成预防接种。

四、学龄前期保健基本信息

1. 3~6 岁学龄前期儿童生长发育趋于稳定，每年体重约增加 2kg，身高约增加 5~7cm。

2. 学龄前期儿童食物要多样化，定时进餐，不挑食，少吃零食、甜食和冷饮。

3. 保证学龄前儿童规律、充足的睡眠和户外活动。每天保证 3 小时运动时间，其中户外活动时间应达到 2 小时。

4. 儿童应从小注意用眼卫生，保护视力。每次近距离使用电子屏幕时间不超过 15 分钟,每天累计不超过 1 小时,家长要以身作则。

5. 从 3 岁开始每年定期进行视力筛查,发现异常及时矫治。预防眼病与眼外伤。

6. 要注意培养孩子独立性和自我控制能力,形成基本的学习习惯,为进入学校学习打下基础。

7. 要训练学龄前期儿童生活自理能力,从易到难,从简到繁。

8. 学龄前儿童每半年到 1 年可各享受一次免费健康检查、心理行为发育筛查和咨询指导,发现问题及时矫治。

五、学龄期保健基本信息

1. 学龄期儿童在进入青春期前,体重每年约增加 2kg,身高约增加 5~7cm。

2. 加强营养,平衡膳食,保证早餐的质量,选择奶类、坚果、果蔬等健康零食,少喝含糖饮料和碳酸饮料。

3. 小学生每天睡眠时间应达到 10 小时,初中生 9 小时,高中生 8 小时。

4. 学龄期儿童每天应保证 1 小时的体育锻炼。

5. 儿童应做到饭后漱口、睡前刷牙、少吃甜食、定期口腔检查。

6. 每次近距离使用电子屏幕时间不超过 15 分钟,每天累计不超过 2 小时。坚持正确做眼保健操。每年进行视力检查,发现视力异常,及时就医。

7. 学龄儿童应按程序完成预防接种,预防相关传染性疾病。

8. 经常对儿童讲解安全防护知识和进行技能训练,预防交通事故、外伤、溺水、雷击和中毒等伤害。

第二部分　青少年保健基本信息

1. 青少年的年龄范围是 10~24 岁,其中 10~19 岁为青春期。青春期是从儿童期向成年期逐渐过渡的重要时期。

2. 青春期逐渐出现第二性征,男性包括胡须、腋毛、阴毛、喉结和变声;女性包括乳房发育、阴毛、腋毛。

3. 月经初潮是女性青春期生殖功能发育的重要标志,初潮年龄一般在 11~16 岁。应注意个人卫生,保持外阴清洁。月经期更应注意每天清洗外阴,及时更换卫生用品。

4. 遗精是男性青春期生殖功能发育的重要标志,是正常生理现象,首次遗精一般发生于 12~18 岁,每月 1~2 次遗精属正常。应注意保持外阴清洁。

5. 青春期是青少年性意识萌发阶段,出现性冲动、性幻想等性心理表现是正常的。无节制的自慰可能会影响青少年的学习和健康。

6. 青少年如果发生性关系,应全程正确使用安全套,以预防意外妊娠、性传播疾病和艾滋病。

7. 如果被迫发生性关系,一定要及时告知父母或老师,以寻求保护和帮助。

8. 青少年膳食应均衡多样,营养丰富,避免暴饮暴食或盲目节食。经常吃富含铁和维生素 C 的食物,预防贫血。

9. 青少年应保证每天至少 1 小时的户外体育活动;每周至少 3 次高强度的身体活动,包括抗阻力运动和骨质增强型运动。

10. 青少年在成长过程中会面临各种烦恼,要学会自我调适及与他人沟通。如果影响学习、生活,应及时寻求心理咨询与辅导。

11. 青少年要正确认识和应用网络,避免诱惑。一旦出现沉迷网络的倾向应采取措施自我调适。发现网络成瘾应及时寻求专业帮助,避免严重危害身心健康。

12. 青少年应培养良好的用眼习惯,注意用眼卫生,坚持正确做眼保健操,应尽可能减少近距离使用电子产品的频率,每年进行视力检查。

第三部分 妇女保健基本信息

一、婚前保健基本信息

1. 准备结婚的男女在婚姻登记前,应接受婚前保健,包括婚前医学检查、婚前卫生指导以及婚前卫生咨询。

2. 婚前保健可以发现影响婚育的疾病,并获得婚育指导。

二、孕前保健基本信息

1. 女性最佳的生育年龄是 24~29 岁。

2. 准备怀孕的夫妇应到医院接受孕前咨询和医学检查,患有慢性病、传染性疾病和精神疾病的夫妇应在医生的指导下怀孕。

3. 准备怀孕的妇女从孕前 3 个月开始,应每天补充 0.4~0.8mg 叶酸,一直坚持到孕后 3 个月,以预防胎儿神经管畸形。

4. 夫妇双方从准备怀孕前 3~6 个月开始要戒烟、戒酒,避免接触有毒有害物质。

5. 准备怀孕的妇女必要时接种风疹、乙肝、流感等疫苗,以预防孕期病毒感染。

6. 准备怀孕的妇女应接受口腔健康检查，及早发现和治疗口腔疾病，预防孕期可能出现或加重的口腔问题。

三、孕产期保健基本信息

1. 有正常性生活、月经规律的妇女，月经过期 7~10 天或以上，应及时去医疗保健机构检查，确认是否怀孕。

2. 怀孕早期的妇女可出现恶心、呕吐、食欲异常等消化系统症状，属于早孕反应。

3. 孕妇应戒烟、禁酒，并远离吸烟环境；避免密切接触宠物；避免接触汞、苯、放射线、铅、农药等有毒有害物质。

4. 孕早期出现腹痛、阴道出血时要立即就医，警惕异位妊娠及流产。

5. 孕妇在整个孕期应至少接受 5 次产前检查，监测孕妇和胎儿健康状况。首次检查应在孕早期进行。

6. 孕期及早进行艾滋病、梅毒、乙肝检测，以预防疾病母婴传播。

7. 孕妇应定期监测血压，血压在 140/90mmHg 及以上时应及时就医。

8. 孕期应及时进行产前筛查和产前诊断，重点包括神经管畸形、唐氏综合征等。

9. 孕妇患病应主动就诊，在医生指导下合理用药，避免自行用药。

10. 孕妇应保持体重适宜增长，应根据孕前或孕早期体重指数（BMI）进行管理，整个孕期体重增长宜在 12.5kg 左右。

11. 孕妇要合理营养，适当增加牛奶、鱼、禽、蛋、瘦肉、海产品的摄入量。孕晚期宜少食多餐。

12. 孕妇容易出现钙缺乏和铁缺乏，应常吃富含钙、铁的食物。必要时在医生指导下补充钙剂、铁剂和维生素 C。

13. 大部分孕妇从孕 20 周左右自觉胎动。28 周后胎动 ≥ 10 次 /2 小时，应每天计数胎动，及时发现胎儿宫内缺氧情况。

14. 孕妇在孕晚期易发生下肢水肿，一般经休息可缓解。如水肿程度严重或休息后不能缓解，应及时就医。

15. 孕妇如出现生殖道感染症状，如分泌物异常、外阴不适，应及时就医。

16. 孕妇应保持口腔清洁，预防口腔疾病，坚持正确刷牙、饭后漱口。

17. 孕期应避免搬运重物或做激烈活动，以避免流产或早产。

18. 孕妇一旦出现头晕、头疼、视物不清、心慌、气短、腹痛、阴道出血和流水、胎动异常等症状，应立即就医。

19. 怀孕满 37 周的孕妇，如出现阴道排出血性分泌物多提示即将临产，如出现规律性的腹痛或阴道流水,应尽快到医院分娩。

20. 阴道分娩是自然的生理过程,对母婴损伤最小,应避免非医学指征的剖宫产。

21. 住院分娩是母婴安全最好的保证,所有孕产妇都应住院分娩。

22. 产妇分娩后应尽早下床活动,适宜活动和锻炼,促进产后康复。

23. 产妇应每天清洗外阴,保持个人卫生。若恶露异味、颜色污浊、带有块状物,应及时就医。

24. 产妇饮食应少食多餐,多食用富含优质蛋白和维生素的食物。

25. 学会母乳喂养技巧。做好乳房护理,出现乳汁不足或淤积、乳头皲裂等问题应及时处理,必要时就医。

26. 由于产后体内激素水平变化,部分产妇会出现短暂的产后情绪不良,家庭成员应关心、体贴产妇,必要时及时就医。

27. 产后 6~8 周、恶露干净,生殖系统已经恢复正常后可恢复性生活,但同时应注意避孕。

28. 产妇在出院后 1 周内和产后 28 天可各享受 1 次免费产后访视。产后 42 天应到医院进行健康检查。

29. 提倡持续母乳喂养,婴儿不满 1 周岁的女职工在工作时间内可享受哺乳假。

四、育龄期保健基本信息

1. 良好的卫生习惯、安全性行为是预防女性生殖道感染 / 性传播疾病的重要措施。

2. 女性若出现阴道分泌物异常、阴道出血、腹痛等生殖道感染的症状,应及时去正规医疗保健机构就诊。

3. 患泌尿生殖系统感染的男女性均可能通过性行为传染给性伴侣,因此性伴侣应关注病情或根据医嘱同时治疗。

4. 育龄期妇女应定期接受妇女病筛查检查,及早发现宫颈癌、乳腺癌和生殖道感染等疾病。

5. 定期进行乳房自我检查,如发现乳房肿块、乳头溢液等情况,应及时就医。

6. 育龄夫妇应在医生的指导下知情选择适宜的避孕方法,提倡使用长效可逆的避孕方法。妇女一旦发生意外妊娠,应到正规医院就医。

7. 女性在流产后及分娩后都应及时落实避孕措施,以避免反复多次的人工流产对妇女身体造成伤害。

8. 流产后需等待 6 个月后考虑受孕,分娩后应间隔 24 个月考虑受孕。

五、更年期保健基本信息

1. 更年期是妇女的一个生理过渡期,一般在 40~60 岁期间,此期最突出的表现是绝经。

2. 更年期妇女应在膳食中添加豆类食物,饮食要清淡,每天盐摄入量低于 6g。

3. 更年期妇女要坚持规律生活,睡眠充足,每周身体活动 5 次以上,每次不少于 30 分钟,运动量不宜过大。

4. 更年期妇女要有意识地丰富生活内容,保持健康心态,适当保持性生活。

5. 更年期妇女可能会出现潮热、出汗、心慌、易哭泣、激动、头昏、耳鸣、注意力不集中等症状,应做好自我心理调节,如果影响正常生活和工作,应就医。

6. 更年期妇女应继续避孕,直至确诊绝经。

7. 更年期妇女易出现尿失禁,应经常练习提肛肌,增强盆底肌肉功能。

8. 更年期妇女可因雌激素水平下降而易患心血管疾病、骨质疏松以及阴道炎、尿道炎等,应在医生指导下及时防治。

9. 更年期症状严重的妇女可在医生的指导下接受激素替代疗法和中医治疗。

10. 更年期妇女至少每年做 1 次全面体检,其中应包含妇科检查、宫颈癌和乳腺癌的筛查。

出处:中国疾病预防控制中心妇幼保健中心提供
时间:2019-09

出生缺陷防治健康教育核心信息

出生缺陷是指婴儿出生前发生的身体结构、功能或代谢异常,是导致早期流产、死胎、婴幼儿死亡和先天残疾的主要原因。广泛开展社会宣传和健康教育,普及优生健康知识和技能,提升公众健康素养是出生缺陷三级预防的重要内容,也是防治出生缺陷、提高出生人口素质和妇幼健康水平最根本、最经济、最有效的措施之一。国务院发布的《健康中国行动(2019—2030年)》明确将"主动学习掌握出生缺陷防治知识"作为适用于个人和社会的倡导性指标纳入评估指标体系。国家基本公共卫生服务项目也将出生缺陷防治知识作为健康教育的重要内容。为进一步加强出生缺陷防治健康教育,深入推进出生缺陷综合防治和健康中国建设,国家卫生健康委组织编写了出生缺陷防治健康教育核心信息20条,供各级卫生健康行政部门、医疗卫生机构、社会组织、大众媒体等向公众推广传播,供广大群众特别是育龄夫妇学习使用。

一、禁止近亲结婚,降低遗传性疾病的发生风险

近亲结婚是指直系血亲和三代以内的旁系血亲结婚。直系血亲包括父母与子女、祖父母与孙子女、外祖父母与外孙子女。三代以内的旁系血亲包括同胞叔(伯、姑)与侄(女)、舅(姨)与外甥(女)、表兄弟(妹)、堂兄弟(妹)。血缘关系越近,遗传性疾病的发生风险越高。

二、准备结婚的男女双方应当主动接受婚前医学检查等婚前保健服务

婚前医学检查不同于常规的健康体检。男女双方应当在结婚登记前主动到医疗机构接受婚前医学检查、卫生指导和健康咨询等婚前保健服务,重点针对严重遗传性疾病、指定传染病、有关精神病以及其他影响婚育的疾病进行咨询、检查和指导。

三、提倡适龄生育,避免高龄妊娠

35 岁以上的妇女怀孕为高龄妊娠,会增加妊娠期高血压、糖尿病以及胚胎停育、流产、胎儿出生缺陷等不良妊娠结局的发生风险。

四、倡导计划怀孕,减少意外妊娠

无怀孕计划的夫妇,应当积极采取科学、适宜的避孕方法,减少意外妊娠和流产的发生,保护生育能力。

五、养成健康生活方式,科学备孕

合理膳食,适量运动,保持适宜体重,规律作息,放松心情,戒烟戒酒,避免接触二手烟,远离毒品和成瘾性药品,养成健康的生活习惯和行为方式。

六、提高自我保护意识,避免接触有毒有害物质

孕前和孕期应当避免接触铅、汞、苯、甲醛、农药等有毒有害物质,避免接触放射线。不宜密切接触猫、狗等动物。

七、计划怀孕的夫妇应当接受孕前优生健康检查

通过孕前优生健康检查,及早发现可能影响孕育的风险因素,及时采取干预措施,降低出生缺陷发生风险。可到当地医疗机构咨询免费孕前优生健康检查的政策。

八、有遗传病家族史或不良孕产史的夫妇应当到医疗机构接受针对性的咨询指导

有以下情形之一的备孕夫妇,应当到医疗机构接受有针对性的咨询指导:家族成员中有遗传性疾病患者、分娩过出生缺陷儿、有反复流产或死胎等不良孕产史。

九、积极治疗自身疾病,维持良好孕育条件

计划怀孕的妇女如患有心血管疾病、糖尿病、甲状腺疾病、肺部疾病、精神障碍、自身免疫性疾病等,应当积极治疗,待疾病治愈或病情稳定后再备孕。孕期应当在医生指导下科学用药。

十、孕期谨慎用药,必要时应当在医生指导下合理用药

孕期患病可能会对母亲和胎儿健康造成不良影响。孕妇患病应当及时就医,在医生指导下合理用药,既不要擅自用药,也不要因过度担心药物对胎儿

的影响而拒绝服用必需的药物。

十一、增补小剂量叶酸,预防胎儿神经管缺陷发生

备孕妇女应当从孕前 3 个月开始,每天服用 0.4mg 叶酸或含 0.4mg 叶酸的复合维生素,至少服用到怀孕后 3 个月,以降低胎儿神经管缺陷的发生风险。可向当地妇幼保健机构咨询免费领取叶酸的政策。

十二、地中海贫血高发地区的夫妇双方应当接受地中海贫血筛查

福建、江西、湖南、广东、广西、海南、重庆、四川、贵州、云南等地区的人群地中海贫血(地贫)基因携带率较高,夫妇双方应当在婚前、孕前或孕期主动接受地贫筛查,越早越好,以了解自己是否携带地贫基因。筛查出的高风险夫妇应当进行产前诊断,避免重型地贫儿出生。

十三、及时建档立卡,定期接受产前检查

孕妇应当在孕 12 周到医疗机构建立孕产期保健档案(册、卡),定期进行产前检查,及时掌握孕妇和胎儿的健康状况。整个孕期应当至少接受 5 次产前检查,有异常情况者应当在医生指导下适当增加产前检查次数。

十四、孕期合理膳食、均衡营养,保持体重适度增长

孕期应当坚持食物多样化,合理膳食,均衡营养,保持体重适度增长。适当增加奶、鱼、禽、蛋、瘦肉、蔬菜、水果等优质蛋白和维生素的摄入,在医生指导下适量补充钙、铁等营养素。

十五、首次产前检查时应当接受艾滋病、梅毒、乙肝筛查

艾滋病、梅毒和乙肝病毒可经胎盘传播,导致胎儿感染。政府免费为孕妇提供艾滋病、梅毒、乙肝筛查,预防疾病母婴传播。

十六、孕中期应当接受超声产前筛查,及时发现严重胎儿结构畸形

超声产前筛查应当在孕 16~24 周进行,最佳筛查时间是孕 20~24 周。如超声筛查提示有胎儿结构异常,应当及时到具有产前诊断资质的医疗机构进一步检查。

十七、孕期应当接受唐氏综合征产前筛查

唐氏综合征患儿存在严重、不可逆的智力障碍,生活不能自理。孕妇应当在孕 12~22 周到医疗机构知情选择进行唐氏综合征产前筛查。35 岁以上的孕妇应当到有资质的医疗机构进行产前诊断。

十八、新生儿出生后应当及时接受相关疾病筛查

新生儿出生后应当及时接受苯丙酮尿症、先天性甲状腺功能减低症和听力障碍等疾病筛查,促进先天性疾病早发现、早诊断、早治疗,减少儿童残疾。各地筛查病种有所不同,可向当地医疗机构咨询。

十九、0~6 岁儿童应当定期接受儿童保健服务

新生儿出院后 1 周接受医务人员的家庭访视,儿童应当在 1 月龄、3 月龄、6 月龄、8 月龄、12 月龄、18 月龄、24 月龄、30 月龄、36 月龄以及 4 岁、5 岁、6 岁时到乡镇卫生院或社区卫生服务中心接受儿童保健服务,监测生长发育状况。发现身体结构、功能或代谢异常的,应当及时就诊。

二十、出生缺陷患儿应当及时接受治疗和康复训练

确诊的出生缺陷患儿应当及时到医疗机构接受治疗和康复训练,改善健康状况,提高生活质量。可向当地医疗机构咨询出生缺陷防治相关惠民政策。

出处:中华人民共和国国家卫生健康委员会妇幼健康司　国家卫生健康委办公厅关于印发出生缺陷防治健康教育核心信息的通知国卫办妇幼函〔2019〕723 号

http://www.nhc.gov.cn/fys/s3589/201909/2fbd5a17986c4f3ba6c8f4e0d1527411.shtml

时间:2019-09-10

留守儿童健康教育核心信息

第一部分　核心信息

一、心理健康

1. 沟通交流——自立自强,多理解父母外出的艰辛,多与家人、老师、兄弟姐妹和亲友交流,培养积极乐观、健康向上的心理品质和良好的社会适应能力。

2. 互帮互助——多与同学聊天、玩耍,多分享积极、开心的事,与同伴友好相处、互相帮助。

3. 情感支持——遇到不开心的事情,要及时向家人、老师和朋友倾诉,寻求抚慰和情感支持。

4. 青春期健康——学习、了解青春期生长发育知识,学会处理好青春期的情感或冲动。

二、预防伤害

5. 安全环境——在熟悉、安全的地方玩耍;不要远离家人或老师,不要独自外出;一旦受伤或遇到危险,及时寻求救助。

6. 识别危险——学会识别高压、易燃、易爆、剧毒、放射性等常见危险警告标志,远离危险物。

7. 预防溺水——不到江河湖泊、池塘等开放性水域游泳、玩耍。别人溺水时,要先确保自身安全,不要贸然下水救人。积极寻求成人帮助。

8. 道路安全——识别交通标识,遵守交通规则,不随意横穿马路,不在马路上追逐玩耍。

9. 小心火、电——不玩火;不用湿手触摸电器,避免触电或烧烫伤。

10. 预防抓咬——不要随意逗犬、猫,远离无主犬、流浪犬;被犬、猫抓伤、咬伤后,要及时告诉看护人或老师、父母,立即冲洗伤口,并尽快注射抗狂犬病免疫球蛋白(或血清)和狂犬病疫苗。

11. 保护自己——坚决拒绝他人触摸你的隐私部位;一旦发生,及时告诉家人或老师等值得信赖的人,必要时拨打 110 报警,主动寻求帮助。

12. 积极求助——遭到他人殴打、恐吓、辱骂或索要钱财,要及时告诉看护人、老师、父母,或向公安机关等机构寻求帮助和保护。

三、膳食营养

13. 合理膳食——坚持食物多样、荤素搭配,多吃蔬菜、水果、奶类和豆制品。

14. 饮食习惯——坚持吃早餐,不挑食、不偏食、不暴饮暴食。

15. 零食选择——合理选择零食,学会查看食品包装标签和营养标签,不吃、不买过期、变质或没有标签的食品。

16. 合理饮水——多喝白开水,尽量不喝饮料。

四、行为习惯

17. 身体活动——加强体育锻炼,每天坚持户外运动 1 小时以上。

18. 睡眠休息——早睡早起,每天保证 8~10 小时睡眠。

19. 卫生习惯——饭前便后要洗手,勤洗澡、勤换衣、勤理发、勤剪指甲,不乱扔垃圾。

20. 口腔卫生——早晚刷牙,饭后漱口。

21. 预防近视——看书、写字时注意姿势和光线,看电视、用电脑、玩手机不要连续超过 1 小时。

22. 不共用物品——不与他人共用毛巾、牙刷、水杯、脸盆、脚盆、拖鞋等私人用品。

23. 不随地吐痰——不近距离对人大声说话,咳嗽、打喷嚏时遮掩口鼻,不随地吐痰。

24. 远离烟酒——不吸烟,不饮酒。

25. 拒绝毒品——吸毒毁灭自己、祸害家庭、危害社会,一定不能沾染毒品。

26. 避免网瘾——上网时多学知识,少玩游戏,避免网络成瘾。

五、卫生服务

27. 获取信息——主动学习健康知识,掌握必备的自救互救知识和技能,做自己健康的主人。

28. 及时就医——受伤或觉得身体不舒服时，要及时告诉家长或老师，不要拖延或自行用药。

29. 急救电话——需要紧急医疗救助时拨打120，需要报警时拨打110，发生火灾时拨打119。

出处：国家卫生健康委流动人口计划生育服务管理司　国家卫生计生委办公厅关于印发留守儿童健康教育核心信息和留守儿童监护人健康教育核心信息的通知　国卫办流管函〔2017〕1244号

http://www.nhc.gov.cn/ldrks/s7848/201712/d32fc72e568749f09a232128dcb5c431.shtml

时间：2017-12-16

第二部分　释　义

一、心理健康

1. 沟通交流——自立自强，多理解父母外出的艰辛，多与家人、老师、兄弟姐妹和亲友交流，培养积极乐观、健康向上的心理品质和良好的社会适应能力。

父母外出务工是为了让你和家人过得更好，要理解父母在外的艰辛，珍惜父母为你创造的幸福生活。虽然父母不能陪伴在你身边，但他们爱你、关心你、惦念你，相信你能够照顾好自己的生活、管好自己的学习。

争取每周至少与父母通电话或视频聊天一次，主动把自己在家里和学校发生的重要或有趣的事情告诉父母。尊敬老师和长辈，经常向养育、照顾和帮助自己的人表达感恩之心。学会管理自己的情绪，采取积极的方式缓解自己的紧张和压力，用合适的方法表达和调控情绪，做情绪的主人。如出现烦躁不安、不开心等情绪，要多与亲人、看护人、老师和同学沟通。不要害怕困难和挫折，积极想办法克服困难，快乐生活，健康成长。

2. 互帮互助——多与同学聊天、玩耍，多分享积极、开心的事，与同伴友好相处、互相帮助。

不要封闭自己。积极与周围同学友好交往，建立良好关系。多与朋友分享自己的感受、想法，特别是积极、开心的事，互相关心和鼓励，取长补短。住校生要严格遵守宿舍管理纪律，与室友和睦相处、互相帮助、团结友爱。在与同学发生矛盾时要控制情绪、抑制冲动，遇到实在解决不了的问题，及时向老师或家长寻求帮助。

3. 情感支持——遇到不开心的事情,要及时向家人、老师和朋友倾诉,寻求抚慰和情感支持。

困难与挫折是生活的一部分,是成长中必须经历和面对的,适度挫折可以激发青少年内在的积极力量和优秀品质。遇到困难和挫折时,不要紧张害怕,主动向家长、老师、同学寻求安慰和鼓励,正确认识挫折并采取适宜的解决办法,从挫折中总结经验教训。遇到难以克服的困难时,一定要与父母、看护人和老师及时沟通,寻求支持和帮助。在日常生活中,主动掌握一些积极的心理调适技巧。情绪低落、不开心时,想一些令自己快乐的事情,或者做一些让自己轻松开心的事,如写日记、运动、听音乐、看书、看电影等,也可以找同学、朋友、家人、老师聊天倾诉,得到他们的抚慰和情感支持。感到绝望时,要及时求助邻居、同学、老师、长辈或拨打 110 等紧急求助电话,任何情况下都要珍惜生命。不与社会上闲散人员接触交往,避免社会上不良习气和不端行为的影响,防止上当受骗。

4. 青春期健康——学习、了解青春期生长发育知识,学会处理好青春期的情感或冲动。

青春期是儿童生长发育到成年的过渡期,一般为 10~20 岁。青春期开始出现第二性征,男性第二性征包括胡须、腋毛、阴毛、喉结和变声,男孩首次遗精年龄大多在 14~16 岁;女性第二性征包括乳房发育、阴毛、腋毛,其中乳房发育是首先出现的第二性征,10 岁左右开始乳房发育,12~14 岁来月经。一般女性比男性的青春期开始得早。青春期起始年龄、发育速度和程度均有很大的个体差异。在性激素作用下,青少年可能会出现自慰、性幻想甚至不安全性行为等。有些青少年面对性生理的变化会感到困惑、害怕,甚至把月经初潮、遗精视为疾病。青少年应从正规渠道学习生殖健康相关知识,不看黄色图书、黄色网站,积极适应、接受成长带来的身体和心理变化。

青春期是生长发育的第二个高峰,是身心迅速发展、由不成熟到逐步成熟的转变期,是人生观、价值观逐步形成的关键期,也是行为塑造的重要时期。该时期形成的良好心理特征、健康的行为和生活方式将会受益一生,而不良行为和生活方式将会对其成年后的身心健康造成不良影响,并可能引发社会问题。

青春期容易对异性产生爱慕之情,但此时的情感尚不成熟,情绪容易波动,如果处理不好情感问题,将容易对今后生活造成不良影响。青少年要学会控制自己的情绪及冲动,树立正确的恋爱观,处理好青春期情感。面对失恋,不要以任何理由伤害自己和对方。青春期孩子往往有叛逆情绪,此时容易和同伴产生冲突,应互相谦让,遇事友善沟通,避免矛盾激化。

二、预防伤害

5. 安全环境——在熟悉、安全的地方玩耍；不要远离家人或老师，不要独自外出；一旦受伤或遇到危险，及时寻求救助。

玩耍时选择熟悉和安全的地方，不在车辆、工地、河流、池塘、湖泊、沟渠等附近玩耍，不在马路边玩耍，不要攀爬高处或从高处跳下。玩耍、游戏时，始终在家长或老师可以看到你的地方，一旦有危险发生，可以得到及时保护。没有成人陪伴，不要去离家远或偏僻的地方玩耍。

受伤或遇到危险时不要慌张，尽量保持冷静并尽快寻求救助。如果伤势不重，可以找家人、老师帮助；如果需要紧急处理，可以向周围的人求救，也可拨打 120 等紧急救助电话。无论受伤轻重，都要告诉家人受伤情况，便于家人帮助处理。遇到恐吓、威胁时，可想法逃脱、向周边人求救或拨打 110 报警。

6. 识别危险——学会识别高压、易燃、易爆、剧毒、放射性等常见危险警告标志，远离危险物。

生活中的危险物随处可见，例如高压电线、易燃易爆物品、危险化学品等，都可能给人造成电击伤、烧烫伤、中毒等伤害，甚至会导致死亡。主动远离危险物是自我保护的有效措施。

应学会识别、主动远离一般为黄色的危险警告标志，如以下标志：

注意安全　　　　　当心火灾　　　　　当心爆炸

当心中毒　　　　　当心触电

7. 预防溺水——不到江河湖泊、池塘等开放性水域游泳、玩耍。别人溺水时，要先确保自身安全，不要贸然下水救人。积极寻求成人帮助。

江河湖泊、池塘、水井、水库、沟渠、蓄水池等开放性水域是儿童发生溺水的主要场所。溺水的主要原因包括：在水边玩耍或游泳；尝试跳水、打闹、潜水等冒险行为；高估自己的游泳能力；溺水后缺乏自救能力；没有救助其他溺水者的能力却贸然下水救人等。

预防溺水应做到不去开放性水域游泳、捉鱼、洗涤、滑冰等，也不要在附近玩耍。即便去正规的游泳池游泳也应与看护人保持较近距离，不去深水区游泳。一旦发现别人溺水，应在保证自身安全的前提下，采取如大声呼救、寻求成人帮助、拨打110报警等方式积极施救。

8. 道路安全——识别交通标识，遵守交通规则，不随意横穿马路，不在马路上追逐玩耍。

遵守交通规则是预防道路交通伤害的最好方法。遵守交通指示灯指示；走路时不走机动车道，不逆行，没有人行道时，始终靠边行走；走路、过马路时不分心，随时观察周围车流等交通环境；过马路时应在路口或人行横道直行过马路，做到一停二看三通过，不随意横穿或斜穿马路，不在车前猛跑。不在马路上或路边玩耍、追逐打闹；走路、骑车时要穿着颜色鲜艳的服装，或在衣服、书包上贴上反光条，这样更容易被机动车驾驶员看到；骑车时不飙车、不逆行、骑车不急转弯、不急刹车、不拉着扶着并排骑行、不撒把、不推搡打闹、不追逐嬉戏；骑车转弯时，要伸手示意，避让直行车辆和行人；每次骑车上路前，都要检查闸、铃、锁等装备是否正常。我国道路交通安全相关法律法规规定：未满12周岁不得骑自行车、三轮车上路行驶；未满16周岁不得驾驶电动自行车上路行驶；未满18周岁不得驾驶摩托车或汽车上路行驶。

9. 小心火、电——不玩火；不用湿手触摸电器，避免触电或烧烫伤。

火柴、打火机、点火器、蜡烛、蚊香、煤气灶、酒精炉等都不是玩具，一定不要玩火。年龄较小的儿童不要用火、用电，不做无法承担的家务劳动。具有一定判断力和行为能力的儿童，在用火、用电前必须向成人学习正确的方法。用火、用电时应有成人在附近看护。

用火时应注意：用火应远离其他易燃易爆物品，用完火应及时、彻底将火熄灭。应按照烟花爆竹的使用说明进行燃放，不要独自燃放，不要将点燃的烟花爆竹扔进井盖、下水道中，避免引发可燃气体爆炸。一旦发现着火，不要慌张，尽快向成人求助。发生烧烫伤后，立即用洁净冷水冲洗或浸泡，不要涂抹酱油、牙膏、蛋清、盐、醋等，以免发生感染。

用电时应注意：不用湿手接触电器、插头、电源；发现电器、电线有破损、损坏时，不要再使用该电器；按照电器的操作说明和用途使用电器；雷雨天气时，应谨慎使用或不使用电器；不要持续长时间使用电暖设备，应防止电路过热起火；清理、检查电器应由成人完成，操作前要先切断电源；一旦发现有人触电，在确保自身安全的前提下，大声呼救并尽快寻求成人帮助。

10. 预防抓咬——不要随意逗犬、猫，远离无主犬、流浪犬；被犬、猫抓伤、咬伤后，要及时告诉看护人或老师、父母，立即冲洗伤口，并尽快注射抗狂犬病免疫球蛋白（或血清）和狂犬病疫苗。

狂犬病是由狂犬病病毒引起的急性传染病，主要由携带狂犬病病毒的犬、猫等动物咬伤所致，一旦引起发病，病死率达100%。

要为家中的犬、猫接种兽用狂犬病疫苗，防止犬、猫发生狂犬病并传播给人。带犬外出时，要使用犬链或给犬戴上笼嘴，防止咬伤他人。

狂犬病暴露分为三级：接触、喂养动物或者完好的皮肤被犬、猫舔舐，为Ⅰ级暴露；裸露的皮肤被犬、猫轻咬，或被犬、猫轻微抓伤，但皮肤无破损，为Ⅱ级暴露；皮肤被犬、猫抓伤、咬伤，或破损伤口被犬、猫舔舐，为Ⅲ级暴露。Ⅰ级暴露者，无须进行处置；Ⅱ级暴露者，应当立即处理伤口并接种狂犬病疫苗；Ⅲ级暴露者，应当立即处理伤口并注射抗狂犬病免疫球蛋白（或血清），随后接种狂犬病疫苗。狂犬病疫苗一定要按照程序按时、全程接种。

11. 保护自己——坚决拒绝他人触摸你的隐私部位；一旦发生，及时告诉家人或老师等值得信赖的人，必要时拨打110报警，主动寻求帮助。

任何人在任何地方对你进行性骚扰都是违法行为，是应受到法律制裁的。性骚扰主要表现为两种形式：一是口头方式，如用下流语言挑逗对方，向其讲述个人性经历、黄色笑话或色情文艺内容等；二是行动方式，如故意触摸、碰撞、亲吻对方脸部、乳房、腿部、臀部、阴部等性敏感部位。性骚扰不只针对女性，男性也可能受到性骚扰。

一旦受到性骚扰，要明确、坚决拒绝，第一时间告诉值得信赖的人。如果你求助的人忽视你的感受或批评你、要求你保密，就再去找你信任的其他人，直到有人愿意听你倾诉、愿意帮助你。若性骚扰事件持续发生或造成身心伤害，信赖的人也难以提供有效帮助时，应拨打110报警。性骚扰经历让人苦恼，但不要因此责备自己，这不是你的错。心理咨询可帮你减轻苦恼。可到学校、青少年活动中心的心理咨询室或医院心理门诊进行咨询，也可拨打妇联维权公益服务热线（区号+12338）、青少年维权与心理咨询热线（区号+12355）或心理危机干预热线（8008101117）等热线电话寻求帮助。

12. 积极求助——遭到他人殴打、恐吓、辱骂或索要钱财，要及时告诉看护人、老师、父母，或向公安机关等机构寻求帮助和保护。

如果受到欺凌，首先要设法远离欺凌环境，之后立刻告诉值得你信赖的人以获得他们的支持与帮助，例如看护人、老师、父母等，若感到人身安全受到威胁，应找时机及时拨打110电话报警。如果害怕独自把这种事件告诉成人，可以找朋友陪伴一起去。尽可能详细地告诉成人发生了什么，如被欺负的事件发生在什么时间、什么地点、欺负者是谁、他们做了什么、共发生过几次、你的应对措施是什么和事件对你的影响等。妇联、救助管理站儿童救助保护中心可以为受暴力者提供心理援助等服务。不要因为欺凌事件责备自己，如果欺凌让你感到很苦恼,影响了正常的学习和生活,可到学校、青少年活动中心的心理咨询室或医院心理门诊进行咨询,也可拨打妇联维权公益服务热线(区号 +12338)、青少年维权与心理咨询热线(区号 +12355)或心理危机干预热线(8008101117)等热线电话寻求帮助。

三、膳食营养

13. 合理膳食——坚持食物多样,荤素搭配,多吃蔬菜、水果、奶类和豆制品。

不同食物有不同的营养价值,只有食物多样才能获得生长发育和保持健康所需要的能量和营养素。每天膳食应包括谷薯类、蔬菜水果、鱼禽肉蛋、奶类、大豆坚果等食物,平均每天摄入 12 种、每周 25 种以上食物。

鱼禽肉蛋等动物性食物富含优质蛋白质、脂溶性维生素等,但脂肪含量较多,应适量摄入。首选水产品,其次为禽肉、瘦肉,红肉(一般指猪、牛、羊等畜类肉)的摄入可以预防缺铁性贫血和蛋白质——热能营养不良的发生。少吃或不吃烟熏和腌制肉类。每天一个鸡蛋,不弃蛋黄。蔬菜、水果、奶制品、豆制品对儿童生长发育很重要,蔬菜、水果富含维生素、矿物质和膳食纤维等,要顿顿有蔬菜,天天有水果。要选择新鲜、多品种、深颜色的蔬菜、水果。奶制品、豆制品富含优质蛋白质和钙,应每天喝奶 300g(牛奶、羊奶、酸奶等),经常吃豆制品(大豆、豆腐、豆腐脑、豆浆等),促进骨骼发育和健康。

14. 饮食习惯——坚持吃早餐,不挑食、不偏食、不暴饮暴食。

早餐是一天中能量和营养素的重要来源,不吃早餐或早餐营养不充足,不仅会影响学习成绩和体能,还会影响消化系统功能,不利于健康。因此,应坚持天天吃营养充足的早餐。一顿营养充足的早餐应包括下面四类食物中 3 种以上:

(1)谷类及薯类食物,如馒头、烧饼、米饭、米线等。

(2)鱼禽肉蛋等食物。

(3)奶豆类,如牛奶、酸奶、豆浆、豆腐脑等。

(4)新鲜果蔬类,如菠菜、西红柿、黄瓜、西蓝花、苹果、梨、香蕉等。

只有吃多种食物才能满足生长发育需要。长期挑食偏食会造成营养不良、贫血等,影响身体健康。应主动纠正偏食挑食的习惯,对于不喜欢吃的食物,可先从少量开始,慢慢习惯。不暴饮暴食,养成良好的饮食习惯。

15. 零食选择——合理选择零食,学会查看食品包装标签和营养标签,不吃、不买过期、变质或没有标签的食品。

在保证一日三餐吃好的同时,可选择新鲜卫生、营养丰富的零食作为补充,如新鲜水果、奶类、鸡蛋、原味坚果、煮红薯等。尽量不吃膨化食品、糖果、果脯、辣条等盐、油、糖含量高的零食。要注意：

（1）不能吃太多零食影响正餐。

（2）在饭前、饭后和睡前 30 分钟内不要吃零食。

（3）看电视、玩耍时不要吃零食。

（4）吃完零食后，要用白开水漱口，预防龋齿。

购买零食时，注意查看食品包装标签，不吃、不买三无（无生产厂家、无生产日期、无生产许可证）食品，不吃、不买过期、变质或没有标签的食品。学会查看食品营养标签（营养成分表），预包装食品的外包装上必须标出能量、蛋白质、脂肪、碳水化合物和钠等营养成分。选择零食可根据营养标签选择蛋白质含量高、脂肪含量低或标有"无糖""低糖""低钠""低脂肪"等标识的零食。

学校周边商店的廉价食品和街边熟食存在健康隐患，建议儿童不吃或少吃。

16. 合理饮水——多喝白开水，尽量不喝饮料。

释义：每天应少量多次、足量喝清洁的饮用水，首选白开水。每天应喝水量：6 岁为 800ml；7~10 岁为 1 000ml；11~13 岁男生为 1 300ml，女生为 1 100ml；14~16 岁男生 1 400ml，女生 1 200ml。另外，不能等口渴再喝，建议每个课间喝 100~200ml，闲暇时每小时喝 100~200ml。气温高时，在室外上体育课或活动时易大量出汗，小便颜色越黄、量越少，说明体内缺水越严重，应及时补足水分。

饮料不是日常必需食物。大多数饮料含有添加剂，长期大量喝饮料容易患龋齿、肥胖。不能用饮料代替白开水，最好不喝饮料。如果喝饮料，可根据食品营养标签选择"碳水化合物"或"糖"含量低的饮料。尤其要注意：

（1）乳饮料营养价值远低于牛奶，不能用乳饮料代替牛奶及其他奶制品。

（2）喝完饮料后要用白开水漱口，预防龋齿。

四、行为习惯

17. 身体活动——加强体育锻炼，每天坚持户外运动 1 小时以上。

利用每天课间、课外活动时间，在阳光下、操场上、大自然的安全环境中进行 1 小时以上的体育锻炼，如跑步、篮球、排球、足球、踢毽子、跳绳、广播操等运动。坚持科学、有规律的体育锻炼可以增强体质、促进智力发展、消除大脑疲劳，调控不良情绪，舒缓学习压力。运动能帮助儿童青少年心、肺等器官生理功能的发育，促进骨骼发育，提高肌肉力量，增强柔韧性、灵活性和敏捷性，增强身体素质。

18. 睡眠休息——早睡早起，每天保证 8~10 小时睡眠。

睡眠对身体的正常代谢有重要作用，良好的睡眠是身体健康的保证，青少年应该养成早睡早起、不熬夜的好习惯。小学生每天应当保证 10 小时睡眠,初中生每天应当保证 9 小时睡眠,高中生每天应当保证 8 小时睡眠。睡眠不足会造成食欲差、大脑思维不清晰、精神不振等现象,影响学习效率和身体健康。

19. 卫生习惯——饭前便后要洗手,勤洗澡、勤换衣、勤理发、勤剪指甲,不乱扔垃圾。

释义:从小培养良好的个人卫生习惯,要勤洗手,用清洁的、流动的水和肥皂洗手,防止疾病传播。接触食物前和上厕所后要洗手,触摸过不洁物品要及时洗手,外出回家后要先洗手。勤洗澡、勤换衣服能及时清除毛发中、皮肤表面、毛孔中的皮脂、皮屑等新陈代谢产物及灰尘、细菌等,防止皮肤发炎、长癣。一般应 2~3 天洗澡一次,夏天应该每天洗澡。衣服脏了要及时更换,头发长了要理发,指甲长了要修剪,低年级小学生要请家长帮助剪指甲,以免剪破手指。不随地大小便,不乱扔垃圾,爱护环境,保持居室干净整洁。

20. 口腔卫生——早晚刷牙,饭后漱口。

养成正确的刷牙习惯。刷牙时要刷牙齿的每个面,顺着牙缝刷,刷牙时间不少于 3 分钟。每餐饭后都要用清水或者淡盐水漱口,及时清除口腔内食物残渣,保持口腔卫生。

21. 预防近视——看书、写字时注意姿势和光线,看电视、用电脑、玩手机不要连续超过 1 小时。

培养良好的用眼习惯,保护视力,预防近视。不在光线太强、太暗、眩光的环境下读书、写字;调整读书、写字时的位置,让光线从左前方照射到书本。看书、写字时端正坐姿,做到"一尺、一寸、一拳头",即眼睛距离书桌 1 尺、食指距离笔尖 1 寸、身体距离书桌一拳头。避免趴着、躺着看书。避免长时间看书本、电视、使用电脑或手机等,每隔 45 分钟休息 10 分钟左右,休息时可眺望远方让眼睛得到充分休息,预防眼睛疲劳。每天户外活动 1 小时以上,在增强体质的同时,可使眼睛有更多的远眺时间,放松眼部肌肉、神经,预防近视。

22. 不共用物品——不与他人共用毛巾、牙刷、水杯、脸盆、脚盆、拖鞋等私人用品。

毛巾、牙刷、水杯、脸盆、脚盆、拖鞋等私人用品上很容易残留细菌、病毒及其他病原体,与他人共用这些物品时,会增加传染病传播风险。

不与他人共用毛巾和洗漱用具,防止沙眼、急性流行性结膜炎(俗称红眼病)等接触性传染病传播;不与他人共用浴巾、脚盆、拖鞋等,防止感染皮肤病和性传播疾病;不与他人共用牙刷、刷牙杯,牙刷要保持清洁,出现刷毛卷曲立即更换,一般每 3 个月更换一次牙刷;不用别人的水杯、剃须刀等私人物品,以免传染疾病。

23. 不随地吐痰——不近距离对人大声说话，咳嗽、打喷嚏时遮掩口鼻，不随地吐痰。

肺结核病、流行性感冒等常见的呼吸道传染病是通过咳嗽、打喷嚏以及大声说话产生的飞沫传播的，所以不要近距离对人大声说话，咳嗽、打喷嚏时要避开他人和遮掩口鼻。不要用手直接遮掩口鼻，最好使用纸巾、手绢捂住口鼻，或者使用自己的臂肘或衣襟遮挡口鼻。不随地吐痰，痰液要用纸巾包裹后扔进厕所或垃圾箱。

24. 远离烟酒——不吸烟，不饮酒。

烟草、酒精对儿童健康危害很大，从小不沾染烟酒十分重要，学会对烟酒的引诱说"不"。

烟草烟雾含有数百种有害物质，吸烟及吸"二手烟"均可导致癌症、冠心病、脑卒中(中风)、慢性阻塞性肺疾病、糖尿病等多种慢性疾病，严重危害健康，即使吸入少量烟草烟雾也会对人体造成危害。烟草制品中的尼古丁可导致成瘾。因此，青少年不要尝试吸烟，学会拒绝第一支烟。在生活中还要学会拒绝吸"二手烟"，劝告吸烟的人不要在自己身边吸烟，也不要在家里及室内公共场所吸烟。

酒的主要成分是乙醇和水。饮酒会影响青少年的正常生长发育，增加成年后患高血压、酒精性肝硬化、脑卒中(中风)等疾病的风险，还可能增加交通事故、暴力事件，危害个人健康和社会安全。

25. 拒绝毒品——吸毒毁灭自己、祸害家庭、危害社会，一定不能沾染毒品。

摇头丸、K粉、大麻、白粉、冰毒、含有兴奋剂的咳嗽水等都是毒品，常在网吧、KTV等公共娱乐场所暗中交易、流行。毒品的成瘾性极大，千万不能沾染。一旦沾染，任何人都会成瘾，对处于生长发育期的青少年危害更大。毒品可改变人的感觉、思维、情绪和行为，损害神经系统和心脏、肺脏、肝脏等脏器，使人产生幻觉导致精神失常，甚至会直接损坏大脑、心脏导致急性中毒死亡。

吸毒危害身心健康、触犯法律、祸害家庭、危害社会。因此一定要远离毒品，不能因好奇而尝试，哪怕是一次、一点儿。大多数吸毒者是在"朋友"的影响下开始沾染毒品的，要学会识别、主动远离社会不良人员、不健康场所。不要接受陌生人给的"饮料""糖果""香烟"等，因为有些坏人会将毒品混入其中，引诱青少年上瘾。

26. 避免网瘾——从互联网学习知识，少玩网络游戏，避免网络成瘾。

正确利用互联网可以获取信息、学习知识、拓宽视野、愉悦身心，但沉溺网络，就像吸毒或酗酒一样，会损害青少年身心健康，有百害而无一利。网络上的暴力、色情等有害信息，很容易诱惑缺乏鉴别能力和自控能力的中小学生。

网瘾对心理健康危害极大,易使人产生孤独感、寂寞感,甚至产生抑郁情绪,使人的思维模式单调化,反应迟钝,降低人际交往能力;还会导致视力低下,影响消化、运动等身体功能,对身体健康带来危害。因此,要正确上网,少玩网络游戏,避免网瘾。

五、卫生服务

27. 获取信息——主动学习健康知识,掌握必备的自救互救知识和技能,做自己健康的主人。

每个人都有获得自身健康的权利,也有不损害和维护自身及他人健康的责任。在日常生活中,要有意识地关注健康信息。遇到健康问题时,积极主动选择政府、卫生计生行政部门、卫生计生专业机构、官方媒体等正规途径获取健康信息。不轻信、不盲从其他途径获得的信息。

学习掌握火灾、地震、洪涝灾害等自然灾害的防护知识技能和烧烫伤、猫犬咬伤、触电、煤气中毒等伤害的正确处理方法,以及止血、包扎、固定等基本急救技能,以便必要时实施自救和互救,保护自己和家人。

28. 及时就医——受伤或觉得身体不舒服时,要及时告诉家长或老师,不要拖延或自行用药。

如果不小心受伤或者感觉身体不舒服,出现发热、腹泻、持续咳嗽等症状,要及时告诉家长或老师,及早去看医生。做到早就医、早诊断、早治疗,避免小病拖成大病。任何药物都可能有不良反应和副作用,要在医生指导下使用,不要自己随意用药。

29. 急救电话——需要紧急医疗救助时拨打 120,需要报警时拨打 110,发生火灾时拨打 119。

牢记 120、110、119 等急救电话号码,在需要时拨打可以保护自己和他人的生命健康。如遇到同学或他人突然出现晕倒、昏迷、抽搐等紧急病情或者发生车祸、跌伤、溺水等意外伤害时,立刻拨打 120 寻求紧急医疗救助。电话接通后,应简要说明需要救护者的人数、地址、姓名、性别、年龄、病情及报告人的姓名、联系电话等信息。遭到歹徒抢劫、暴力殴打等突发情况,应学会首先保护自己生命安全,拨打 110 报警。突遇火灾时,应当迅速逃生,不要顾及财产,立即拨打 119 报警。电话接通后,应准确说明失火地点,简要说明失火原因、需要救护的人数及报告人的姓名、联系电话。

出处:中华人民共和国国家卫生健康委员会流动人口计划生育服务管理司 中国健康教育中心提供

时间:2017-12-16

留守儿童监护人健康教育核心信息

第一部分 核 心 信 息

一、责任义务

1. 监护责任——《中华人民共和国未成年人保护法》规定，父母或者其他监护人应当创造良好、和睦的家庭环境，依法履行对未成年人的监护职责和抚养义务。

2. 家庭关爱——给孩子一个温暖、快乐的家庭养育环境，培养孩子积极乐观、健康向上的心理品质。

3. 学习知识——要主动学习育儿和健康知识，掌握基本健康技能，守护孩子健康。

二、心理健康

4. 关注心理——孩子的心理健康与身体健康同样重要。心理健康是成才的基础，要重视孩子在情绪和行为上的异常变化，必要时及时寻求专业人员帮助。

5. 陪伴沟通——陪伴、沟通对孩子的身心发育非常重要，外出打工的父母要多找机会陪孩子，加强与孩子的情感交流。

6. 早期发展——父母应当尽量把孩子特别是 0~3 岁婴幼儿带在身边养育，通过亲子交流、玩耍可有效促进儿童早期发展。

三、预防伤害

7. 特别关注——伤害是我国儿童的第一位死亡原因，掌握正确的防护知识,采取积极防护措施,伤害是可以预防的。

8. 安全环境——识别和清除家庭环境中可能伤害孩子的危险因素,管好犬、猫,为孩子营造安全的生活环境。

9. 专心看护——近距离、专心看护是预防 6 岁以下儿童伤害发生的关键。

10. 预防溺水——溺水在儿童中高发,教育并看护好孩子是预防溺水的有效方法。

11. 道路安全——要给孩子作出正确的交通行为示范,教育、监督孩子遵守交通规则。

12. 加强防范——教育孩子提高自我保护意识和能力,防止遭受他人侵害、拐卖等。

四、膳食营养

13. 母乳喂养——准备外出务工的母亲有责任纯母乳喂养婴儿至少 6 个月,并尽可能继续母乳喂养至 2 岁及以上。

14. 辅食添加——婴儿从 6 个月起开始添加辅食,先添加含铁的泥糊状谷类食物,从少到多,从一种到多种,逐步达到食物多样化。

15. 合理补充维生素 D——婴儿出生数日后应当开始补充维生素 D 至 2 岁左右,晒太阳是婴幼儿获得维生素 D 的重要途径。

16. 规律进餐——培养孩子有规律地吃饭、自主进食,养成不挑食、不偏食、不暴饮暴食的良好饮食习惯,预防营养不良。

17. 合理饮食——保证孩子正餐吃饱、吃好,教孩子合理选择有营养的零食,不吃"垃圾食品",多喝白开水,尽量不喝饮料。

五、行为习惯

18. 卫生习惯——从小培养孩子养成良好的刷牙漱口、洗手洗澡、爱眼护眼、充足睡眠、爱护环境等个人卫生习惯。

19. 运动游戏——鼓励孩子多在户外参与打球、跳绳、跑步等运动和游戏,少看电视,少玩手机。

20. 拒绝烟酒毒品——教育孩子不吸烟、不饮酒,拒绝毒品。

21. 饮食安全——教育孩子不喝生水、不吃不洁食物,注意食品安全和饮食卫生。

22. 青春期健康——关注青春期孩子生理、心理发育变化,引导孩子养成青春期健康行为习惯。

23. 健康上网——引导并监督孩子在网络上多学知识,少玩游戏,杜绝网瘾。

六、卫生服务

24. 享受服务——保证孩子享受国家免费提供的建立健康档案、健康教育、预防接种、0~6 岁儿童健康管理等基本公共卫生服务。

25. 及时就医——注意观察，发现孩子身体不舒服、有创伤、情绪不良或行为异常时，及早就医。要遵从医嘱，不要随意用药。

26. 急救电话——需要紧急医疗救助时拨打 120，需要报警时拨打 110，发生火灾时拨打 119。

出处：流动人口计划生育服务管理司　国家卫生计生委办公厅关于印发留守儿童健康教育核心信息和留守儿童监护人健康教育核心信息的通知　国卫办流管函〔2017〕1244 号

http://www.nhc.gov.cn/ldrks/s7848/201712/d32fc72e568749f09a232128dcb5c431.shtml

时间：2017-12-27

第二部分　释　义

一、责任义务

1. 监护责任——《中华人民共和国未成年人保护法》规定，父母或者其他监护人应当创造良好、和睦的家庭环境，依法履行对未成年人的监护职责和抚养义务。

《中华人民共和国未成年人保护法》"第十条父母或者其他监护人应当创造良好、和睦的家庭环境，依法履行对未成年人的监护职责和抚养义务。""第十六条父母因外出务工或者其他原因不能履行对未成年人监护职责的，应当委托有监护能力的其他成人代为监护。"因此，父母或者其他监护人要强化和落实家庭监护主体责任，依法履行对留守儿童的监护职责和抚养义务。外出务工的父母要尽量携带未成年子女共同生活或一方留家照料。暂不具备条件的，应当委托有监护能力的亲属或其他成人代为监护，不得让不满 16 周岁的孩子脱离监护单独居住生活。父母或者其他监护人要依法尽责，在家庭发展中首先考虑孩子利益，确保未成年子女得到妥善监护照料、亲情关爱和家庭温暖。

2. 家庭关爱——给孩子一个温暖、快乐的家庭养育环境，培养孩子积极乐观、健康向上的心理品质。

　　要学会管理自己的情绪,采取积极方式缓解自己的紧张和压力,用适当方法表达和调控情绪。夫妻之间、家人之间互相关心、互相尊重,尽量给孩子一个温暖、快乐的家庭养育环境,关心、爱护孩子,不将自己的不良情绪和压力转移到孩子身上。不要忽视孩子,对孩子不管不顾;不要放纵或溺爱孩子;不要打骂和虐待孩子,不要采取惩罚式教育方式。要适当规范孩子言行,帮助孩子养成良好的学习、生活习惯;要积极与孩子沟通,多鼓励孩子;要善于发现孩子的优点,培养孩子乐观、开朗、热情、感恩、坚韧、好奇心强、爱学习等心理品质。

　　3. 学习知识——要主动学习育儿和健康知识,掌握基本健康技能,守护孩子健康。

　　首先要学习健康知识、养成健康行为、提高健康素养,给孩子做好榜样。尤其要注意学习育儿知识,理解孩子不同年龄阶段生长发育的心理生理变化;关注与孩子相关的健康信息,学会理解、鉴别和应用这些健康信息,教育引导孩子养成良好的健康习惯,帮助孩子学会自我保护和社会交往技能;学习掌握火灾、地震、洪涝灾害等自然灾害的防护知识技能和烧烫伤、猫犬咬伤、触电、煤气中毒等伤害的正确处理方法,以及止血、包扎、固定等基本急救技能,以便必要时实施自救和互救,保护孩子健康成长。

二、心理健康

　　4. 关注心理——孩子的心理健康与身体健康同样重要。心理健康是成才的基础,要关注孩子在情绪和行为上的异常变化,必要时及时寻求专业人员帮助。

　　健康不仅仅是没有疾病和虚弱,而是身体、心理和社会适应的完好状态。心理健康是人在成长和发展过程中,认知合理、情绪稳定、行为适当、人际和谐、适应变化的一种完好状态。心理健康是健康的重要组成部分,对儿童青少年的健康发展至关重要。儿童青少年处在身心发展的重要时期,随着身心发育特别是社会阅历扩展和思维方式变化,会遇到很多心理困扰或问题。因而,需要像关心身体健康一样,关注孩子心理健康,充分开发心理潜能,提高心理素质,为孩子健康成长和幸福生活奠定良好基础。

　　平时注意观察孩子在情绪和行为方面发生的异常变化,如果孩子不开心、情绪低落、烦躁不安、敏感多疑等表现持续2周以上,应及时向学校心理老师或专业心理医生寻求帮助。

　　5. 陪伴沟通——陪伴沟通对孩子的身心发育非常重要,外出务工的父母要多找机会陪孩子,加强与孩子的情感交流。

　　外出务工的父母要与孩子常联系、多见面,定期与孩子进行沟通交流,关注孩子心理发育,及时了解、掌握孩子的生活、学习和心理状况,了解孩子面临的困难及心理需求,必要时给予引导和支持。经常向孩子表达关爱,让孩子感受到温暖。重要节假日和孩子生日时,尽可能陪伴孩子。如不能陪伴,尽可能通过电话、视频等方式与孩子交流,让孩子感受到关爱,满足孩子被爱的心理需求。回家时,尽量多陪伴孩子,一起谈心、交流,一起做游戏、玩耍,一起看书、学习,给予更多亲情呵护。

6. 早期发展——父母应当尽量把孩子特别是 0~3 岁婴幼儿带在身边养育,通过亲子交流、玩耍可有效促进儿童早期发展。

0~3 岁是孩子大脑和身体发育最关键的时期,父母的陪伴和关爱无法替代。在此期间,父母尤其是母亲陪伴孩子,为孩子提供良好的营养、丰富的早期刺激,有利于孩子智力发育和心理发展,有利于帮助孩子建立良好依恋关系,形成安全感。错过这一时期,后期的关爱、营养和教育很难弥补。因此,外出务工的父母应尽量克服困难,把未成年子女带在身边养育,或者在孩子 3 岁之前母亲不外出务工,尽量不与孩子长期分离。

三、预防伤害

7. 特别关注——伤害是我国儿童的第一位死亡原因,掌握正确的防护知识,采取积极防护措施,伤害是可以预防的。

伤害是我国 0~17 岁儿童和青少年的第一位死亡原因。除造成死亡外,伤害还造成了大量的残疾、伤病。溺水是造成儿童死亡最多的一类伤害,道路交通伤、跌落、中毒等是较常见的导致死亡的伤害类型。伤害不是意外,伤害的发生有规律可循,是可以预防的。针对不同伤害发生的原因,学习掌握正确的防护知识和技能,有针对性地采取预防策略和措施,可以减少伤害发生,降低伤害程度。

8. 安全环境——识别和清除家庭环境中可能伤害孩子的危险因素,管好犬、猫,为孩子营造安全的生活环境。

家居环境中常见的危险因素有湿滑的地面、随意摆放的热水壶、儿童很容易接触到的日用化学品、破损的玩具和电器等。看护人要及时清除家居环境中的危险因素,使用安全防护用品把孩子和危险因素隔开,比如:将热水壶、刀、斧等锐器,药物、日用化学品等放置在儿童不能接触到的位置;给家中的窗户安装护栏或限位器,防止坠落;给家中或家附近的水井、水缸、水桶加盖或护栏、护网,防止孩子溺水;在儿童床附近使用有缓冲力的地毯、地垫;购买安全的玩具和儿童用品,并经常检查有无破损,发现危险应及时进行修理或丢弃;家养犬、猫应接种兽用狂犬病疫苗,使用笼子或锁链管好犬、猫,防止犬、猫抓伤、咬伤孩子。

9. 专心看护——近距离、专心看护是预防 6 岁以下儿童伤害发生的关键。

专心看护对预防儿童伤害十分重要,特别是认知水平和行为能力有限的6岁以下儿童,其安全水平基本上依赖于成人的看护情况。看护者可以是家人、教师等不同身份的成人,但不能让大孩子照看小孩子。看护儿童时,看护人应与儿童保持较近距离,一旦孩子发生可能的淹溺、跌落等情况,可以及时保护孩子。看护人应做到专心看护,如果在干农活、做家务、使用手机等的同时看护孩子,可能导致未及时发现危险而发生意外。

10. 预防溺水——溺水在儿童中高发,教育并看护好孩子是预防溺水的有效方法。

儿童在任何水域都可能发生溺水,要随时照看,寸步不离。6岁以下儿童的溺水可能发生在家中的水桶、水缸、浴盆等容器;稍大儿童的溺水可能发生在家附近的水井、水沟、水渠、池塘、江河湖泊等开放性水域。

要了解孩子课余时间活动情况,禁止孩子到开放性水域中戏水、游泳、捉鱼等;教会孩子识别家庭、学校、社区等生活环境中容易接触到的溺水危险环境;给家中或家附近的水井、水缸、水桶加盖或护栏、护网;家庭、村(居)委会、学校等相关方面应把沟渠、水井、窨井、粪池、沟渠、建筑工地蓄水池和石灰池等加设封盖、护网、栅栏、护栏等隔离设施,并在附近设立警示标志。

11. 道路安全——要给孩子做出正确的交通行为示范,教育、监督孩子遵守交通规则。

成人首先要遵守交通规则,给孩子做出正确的交通行为示范。与孩子步行外出时,让孩子走在远离车辆的一侧,不走机动车道,不逆行;带领6岁以下孩子步行时,在任何情况下都不要松开孩子的手;过马路时,应在路口或人行横道直行过马路,不随意横穿或斜穿马路,不翻越隔离栏或护栏;教育孩子过马路时做到一停二看三通过;在书包、服饰上使用一些具有反光功能的材料,让孩子在步行、骑车时更容易被机动车驾驶员看到。

不把孩子单独留在机动车内;约束孩子乘车行为,不把头、手伸出车外;不让孩子乘坐在小汽车前排;10岁以上或身高145cm以上的孩子乘坐机动车时应使用安全带,幼儿和低龄儿童应使用安全座椅。

我国道路交通安全相关法律法规规定:未满12周岁不得骑自行车、三轮车上路行驶;未满16周岁不得驾驶电动自行车上路行驶;未满18周岁不得驾驶摩托车或汽车上路行驶。

12. 加强防范——教育孩子提高自我保护意识和能力,防止遭受他人侵害、拐卖等。

欺凌、性侵害和拐卖等故意伤害不仅会给孩子带来身体损伤,还会造成持久的心理影响。要教育孩子正确认识生理期反应,识别故意伤害,掌握保护自己身体的方法,避免性骚扰、性侵害。要教育孩子了解正确的安全防卫心理,掌握一定的安全知识,防止被拐卖。

要理解遭受故意伤害不是孩子的错,如果孩子告诉您他受了欺负,说明在孩子心里,您是值得他信赖的人,是他渴望得到保护的人。遇到这种情况,成人首先要保持冷静,告诉孩子这不是他的错,肯定孩子告知家长或老师是正确的选择,保证成人相信他并会陪伴他,帮助他解决困难。

四、膳食营养

13. 母乳喂养——准备外出务工的母亲有责任纯母乳喂养婴儿至少6个月,并尽可能继续母乳喂养至2岁及以上。

孩子出生后的第一口食物应该是母乳。孩子出生1小时后,妈妈应尽早开奶,尽早让孩子吸吮乳头,促进乳汁分泌。坚持6个月内纯母乳喂养,按需喂奶,两侧乳房交替喂养,每天至少8次。特殊情况需要在满6月龄前添加辅食的,应咨询医生或其他专业人员后谨慎作出决定。

如1岁前不能母乳喂养或母乳不足,应选择适合婴幼儿月龄的配方奶粉作为母乳补充。配方奶粉应严格按照说明方法冲调,奶瓶、奶嘴一定要煮沸消毒,保持清洁卫生。

14. 辅食添加——婴儿从6个月起开始添加辅食,先添加含铁的泥糊状谷类食物,从少到多,从一种到多种,逐步达到食物多样化。

辅食添加的原则是每次只添加一种新食物,由少到多、由细到粗、从一种到多种循序渐进。从一种含铁丰富的泥糊状谷类食物开始,逐渐增加食物量和种类,过渡到半固体或固体食物,如烂面、肉末、碎菜、水果粒等。每添加一种新食物应适应2~3天,密切观察是否出现呕吐、腹泻、皮疹等不良反应,适应一种食物后再慢慢添加其他新食物。

辅食制作应尽量采用新鲜食物,食物种类应多样,包括肉类、鱼类、禽类、蛋类、奶制品、蔬菜和水果等。6个月至2岁的孩子还应每天补充一包营养包。

15. 合理补充维生素D——婴儿出生数日后应当开始补充维生素D至2岁左右,晒太阳是婴幼儿获得维生素D的重要途径。

维生素D可以促进人体对钙的吸收。母乳中维生素D含量低,纯母乳喂养的孩子不能通过母乳获得足量的维生素D,婴儿出生数日后应开始每日补充400单位的维生素D至2周岁左右。晒太阳是婴幼儿获得维生素D的重要途径。许多食物如牛奶、酸奶等奶制品都含有钙,添加辅食后,婴幼儿可以从食物中获得钙。

16. 规律进餐——培养孩子有规律地吃饭、自主进食,养成不挑食、不偏食、不暴饮暴食的良好饮食习惯,预防营养不良。

释义:培养孩子从小养成良好的进食习惯,不挑食、不偏食、不暴饮暴食,保证正常生长发育所需营养,避免贫血、低体重或超重、肥胖等不健康现象发生。各餐时间应相对固定,逐渐形成三餐加两点即早中晚三次正餐、两餐之间加一次点心的饮食规律。

为孩子准备自己的餐具,鼓励孩子自己吃饭。不准孩子边吃边玩。低龄孩子应在成人帮助下自己吃。不强迫喂,不追着喂。

17. 合理饮食——保证孩子正餐吃饱、吃好,教孩子合理选择有营养的零食,不吃"垃圾食品",多喝白开水,尽量不喝饮料。

正餐包括早中晚三餐,是孩子营养的主要来源。早餐要吃好、中餐要吃饱、晚餐也要作为正餐吃,鼓励食物多样化,每天膳食应包括谷薯类、蔬菜水果类、鱼禽肉蛋类、奶类、大豆坚果类等食物。平均每天摄入 12 种以上、每周 25 种以上食物。不能把零食当成正餐,帮助孩子选择新鲜卫生、营养丰富的零食作为一日三餐的补充,如新鲜水果、奶类、鸡蛋、原味坚果、煮红薯等。

教育引导孩子少吃或不吃膨化食品以及糖果、果脯、辣条等含盐、油、糖高的零食。告诉孩子不吃、不买三无(无生产厂家、无生产日期、无生产许可证)食品,不吃、不买过期、变质或没有标签的食品。引导孩子根据食品营养标签(营养成分表)选择蛋白质含量高、脂肪含量低或标有"无糖""低糖""低钠""低脂肪"等标识的零食。不吃或少吃学校周边商店的廉价食品和街边熟食。

保证孩子渴了有白开水喝,鼓励孩子在不渴时也要少量饮水。告诉孩子饮料不是日常必需食物,大多数饮料含有添加剂,长期大量喝饮料容易患龋齿、肥胖,所以最好不让孩子喝,更不能用饮料代替白开水。乳饮料营养价值远低于牛奶,不能用乳饮料代替牛奶及其他奶制品。

五、行为习惯

18. 卫生习惯——从小培养孩子养成良好的刷牙漱口、洗手洗澡、爱眼护眼、充足睡眠、爱护环境等个人卫生习惯。

要注意从小培养孩子良好的个人卫生习惯。早晚刷牙、饭后漱口;饭前便后洗手、勤洗手、勤洗澡、勤换衣、勤理发、勤剪指甲;不与他人共用毛巾、牙刷等私人用品,脸盆、脚盆要分开;看书写字时注意光线和姿势,看电视、用电脑、玩手机不连续超过 1 小时;养成早睡早起、不熬夜的好习惯;小学生每天应当保证 10 小时睡眠,初中生每天应当保证 9 小时睡眠,高中生每天应当保证 8 小时睡眠;不随地大小便,不乱扔垃圾,不随地吐痰,爱护环境,保证居室干净整洁。

19. 运动游戏——鼓励孩子多在户外参与打球、跳绳、跑步等运动和游戏,少看电视,少玩手机。

身体活动可以促进骨骼发育,增强身体柔韧性和肌肉力量,改善睡眠质量,有利于孩子的人际交往。

要督促孩子多到户外活动,每天至少 1 小时。宽敞的户外活动场地,充足的阳光、新鲜的空气,有利于孩子锻炼身体、愉悦心情、预防近视,促进孩子健康成长。在户外参与打球、跳绳、跑步、游戏等活动时要因地制宜,注意安全。

要监督孩子少看电视、少玩手机。长时间看电视、玩手机不仅会损害孩子视力,也不利于提升孩子社会交往能力。身体活动少,容易导致肥胖;户外群体活动少,容易导致孤独;沉迷在网络低俗、刺激感官的不良信息中,容易形成网瘾,严重危害孩子身心健康。

20. 拒绝烟酒毒品——教育孩子不吸烟、不饮酒,拒绝毒品。

烟草、酒精对儿童健康危害很大。要教育孩子从小不沾染烟酒,学会对烟酒的引诱说"不",在生活中学会拒绝吸"二手烟",劝告身边吸烟的人不要在自己身边吸烟。

毒品是指鸦片、海洛因、冰毒、吗啡、大麻、可卡因、摇头丸、K 粉以及国家规定管制的其他能够使人形成瘾癖的麻醉药品和精神药品。吸毒极易成瘾并很难戒掉。吸毒使人的感觉、思维、情绪、行为发生改变,造成神经系统、心脏、肺脏、肝脏等生命器官的损害,甚至导致死亡。吸毒害人害己、害家害国,一定要提醒、教育、监督孩子拒绝毒品。

好奇、赌气、空虚、无聊、寻求刺激、追求时髦是吸毒的诱因。要告诉孩子,遇到困难、挫折、情绪波动时要寻求父母和老师的帮助。多数吸毒者是在"朋友"的影响下开始沾染毒品的。要关注孩子交友情况,教育和帮助孩子学会识别、主动远离社会不良人士、不健康场所。要提醒孩子不接受陌生人给的"饮料""糖果""香烟"等,因为有些坏人会将毒品混入其中,引诱孩子上瘾。

21. 饮食安全——教孩子做到不喝生水、不吃不洁食物,注意食品安全和饮食卫生。

拿食物前要洗手,便后要洗手。水果和蔬菜要洗干净。切生食、熟食的菜刀、案板要分开,盛放生、熟食的碗盘也要分开。生的肉、禽和海产品要与其他食物分开存放。

食物要煮熟煮透,不吃半生不熟的肉、禽、蛋和海产品。剩饭剩菜一定要重新蒸煮 15 分钟以上再吃。食物要保证不被苍蝇、老鼠接触污染。应及时把熟食存放到冰箱且不宜存放过久。

22. 青春期健康——关注青春期孩子的生理、心理发育变化,引导孩子养成青春期健康行为习惯。

青春期是儿童生长发育到成年的过渡期,一般为 10~20 岁。青春期开始出现第二性征,男性第二性征包括胡须、腋毛、阴毛、喉结和变声,男孩首次遗精年龄大多在 14~16 岁;女性第二性征包括乳房发育、阴毛、腋毛,其中乳房发育是首先出现的第二性征,10 岁左右开始乳房发育,12~14 岁来月经。一般女性比男性青春期开始得早。青春期起始年龄、发育速度和程度均有很大的个体差异。在性激素作用下,青少年可能会出现自慰、性幻想甚至不安全性行为等。有些青少年面对性生理的变化会感到困惑、害怕,甚至把月经初潮、遗精视为疾病。青少年应从正规渠道学习生殖健康相关知识,不看黄色图书、黄色网站,积极适应、接受成长带来的身体和心理变化。

青春期是生长发育的第二个高峰,是身心迅速发展、由不成熟到逐步成熟的转变期,是人生观、价值观逐步形成的关键期,也是行为塑造的重要时期。该时期形成的良好心理特征、健康的行为和生活方式将会受益一生,而不良行为和生活方式将会对其成年后的身心健康造成不良影响,并可能引发社会问题。

青春期容易对异性产生爱慕之情,但此时的情感尚不成熟,情绪容易波动,如果处理不好情感问题容易对今后生活造成不良影响。青少年要学会控制自己的情绪及冲动,树立正确的恋爱观,处理好青春期情感。面对失恋,不以任何理由伤害自己和对方。青春期孩子往往有叛逆情绪,此时容易和同伴产生冲突,应互相谦让,遇事友善沟通,避免矛盾激化。

要了解青春期孩子的心理特点和生理需求,关注和理解孩子的身心变化,不要回避孩子关于性方面的问题,主动适当地向孩子介绍生殖健康知识,树立正确的性观念,学习自我保护和社会交友技能。帮助孩子积极适应、接受成长带来的身体和心理变化。

23. 健康上网——引导并监督孩子在网络上多学知识,少玩游戏,杜绝网瘾。

网瘾对孩子危害巨大。上网时间过长易使人产生孤独感、寂寞感,甚至产生抑郁情绪,降低人际交往能力,损害身心健康。要监控孩子上网时间和浏览内容,教育孩子不看暴力、黄色、危害社会等有害内容,不沉迷于游戏。

由于中小学生一般缺乏鉴别能力和自控能力,很容易接触并沉溺于网上暴力、色情等有害信息中,沉溺于网络虚拟世界,产生脱离现实的幻想,出现不良行为。要教育引导孩子识别、远离网络有害信息,避免形成不良行为。

六、卫生服务

24. 享受服务——保证孩子享受国家免费提供的建立健康档案、健康教育、预防接种、0~6 岁儿童健康管理等基本公共卫生服务。

国家为农村居民免费提供的基本公共卫生服务是由乡镇卫生院、村卫生室等基层医疗卫生机构来承担的。为了孩子的健康成长,要保证让孩子享受到国家免费提供的建立健康档案、健康教育、预防接种、0~6岁儿童健康管理等各项服务。

预防接种是预防一些传染病最有效、最经济的措施。目前，纳入我国计划免疫程序并免费接种的疫苗有：卡介苗、麻疹疫苗、百白破疫苗、乙脑疫苗、乙肝疫苗、流脑疫苗、甲肝疫苗等11种疫苗，可预防15种传染病。应按照计划免疫程序，按时带孩子接种疫苗。每次接种都要携带预防接种证。要妥善保管预防接种证，以备孩子在入园、入学时查验。

0~6岁儿童健康管理是在规定时间内，按年龄为儿童提供体格检查、血常规检测、生长发育、心理行为评估和健康指导等服务。要积极配合乡镇卫生院、村卫生室医生开展服务，按时带孩子接受体检、评估和健康指导。

25. 及时就医——注意观察，发现孩子身体不舒服、有创伤、情绪不良或行为异常时，及早就医。要遵从医嘱，不要随意用药。

要经常注意观察孩子的身心发展情况，发现有发热、腹泻、持续咳嗽等症状，或身体某部位有较严重的淤青、疼痛、肿胀甚至出血等外伤，或持续几天精神不振、爱哭闹、烦躁等表现时，要及时带孩子到医院检查，做到早就医、早诊断、早治疗，避免延误治疗的最佳时机。就医时要携带有效身份证件、既往病历及各项检查资料，如实向医生陈述病情，配合医生治疗，遵从医嘱按时按量用药、调配饮食。不要病急乱投医，不要轻信偏方，不要凭经验给孩子买药、服药。

26. 急救电话——需要紧急医疗救助时拨打120，需要报警时拨打110，发生火灾时拨打119。

要教育孩子牢记120、110、119等急救电话号码，在需要时拨打可以保护自己和孩子的生命健康。如遇自己或孩子突然出现晕倒、昏迷、抽搐等紧急病情或者发生车祸、跌伤、溺水等意外伤害时，立刻拨打120寻求紧急医疗救助。电话接通后，应简要说明需要救护者的人数、地址、姓名、性别、年龄、病情及报告人的姓名、联系电话等信息。如遭歹徒抢劫、暴力或殴打等突发情况时，应学会首先保护自己的生命安全，拨打110报警。如突遇火灾，应当迅速逃生，不要顾及财产，立即拨打119报警。电话接通后，应准确说明失火地点，简要说明失火原因、需要救护的人数及报告人的姓名、联系电话。

出处：中华人民共和国国家卫生健康委员会流动人口计划生育服务管理司　中国健康教育中心提供

时间：2017-12-27

中国青少年健康教育核心信息
（2018 版）

第一部分　核心信息

一、养成健康文明的生活方式，可有效预防绝大多数青少年期健康问题，促进青少年健康成长。

二、合理用眼、注意用眼卫生，可有效预防近视。当怀疑近视时，及时到眼科医疗机构检查，遵从医嘱进行科学的干预或近视矫治。

三、保持健康体重的关键是合理膳食和科学运动。超重、肥胖和盲目减轻体重都不利于健康。

四、肺结核是常见的慢性呼吸道传染病，易在聚集性群体中传播。出现咳嗽、咳痰 2 周以上等症状，须及时就诊，并主动向学校报告。

五、烟草严重危害身体健康。要抵制烟草诱惑，拒吸二手烟，远离烟草危害。

六、增强自身安全防范意识，掌握伤害防范的科学知识与技能，可有效预防交通伤害、暴力伤害、溺水等发生。

七、掌握正确的生殖与性健康知识，避免过早发生性行为，预防艾滋病等性传播疾病。

八、毒品具有很强的成瘾性，一旦沾染毒品很难彻底戒除。不应以任何理由尝试毒品。

九、掌握科学的应对方法，保持积极向上健康心理状态，积极参加文体活动和社会实践，有问题及时求助，可减少焦虑、抑郁等心理问题和网络成瘾等行为问题。

第二部分　释　义

一、养成健康文明的生活方式,可有效预防绝大多数青少年期健康问题,促进青少年健康成长。

(一) 养成健康文明的生活方式,可有效防范近视、超重与肥胖、伤害、网络成瘾等常见健康问题,降低肺结核、流感等疾病传染病威胁,避免烟草、毒品使用、过早性行为和不安全性行为等严重危害青少年健康的问题出现。同时,可使青少年受益终身。

(二) 青少年健康文明的生活方式包括:合理膳食、科学运动、不吸烟、不饮酒、讲究个人卫生、保证充足睡眠、保持积极向上健康心理状态等。

(三) 青少年生长发育迅速,对能量和营养的需求相对较高。合理膳食、均衡营养是智力和体格正常发育,乃至一生健康的保障。建议青少年:

1. 了解和认识食物及其在维护健康、预防疾病中的作用,学会选择食物和合理搭配食物的生活技能。

2. 保证一日三餐,定时定量,进餐速度不宜过快。每天吃早餐,保证三餐营养充足、均衡,量适宜。

3. 食物多样,争取做到餐餐有谷类、顿顿有蔬菜、天天吃水果,适量摄入鱼禽肉蛋。保证每天摄入 300g 奶或奶制品,常吃豆制品。

4. 合理选择零食,在两餐之间可选择适量水果、坚果或酸奶等食物作为零食。

5. 足量饮水,首选白开水,少喝或不喝含糖饮料。

6. 不偏食节食,不暴饮暴食。少吃油炸食品和高脂肪食物。

7. 饮食要清淡,少吃腌制和熏制食品。

(四) 科学运动可以强身健体,促进心理健康。建议青少年:

1. 保证充足的体育活动,减少久坐和视屏(观看电视、电脑,使用手机等)时间。课间休息,要离开座位适量活动。

2. 运动方式要多样化,应包括适当的有氧运动、抗阻运动、柔韧性训练等。

3. 每天累计至少 1 小时中等强度及以上的运动(以运动过程中呼吸急促,心率加快,感觉不能轻松讲话为度),培养终身运动的习惯。

4. 运动要循序渐进,运动量不宜过大。运动前要先热身,运动后要会放松,运动和休息交替进行。

5. 运动过程中要注意防止运动损伤,科学选用合适的运动护具(如头盔、护膝等）。

6. 科学运动可有效预防近视、肥胖、脊柱侧弯等健康问题。

（五）科学用耳、注意保护听力。建议青少年：

1. 养成安全聆听习惯。例如：控制个人音频设备的使用频度、强度和时长。单次使用时间不宜超过 60 分钟，避免在较为嘈杂的环境中长时间使用个人音频设备；减少噪声接触、特别是娱乐性噪声接触；预防麻疹、腮腺炎、风疹、脑膜炎以及反复发作的耳部感染等疾病导致听力下降或减退；了解掌握常见的耳毒性药物，提高安全用药的意识。

2. 当发现单耳聆听或者出现需要他人提高音量才能听清、费力倾听方可了解交谈内容以及在嘈杂环境中聆听困难等情况时，及时告知家长，尽早就医。

3. 听力障碍青少年应遵从医嘱进行科学的治疗、干预和康复。

（六）早晚刷牙、饭后漱口，是保持口腔健康、有效预防龋齿的最好方法。建议青少年：

1. 早晨起床后和晚上睡觉前要刷牙，饭后 3 分钟内漱口。

2. 采用正确的刷牙方法，可清除牙龈边缘和牙缝处的菌斑。每次刷牙不少于 2 分钟。

3. 减少吃糖的次数，少喝碳酸饮料，可降低发生龋齿的风险。

（七）保证充足的睡眠，有助于青少年的身心健康。一般来讲，小学生每天 10 小时、初中生 9 小时、高中生 8 小时。

二、合理用眼、注意用眼卫生，可有效预防近视。当怀疑近视时，及时到眼科医疗机构检查，遵从医嘱进行科学的干预或近视矫治。

（一）近视是青少年一种常见的眼疾，表现为视远模糊、眯眼、眼睛干涩酸痛的视疲劳症状。高度近视的眼轴过长，会导致眼球突出以及高度近视眼底改变，给生活学习带来不良影响。

（二）不良的视觉环境及行为是近视高发的主要影响因素，青少年要强化眼健康意识，主动学习掌握科学用眼、护眼等健康知识，养成健康用眼习惯。

1. 读写要在采光良好、照明充足的环境中进行。白天学习时，充分利用自然光线照明，避免光线直射在桌面上。晚上学习时，同时打开台灯和房间大灯。

2. 选用利于视力健康的照明设备，避免眩光和视疲劳等。写字时，注意光源的照射方向，避免手影遮住光线。

3. 选择使用与自己身高相匹配的学习桌椅，避免被动养成不良阅读和书写习惯。

4. 保持正确读写姿势。握笔的指尖离笔尖一寸、胸部离桌子一拳，书本离眼一尺,保持读写坐姿端正。

5. 读写连续用眼时间不宜超过 40 分钟,每 40 分钟左右,要休息 10 分钟,可远眺或做眼保健操等。

6. 积极进行户外活动或体育锻炼,每天接触自然光的时间达到 60 分钟以上,已患近视的青少年应进一步增加户外活动时间,延缓近视发展。

7. 控制电子产品使用,非学习目的的使用单次不宜超过 15 分钟,每天累计不宜超过 1 小时。使用电子产品学习 30~40 分钟后,休息远眺放松 10 分钟。连续使用电子产品的时间越短越好。

8. 保证充足的睡眠,多吃鱼类、水果、绿色蔬菜等有益于视力健康的营养膳食,少吃糖、不挑食、营养均衡。

9. 避免不良用眼行为,不在走路、吃饭时、躺卧、晃动的车厢内、光线暗弱或阳光直射下看书或电子产品。

(三) 当出现需要坐到课堂前排才能看清黑板、看电视时凑近屏幕、眯眼、抱怨头痛或眼睛疲劳、经常揉眼睛等迹象时,及时告知家长,尽早就医。

(四) 散瞳验光是国际公认的诊断近视的金标准。建议通过散瞳验光确定准确的配镜度数,佩戴合适的眼镜来进行视力矫正。目前,框架眼镜是最安全简单的矫正措施。不戴近视眼镜或故意矫正不足会加快近视的发展。

(五) 近视青少年应遵从医嘱进行随诊,以便及时调整采用适宜的预防和治疗措施。

三、保持健康体重的关键是合理膳食和科学运动。超重、肥胖和盲目减轻体重都不利于健康。

(一) 超重、肥胖危害青少年的呼吸系统及骨骼,甚至对其心理、行为、认知及智力产生不良影响。青少年时期超重、肥胖更容易延续至成年期,增加成年后患高血压、糖尿病、高甘油三酯血症、代谢综合征等慢性疾病的发生风险。

(二) 青少年参加体检,监测身高、体重等生长发育指标,及早发现、科学判断是否出现超重、肥胖等健康问题。

(三) 积极、主动、科学地安排膳食与运动,是超重、肥胖青少年控制体重增长的主要措施。

1. 限制高能量食物摄入,如油炸食品、肥肉、糖果、蜜饯、奶油制品和含糖饮料,以及西式快餐等。

2. 多选择新鲜蔬菜、水果和鱼、虾、牛肉、禽类、肝、蛋、奶及豆制品,饮用白开水或不添加糖的鲜果蔬汁。

3. 避免盲目节食、禁食,切不可盲目服用减肥药品。

4. 密切控制每日能量摄入,并监测体重变化。

5. 在合理膳食的基础上辅以科学运动是控制体重的基本方法,可在专业人士的指导下制订科学的运动计划,循序渐进,逐步增加运动频率和强度,养成运动习惯。

四、肺结核是常见的慢性呼吸道传染病,易在聚集性群体中传播。出现咳嗽、咳痰 2 周以上等症状,须及时就诊,并主动向学校报告。

(一)肺结核是严重危害身体健康的慢性传染病。

(二)肺结核主要通过患者咳嗽、打喷嚏、大声说话等产生的飞沫传播,人人都有可能被感染。

(三)咳嗽、咳痰 2 周以上,应警惕得了肺结核,要及时就诊。

(四)规范全程治疗,绝大多数患者可以治愈,还可避免传染他人。

(五)出现肺结核可疑症状或被诊断为肺结核后,应当主动向学校报告,不隐瞒病情、不带病上课。

(六)不随地吐痰,咳嗽、打喷嚏时掩口鼻,戴口罩可以减少肺结核的传播。

(七)养成勤开窗通风的习惯。

(八)保证充足的睡眠,合理膳食,加强体育锻炼,提高抵御疾病的能力。

五、烟草严重危害身体健康。要抵制烟草诱惑,拒吸二手烟,远离烟草危害。

(一)烟草对青少年身体健康有极大的危害。

1. 吸烟和二手烟暴露可导致多种恶性肿瘤、冠心病、卒中及慢性阻塞性肺疾病(慢阻肺)等多种疾病的发生,并可增加呼吸道感染的风险。吸烟者的平均寿命比不吸烟者缩短至少 10 年。

2. 青少年吸烟和二手烟暴露还可导致哮喘、肺功能下降、急性中耳炎、复发性中耳炎及慢性中耳积液等疾病。

3. 烟草制品中的尼古丁是高度致瘾物质,可导致尼古丁成瘾,青少年大脑功能尚未发育成熟,更容易成瘾且难以戒断。尝试吸烟的年龄越小,成为固定烟草使用者的可能性越大,戒烟的可能性越小。

4. 不存在无害的烟草制品,只要吸烟即有害健康。"低焦油卷烟""中草药卷烟"不能降低吸烟带来的危害。

(二)青少年要抵制烟草诱惑,拒吸二手烟。

1. 充分意识到烟草和尼古丁成瘾的危害,了解、掌握控烟知识,抵制烟草诱惑,拒吸第一口烟。

2. 积极参与控烟宣传,鼓励他人戒烟,勇敢向二手烟说"不"。

3. 积极参与家庭控烟宣教,推动无烟家庭建设。

(三)戒烟是降低吸烟危害的唯一方法,戒烟越早越好。任何年龄戒烟均可获益。

（四）吸烟者戒烟困难可寻求戒烟帮助，拨打 12320 卫生热线或 4008085531、4008885531 等戒烟服务热线。必要时可到戒烟门诊接受专业的戒烟治疗。

六、增强自身安全防范意识，掌握伤害防范的科学知识与技能，可有效预防交通伤害、暴力伤害、溺水等发生。

（一）青少年主要的伤害包括道路交通伤害、暴力伤害、溺水、食物中毒和动物咬伤。采取有针对性的预防策略和措施，可以减少伤害的发生。

（二）出行严格遵守交通法规。行走、骑行、驾驶时不使用手机等电子设备。驾车或乘车时系安全带。骑行时选择并正确佩戴大小合适的合格头盔。行走或骑行机动车时佩戴醒目标识，如有反光材质的服装、帽子、书包等，可减少事故发生。

（三）暴力伤害给青少年的身体、心理健康及社交会造成严重而持续的影响。

1. 青少年暴力伤害包括打架斗殴、校园欺凌、武器威胁等暴力引起的身心伤害。

2. 青少年要树立正确的人生观，培养乐观、开朗、豁达的生活态度，建立良好的人际关系，积极参加有益的社会活动；不要拉帮结派，盲目效仿一些电影、电视中的暴力场面；学会沟通和控制情绪的技巧，避免过激行为。

3. 如发生或发现暴力伤害，应及时向老师或家长报告，必要时可呼救、拨打 110 报警电话。

（四）在正规游泳场所游泳，学习游泳自救常识，不到池塘、河流、湖泊、水库等开放性水域游泳、戏水，防范溺水发生。发现有人溺水时，应大声呼救，拨打急救电话，并在保证自身安全的前提下，积极施救。如不具备救助能力，不要贸然下水救人。

（五）注意饮食卫生，预防食物中毒。

1. 青少年常因误食药物、家用化工产品、野果，被细菌、真菌毒素污染的食物而出现食物中毒。

2. 不同食物中毒的表现有较大差异，最常见的中毒反应是恶心、呕吐、腹痛、腹泻等，还可出现心脏、肝脏、肾脏及神经系统损伤等症状。

3. 养成良好卫生习惯，提高预防食物中毒的基本能力。不购买、不食用变质或过期食品，不采食野果。规范使用药物、杀虫剂、消毒剂等。

4. 一旦出现进食后不适，应立即拨打中毒咨询电话 010-83132345，按建议采取措施或紧急到附近医院就诊。就诊时要携带引起中毒的可疑食物或其包装。

（六）被犬、猫等动物咬伤、抓伤，应及时接种狂犬病疫苗。

1. 狂犬病是由狂犬病病毒感染引起的一种动物源性传染病，是目前世界

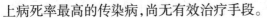

上病死率最高的传染病，尚无有效治疗手段。

2. 一旦被狂犬或疑似狂犬和不能确定健康的犬、猫等动物抓伤、咬伤或舔舐黏膜，应立即用肥皂水充分冲洗伤口，并尽快到就近的狂犬病暴露预防处置门诊，严格按照规范接种疫苗。

3. 如养犬、猫，要为犬、猫接种兽用狂犬病疫苗。带犬外出时，一定要使用犬链，或给犬戴上笼嘴，防止咬伤他人。

七、掌握正确的生殖与性健康知识，避免过早发生性行为，预防艾滋病等性传播疾病。

（一）接受和参与全面性教育，可提升青少年对性与生殖健康的认知水平，提升保护自身、尊重他人身心健康的责任意识。

（二）了解同性和异性生殖器官的构造、特点和相关功能。

（三）了解青春期第二性征的发育，女性月经的发生、特点，男性的勃起和遗精等知识。

1. 男性第二性征包括胡须、腋毛、阴毛，喉结和变声。女性的第二性征包括乳房发育、阴毛、腋毛，其中乳房发育是首先出现的第二性征。

2. 女性月经初潮是青春期的重要标志。月经初潮后，发生经量过多、痛经、周期不规律是常见现象，一般需要 2 年左右的时间才能形成规律的月经。

3. 遗精是在无性交活动的情况下发生的射精。青春期男性均会出现，每月 1~2 次遗精是正常现象。

（四）青少年性生理发育带来心理变化，对异性产生爱慕感，需要理智客观地认识自我和他人，树立正确恋爱观，认识到恋爱、婚姻与身心成长、成熟程度密切相关。

（五）养成并保持良好的卫生习惯。例如：保持外阴卫生，提倡每天清洗外阴；避免穿着紧身裤，应选择柔软舒适、透气性好、易于吸汗的棉质内裤等。

（六）过早发生性行为、早孕或人工流产，会对青少年身心造成极大伤害。不安全性行为可带来艾滋病、梅毒、淋病等性传播疾病的感染。青少年要避免过早发生性行为，拒绝性骚扰、性诱惑和性暴力。

八、毒品具有很强的成瘾性，一旦沾染毒品很难彻底戒除。不应以任何理由尝试毒品。

（一）毒品（包括新型毒品和传统毒品）具有很强的危害性，新型毒品对青少年具有更大的欺骗性。

1. 新型毒品又称"聚会毒品"或"俱乐部毒品"，主要指那些化学合成的兴奋剂和致幻剂类毒品，如冰毒、麻古、摇头丸、K 粉等。

2. 新型毒品一般被五颜六色的外包装所伪装,让青少年误以为是时髦、流行和安全的,吸引青少年不知不觉尝试吸毒而成瘾。

3. 新型毒品直接损害大脑细胞,对人的神经和精神系统造成长期、永久的伤害,并导致心律失常、心血管功能受损,甚至猝死。

4. 传统毒品包括鸦片、吗啡、海洛因等,主要破坏人的免疫功能,损害心、肝、肾等脏器,过量使用导致呼吸衰竭而亡。

(二)毒瘾很难戒除,青少年不应以任何理由尝试毒品。

1. 不要因猎奇、从众、追求个性、消愁解闷等尝试毒品。

2. 不要效仿影视作品中的吸毒者,吸毒绝不是时尚和身份的象征。

3. 不要对任何毒品抱有侥幸心理。凡是毒品都极易成瘾,一旦成瘾很难戒除。

4. 不要接受陌生人馈赠的香烟、饮料和食品等。不要结交有吸毒、贩毒行为的人。

九、掌握科学的应对方法,保持积极向上健康心理状态,积极参加文体活动和社会实践,有问题及时求助,可减少焦虑、抑郁等心理问题和网络成瘾等行为问题。

(一)青少年处于身心发展的特殊时期,容易出现一些心理行为问题,如应对方式问题、情绪问题、行为问题等,严重者还会产生心理疾病。

(二)青少年要正确认识心理问题,保持积极向上健康心理状态,热爱生活,珍爱生命。

1. 学会积极暗示,以乐观积极的心态对待困难。

2. 适当宣泄,有益于情绪舒缓。可以通过深呼吸或找朋友倾诉、写日记、画画、踢球等方式,将心中郁积的不良情绪如痛苦、委屈、愤怒等发泄出去。

3. 可通过转移注意,减少不良情绪对健康的损害。例如选择自己感兴趣的事情(读书、运动等),使心情慢慢好起来。

4. 充分沟通,可利用面对面、书面或网络等形式开诚布公地说出自己的真实感受,以及对方带给自己的伤害等,使自己放下思想包袱,释放不良情绪。

5. 寻求专业帮助,不讳疾忌医。可向亲人、朋友、老师寻求帮助,还可主动去做心理辅导(心理咨询与治疗),获得专业的支持与帮助。

(三)以积极的心态面对互联网,合理、安全使用网络,增强对互联网信息的辨别力,抵制网络成瘾。

1. 网络成瘾,是指在无成瘾物质作用下对互联网使用冲动的失控行为,表现为过度使用互联网后导致明显的学业、职业和社会功能的损伤。诊断网络成瘾障碍,持续时间是一个重要标准,一般情况下相关行为至少持续 12 个月才能确诊。

2. 网络成瘾包括网络游戏成瘾、网络色情成瘾、信息收集成瘾、网络关系成瘾、网络赌博成瘾、网络购物成瘾等，其中网络游戏成瘾最为常见。

3. 网络成瘾严重危害青少年身心健康，且对家庭和社会造成危害。

4. 青少年要正确认识网络，正确认识和评价自己。树理想，立长志，把注意力放在学习上。当出现沉迷网络的念头时，反复暗示自己"我一定能行""我一定能戒除"的信念。当抵制住了网络诱惑时，进行自我鼓励，加强信念。还可将网络的危害和戒除网瘾的决心写下来，提醒自己转移对网络的注意力；可加入社团，积极参与自己感兴趣的活动，融入现实人际交往。

5. 青少年使用互联网时注意保护个人信息安全和个人隐私，防范互联网使用不当引发的身心伤害。

出处：中华人民共和国国家卫生健康委员会 2018 年 9 月 25 日例行新闻发布会散发材料之二：中国青少年健康教育核心信息及释义 (2018 版)

http://www.nhc.gov.cn/wjw/zccl/201809/820dd3db393c43c1a230817e2e4b9fd5.shtml

时间：2018-09-25

儿童青少年近视防控健康教育核心信息

公众版—2019

1. 近视是外部平行光线经眼球屈光系统后聚焦在视网膜之前的一种屈光不正。

在调节放松状态时,平行光线经眼球屈光系统后聚焦在视网膜之前,这种屈光状态称为近视。近视以视远不清、视近清为主要特征。发生在儿童青少年中的屈光不正主要为近视。

2. 近视影响儿童青少年身心健康。

近视会导致眼睛视物模糊、干涩、疲劳,注意力不集中、头晕等,影响孩子的正常学习、生活和身心健康。有些专业和工作对视力有严格要求,近视有可能影响升学和择业。近视还会增加视网膜病变等并发症的风险,严重的可导致失明。

3. 坚持充足的白天户外活动。

坚持充足的白天户外活动对于预防近视和防止近视加重有重要意义。教师和家长应引导孩子积极参加体育锻炼,每天使孩子开展 2 小时以上的白天户外活动,寄宿制幼儿园不应少于 3 小时。

4. 保持正确的读写姿势。

不正确的读写姿势会增加发生近视的风险。教师和家长应为孩子提供适合其坐高的桌椅和良好的照明,并经常提醒、督促孩子读书写字坚持"三个一",即眼睛离书本一尺,胸口离桌沿一拳,握笔的手指离笔尖一寸,读写连续用眼时间不宜超过 40 分钟。教师应指导学生每天认真做眼保健操。

5. 避免不良的读写习惯。

预防近视要避免不良的读写习惯,应做到不在走路时、吃饭时、卧床时、晃动的车厢内、光线暗弱或阳光直射等情况下看书、写字、使用电子产品。

6. 控制使用电子产品的时间。

长时间、近距离、持续盯着手机、电脑和电视等电子产品的屏幕，是近视的诱因之一。学校使用电子产品的教学时长原则上不超过教学总时长的 30%。课余时间使用电子产品学习 30~40 分钟后，应休息远眺放松 10 分钟。非学习目的使用电子产品单次不宜超过 15 分钟，每天累计不宜超过 1 小时。6 岁以下儿童要尽量避免使用手机和电脑。家长在孩子面前应尽量少使用电子产品。

7. 近视要早发现，早矫正。

看不清黑板上的文字或远处的物体时可能是发生了近视。定期进行视力检查，有利于早发现、早矫正，防止近视加重。0~6 岁是孩子视觉发育的关键期，应当尤其重视孩子早期视力保护与健康。

8. 保证充足的睡眠和合理的营养。

充足的睡眠和合理的营养是保证视力健康的基础。小学生每天睡眠时间要达到 10 小时，初中生 9 小时，高中生 8 小时。儿童青少年应做到营养均衡，不挑食，不偏食，不暴饮暴食，少吃糖，多吃新鲜蔬菜水果。

9. 一旦确诊为近视，应尽早在医生指导下配戴眼镜，并定期复查。

一旦被医生确诊为近视，就应该进行矫正，不然视力有可能进一步下降。配戴眼镜是当前矫正视力的常用方法，但具体采用哪种眼镜，应听从医生的指导。通过配戴眼镜对视力进行矫正后，应坚持戴镜，且应继续保持良好用眼习惯，每半年到医院复查一次。

10. 警惕近视能治愈的虚假宣传。

截至目前，医学上还没有治愈近视的方法，只能通过科学的矫正、改善用眼习惯等避免近视加重。不要相信能治愈近视的宣传和商业营销。不科学的处置可能会导致视力进一步下降，甚至造成眼部感染或外伤等严重后果。

儿童青少年版—2019

1. 近视会导致学习、生活不便，甚至会影响升学和择业。

近视会导致眼睛视物模糊、干涩、疲劳，注意力不集中、头晕等，影响正常学习和生活，还会对升学和择业造成一定限制。近视严重时甚至会导致失明。

2. 坚持充足的白天户外活动。

坚持充足的白天户外活动对于预防近视和防止近视加重有重要意义。儿童青少年应听从家长和老师的安排，保证每天进行 2 小时以上白天户外活动。

3. 要保持正确的读写姿势。

不正确的读写姿势会增加发生近视的风险。读书写字要使用适合自己坐高的桌椅，应有良好的照明，并保持"三个一"的正确姿势，即眼睛离书本一尺，胸口离桌沿一拳,握笔的手指离笔尖一寸,读写连续用眼时间不宜超过 40 分钟。认真做眼保健操。

4. 避免不良的读写习惯。

预防近视要避免不良的读写习惯,应做到不在走路时、吃饭时、卧床时、晃动的车厢内、光线暗弱或阳光直射等情况下看书、写字、使用电子产品。

5. 保证充足的睡眠和合理的营养。

充足的睡眠和合理的营养是保证视力健康的基础。儿童青少年应听从家长和老师的作息安排,小学生每天睡眠时间要达到 10 小时,初中生 9 小时,高中生 8 小时。平时应做到营养均衡,不挑食,不偏食,不暴饮暴食,少吃糖,多吃新鲜蔬菜水果。

6. 控制使用电子产品的时间。

长时间、近距离、持续盯着手机、电脑和电视等电子产品的屏幕,会给眼睛带来伤害。使用电子产品时,应使眼睛与屏幕保持一定距离,屏幕亮度适中。课余时间使用电子产品学习 30~40 分钟后,应休息远眺放松 10 分钟。非学习目的使用电子产品单次不宜超过 15 分钟,每天累计不宜超过 1 小时。

7. 看不清黑板上的文字或远处的物体时可能是发生了近视,应及时告诉老师和家长。

当发现自己看不清黑板上的文字或远处的物体时,可能是发生了近视,应及时告诉老师和家长,并尽快到医院进行视力检测,做到早发现、早诊断、早矫正,防止近视进一步加重。须注意,即使能看清远处的物体,也存在发生单眼近视的可能性。平时可交替闭上一只眼睛进行自测,以便发现单眼近视,及时矫正,避免双眼视力差对眼睛造成更大伤害。

8. 一旦确诊为近视,应尽早在医生指导下配戴眼镜,并定期复查。

一旦被医生确诊为近视,就应该进行矫正,不然视力有可能进一步下降。配戴眼镜是当前矫正视力的常用方法,但具体采用哪种眼镜,应听从医生的指导。通过配戴眼镜对视力进行矫正后,应坚持戴镜,且应继续保持良好的用眼习惯,每半年到医院复查一次。

医疗卫生人员版—2019

1. 近视是最常见的屈光不正。

在调节放松状态时,平行光线经眼球屈光系统后聚焦在视网膜之前,这种屈光状态称为近视。近视以视远不清、视近清为主要特征。发生在儿童青少年中的屈光不正主要为近视。

2. 近视影响儿童青少年身心健康,是当前我国重大公共卫生问题之一。

近视容易造成视力下降、眼睛干涩疲劳、注意力不集中、头晕等,影响儿童青少年正常学习和生活。近视会引起眼部结构变化,导致近视相关视网膜变性、视网膜裂孔、视网膜脱离、黄斑病变等并发症,造成不可逆的视力损伤,严重的可导致失明。近年来,我国儿童青少年近视率不断升高,近视低龄化、重度化日益严重,已成为影响儿童青少年生长发育和国民健康的重大公共卫生问题之一。

3. 近视的主要危险因素有长时间持续近距离用眼、缺乏日间户外活动、不正确的读写姿势、过度使用电子产品等。

长时间持续近距离用眼、缺乏日间户外活动、不正确的读写姿势、过度使用电子产品等是近视的主要危险因素,养成良好的用眼习惯,坚持充足的日间户外活动,避免长时间持续近距离用眼,控制电子产品使用,是预防近视的有效手段。定期进行视力检查,有利于早发现、早矫正,防止近视加重。0~6岁是孩子视觉发育的关键期,应当尤其重视孩子早期视力保护与健康。

4. 近视主要通过视力检查和验光进行诊断。

在实际工作中发现儿童青少年视力异常,要进行全面的眼科检查,做出正确诊断。用标准对数视力表和电脑验光仪进行视力和屈光度检查是筛查近视的主要方法。常规筛查可以在非散瞳状态下进行验光。近视确诊应在医疗机构进行散瞳验光(睫状肌麻痹)。按屈光程度,近视可分为轻度近视(-3.00D以内)、中度近视(-3.25D~-6.00D)、高度近视(-6.25D~-10.00D)和重度近视(-10.00D以上)。

5. 儿童青少年近视的视力矫正方法主要是配戴眼镜。

配戴框架眼镜和角膜接触镜(隐形眼镜),不仅可以矫正视力,而且还有利于缓解眼睛疲劳。在专科医生的指导下选择正确的方法,可以减缓近视发展。应严格按照国家卫生健康委发布的《近视防治指南》和相关诊疗规范,开展近视的视力矫正。

6. 医疗卫生机构应建立儿童青少年视力档案。

医疗卫生机构,特别是基本公共卫生服务机构,应严格落实国家关于0~6岁儿童眼保健和视力检查工作的要求,开展眼保健和视力检查,建立并及时更新儿童青少年视力健康电子档案。医疗卫生机构应在学校配合下开展学生视力筛查,为视力异常或可疑眼病者提供个性化、针对性的防控服务。

7. 开展健康教育,普及近视防控知识。

开展近视防控健康教育有利于引导儿童青少年科学用眼,减少近视发生。医务人员应利用门诊、随访等各种机会开展患者健康教育和儿童青少年近视健康教育,主动进学校、进社区、进家庭,宣传近视防控知识,帮助儿童青少年养成良好的用眼习惯,预防近视的发生,并经常提醒儿童青少年及家长做到近视的早发现、早诊断、早矫正。

8. 为学校开展儿童青少年近视防控工作提供技术指导。

医务人员除了按要求完成近视防控诊疗、视力档案和健康教育服务工作外,还应为学校进行视力监测、开展近视防治和视力健康管理、加强健康教育等方面提供技术指导。

出处:中华人民共和国国家卫生健康委员会疾病预防控制局　儿童青少年近视防控健康教育核心信息

http://www.nhc.gov.cn/jkj/s5898bm/201903/b74839d7967a4aae81a0bff216528262.shtml

时间:2019-03-20

老年健康核心信息

1. 积极认识老龄化和衰老。

老年人要不断强化自我保健意识,学习自我监护知识,掌握自我管理技能,早期发现和规范治疗疾病,对于中晚期疾病以维持功能为主。

2. 合理膳食,均衡营养。

老年人饮食要定时、定量,每日食物品种应包含粮谷类、杂豆类及薯类(粗细搭配),动物性食物,蔬菜、水果,奶类及奶制品,以及坚果类等,控制烹调油和食盐摄入量。建议老年人三餐两点,一日三餐能量分配为早餐约 30%,午餐约 40%,晚餐约 30%,上下午各加一次零食或水果。

3. 适度运动,循序渐进。

老年人最好根据自身情况和爱好选择轻中度运动项目,如快走、慢跑、游泳、舞蹈、太极拳等。上午 10—11 点和下午 3—5 点为最佳运动时间,每次运动时间 30~60 分钟为宜。

4. 及早戒烟,限量饮酒。

戒烟越早越好。如饮酒,应当限量,避免饮用 45 度以上烈性酒,切忌酗酒。

5. 保持良好睡眠。

每天最好午休 1 小时左右。如果长期入睡困难或有严重的打鼾并呼吸暂停者,应当及时就医。如使用安眠药,请遵医嘱。

6. 定期自我监测血压。

测前应当休息 5 分钟,避免情绪激动、劳累、吸烟、憋尿。每次测量两遍,间隔 1 分钟,取两次的平均值。高血压患者每天至少自测血压 3 次(早、中、晚各 1 次)。警惕血压晨峰现象,防止心肌梗死和脑卒中;同时应当避免血压过低,特别是由于用药不当所致的低血压。

7. 定期监测血糖。

老年人应该每 1~2 个月监测血糖一次,不仅要监测空腹血糖,还要监测餐后 2 小时血糖。糖尿病患者血糖稳定时,每周至少监测 1~2 次血糖。老年糖尿病患者血糖控制目标应当适当放宽,空腹血糖 <7.8mmol/L,餐后 2 小时血糖 <11.1mmol/L,或糖化血红蛋白水平控制在 7.0%~7.5% 即可。

8. 预防心脑血管疾病。

老年人应当保持健康生活方式,控制心脑血管疾病危险因素。如控制油脂、盐分的过量摄入,适度运动,保持良好睡眠,定期体检,及早发现冠心病和脑卒中的早期症状,及时治疗。

9. 关注脑卒中早期症状,及早送医。

一旦发觉老年人突然出现一侧面部或肢体无力或麻木,偏盲,语言不利,眩晕伴恶心、呕吐,复视等症状,必须拨打“120”,紧急送到有条件的医院救治。

10. 重视视听功能下降。

避免随便挖耳;少喝浓茶、咖啡;严格掌握应用耳毒性药物(如庆大霉素、链霉素等)的适应证;力求相对安静的生活环境。听力下降严重时,老年人要及时到医疗机构检查,必要时佩戴助听器。定期检查视力,发现视力下降及时就诊。

11. 重视口腔保健。

坚持饭后漱口、早晚刷牙,合理使用牙线或牙签;每隔半年进行 1 次口腔检查,及时修补龋齿孔洞;及时镶补缺失牙齿,尽早恢复咀嚼功能。

12. 预防跌倒。

老年人 90% 以上的骨折由跌倒引起。平时应当保持适度运动,佩戴适当的眼镜以改善视力,避免单独外出和拥挤环境,室内规则摆放物品,增加照明,保持地面干燥及平整。

13. 预防骨关节疾病和预防骨质疏松症。

注意膝关节保暖,避免过量体育锻炼,尽量少下楼梯,控制体重以减轻下肢关节压力。增加日晒时间。提倡富含钙、低盐和适量蛋白质的均衡饮食,通过步行或跑步等适度运动提高骨强度。

14. 预防压力性尿失禁。

注意改变使腹压增高的行为方式和生活习惯,如长期站立、蹲位、负重、长期慢性咳嗽、便秘等。

15. 保持良好心态,学会自我疏导。

一旦发觉老年人出现失眠、头痛、眼花、耳鸣等症状,并且心情压抑、郁闷、坐卧不安,提不起精神,为一点儿小事提心吊胆、紧张恐惧,对日常活动缺乏兴趣,常常自卑、自责、内疚,处处表现被动和过分依赖,感到生活没有意义等或心情烦躁、疲乏无力、胸闷、睡眠障碍、体重下降、头晕头痛等抑郁症早期症状，要及时就诊，请专科医生进行必要的心理辅导和药物治疗。

16. 预防阿尔茨海默病的发生发展。

阿尔茨海默病多数起病于 65 岁以后，主要表现为持续进行性的记忆、语言、视空间障碍及人格改变等。老年人一旦出现记忆力明显下降、近事遗忘突出等早期症状，要及早就诊，预防或延缓阿尔茨海默病的发生发展。

17. 合理用药。

用药需严格遵守医嘱，掌握适应证、禁忌证，避免重复用药、多重用药。不滥用抗生素、镇静睡眠药、麻醉药、消炎止痛药、抗心律失常药、强心药等。不轻易采用"秘方""偏方""验方""新药""洋药"等。用药期间出现不良反应可暂时停药，及时就诊。

18. 定期体检。

老年人每年至少做 1 次体检，积极参与由政府和大型医院等组织的普查，高度重视异常肿块、肠腔出血、体重减轻等癌症早期危险信号，一旦发现异常应当去肿瘤专科医院就诊，发现癌症要去正规医院接受规范化治疗。早发现、早干预慢性疾病，采取有效干预措施，降低疾病风险。保存完整病历资料。

19. 外出随身携带健康应急卡。

卡上注明姓名、家庭住址、工作单位、家属联系方式等基本信息，患有哪些疾病，可能会发生何种情况及就地进行简单急救要点，必要时注明请求联系车辆、护送医院等事项。

20. 促进老年人积极进行社会参与，结合自身情况参加有益身心健康的体育健身、文化娱乐等活动，提倡科学文明健康的生活方式。

注重生殖健康，避免不安全性行为。倡导全社会关爱老年人，实现老有所养、老有所医、老有所为、老有所学、老有所乐。

出处：中华人民共和国国家卫生健康委员会　国家卫生计生委办公厅关于印发老年健康核心信息的通知　国卫办家庭函〔2014〕885 号

http://www.nhc.gov.cn/jtfzs/s7882t/201410/dcc9139b960f4828a2c705a4f070da72.shtml

时间：2014-10-07

职业卫生健康教育核心信息及释义

一、《职业病防治法》是预防、控制和消除职业病危害，防治职业病，保护劳动者健康及其相关权益的基本法律。

《职业病防治法》第一章第一条规定：为了预防、控制和消除职业病危害，防治职业病，保护劳动者健康及其相关权益，促进经济社会发展，根据宪法，制定本法。《职业病防治法》对职业病的预防、治疗和职业病患者待遇保障等各环节作出了法律规定，包括前期预防、劳动过程中的防护与管理、职业病诊断与职业病患者保障、监督检查、法律责任及附则等。

二、职业病是指企业、事业单位和个体经济组织等用人单位的劳动者在职业活动中，因接触粉尘、放射性物质和其他有毒、有害因素而引起的疾病。

考虑到我国的经济发展水平，职业病的含义包括以下两个方面：

（1）适用主体。按照《职业病防治法》的规定，法律意义的职业病仅限于企业、事业单位和个体经济组织等用人单位的劳动者。包括各类依法设立的国有企业、集体所有制企业、股份制企业、中外合资经营企业、中外合作经营企业、外资企业、合伙企业、个人独资企业及各类事业单位等，个体经济组织包括了个体工商户在内的依法从事生产经营活动的个体生产经营者。

（2）致病因素。按照职业病防治法，职业病的致病因素包括两个方面：一是劳动者所患疾病必须是在职业活动中发生。二是在职业活动中接触了职业病危害因素。职业病危害因素可以是粉尘、放射性物质，也可以是其他有毒、有害因素，包括各种有害的化学、物理、生物因素以及在作业过程中产生的其他职业病危害因素。根据这个含义，职业病包括了法定需要赔偿的职业病以及其他需要预防、控制但尚未纳入职业病名单的职业病。

三、职业病是可以预防的,应预防为主、防治结合。

职业病是可以预防的疾病。通过采取预防措施,可以减少职业病的发生,减轻职业病对劳动者健康的危害程度。有的职业病如尘肺病,一旦发病将不可逆转、难以治愈,伤残死亡率高,但完全可以通过采取有效的预防和控制措施来预防尘肺病的发生。因此,在职业病防治工作中,预防是前提和基础。

四、用人单位是职业病防治的责任主体,应依法保障劳动者的健康权益。

职业活动是以用人单位为基础进行的,职业活动中产生的职业病危害因素是用人单位所能控制的,因此用人单位是职业病防治的主体,应认真落实预防、控制措施,加强职业健康管理和职业病患者救治,规范用工行为等主体责任,依法保障劳动者健康权益。

五、用人单位应当为劳动者创造安全、健康、舒适的工作环境。

用人单位应当为劳动者创造符合国家职业卫生标准和卫生要求的工作环境和条件。符合职业卫生标准,主要是作业场所中职业病危害因素的浓度或强度要符合国家职业卫生标准;符合职业卫生学要求,是指:要有与职业病危害防护相适应的设施;生产布局合理,符合有害与无害作业分开的原则;有配套的更衣间、洗浴间、孕妇休息间等卫生设施;设备、工具、用具等设施符合保护劳动者生理、心理健康的要求等。

六、劳动者依法享有职业卫生保护的权利。

依据《职业病防治法》第三章第三十九条,劳动者享有下列职业卫生保护权利:

(一) 获得职业卫生教育、培训;

(二) 获得职业健康检查、职业病诊疗、康复等职业病防治服务;

(三) 了解工作场所产生或者可能产生的职业病危害因素、危害后果和应当采取的职业病防护措施;

(四) 要求用人单位提供符合防治职业病要求的职业病防护设施和个人使用的职业病防护用品,改善工作条件;

(五) 对违反职业病防治法律、法规以及危及生命健康的行为提出批评、检举和控告;

(六) 拒绝违章指挥和强令进行没有职业病防护措施的作业;

(七) 参与用人单位职业卫生工作的民主管理,对职业病防治工作提出意见和建议。

用人单位应当保障劳动者行使前款所列权利。因劳动者依法行使正当权利而降低其工资、福利等待遇或者解除、终止与其订立的劳动合同的,其行为无效。

七、劳动者应当提高职业病防护意识,遵守操作规程,正确佩戴和使用个体防护用品。

《职业病防治法》第三章第三十四条规定了劳动者主动参与职业病防治工作的义务,包括:

(一) 学习和掌握相关的职业卫生知识;

(二) 增强职业病防范意识;

(三) 遵守职业病防治法律、法规、规章和操作规程;

(四) 正确使用、维护职业病防护设备和个人使用的职业病防护用品;

(五) 发现职业病危害事故隐患应当及时报告。

履行法律规定的义务,不仅是做好职业病防治工作的需要,同时也是保护劳动者自身健康和生命安全的需要。对不能履行以上法定义务的劳动者,用人单位应当对其进行批评、教育,加强管理,帮助其改正。

八、劳动者应当参加用人单位组织的上岗前、在岗期间和离岗时的职业健康检查。

《职业病防治法》第三章第三十五条规定,对从事接触职业病危害的作业的劳动者,用人单位应当按照国务院卫生行政部门的规定组织上岗前、在岗期间和离岗时的职业健康检查,并将检查结果书面告知劳动者。职业健康检查费用由用人单位承担。用人单位不得安排未经上岗前职业健康检查的劳动者从事接触职业病危害的作业;不得安排有职业禁忌的劳动者从事其所禁忌的作业;对在职业健康检查中发现有与所从事的职业相关的健康损害的劳动者,应当调离原工作岗位,并妥善安置;对未进行离岗前职业健康检查的劳动者不得解除或者终止与其订立的劳动合同。

劳动者应了解上岗前、在岗期间和离岗时的职业健康检查的目的,并参加用人单位组织的相应的职业健康检查:

(一) 上岗前职业健康检查

1. 目的。发现有无职业禁忌,建立接触职业病危害因素人员的基础健康档案。通过上岗前检查,来科学评价劳动者是否适合从事该工种的工作。

2. 下列人员应进行上岗前职业健康检查。拟从事接触职业病危害因素作业的新录用人员,包括转岗到该种作业岗位的人员;拟从事有特殊健康要求作业的人员,如高处作业、电工作业、职业机动车驾驶作业等。

（二）在岗期间职业健康检查

1. 目的。判断劳动者是否适合继续从事该工种的作业；早期发现职业病患者或疑似职业病患者或劳动者的其他健康异常改变；及时发现有职业禁忌的劳动者；通过动态观察劳动者群体健康变化，评价工作场所职业病危害因素的控制效果。

2. 下列人员应进行在岗期间职业健康检查。长期从事规定的需要开展健康监护的职业病危害因素作业的劳动者，应进行在岗期间的定期健康检查。

（三）离岗时职业健康检查

1. 目的。是了解劳动者离开工作岗位时的健康状况，以分清健康损害的责任。

2. 下列人员应进行离岗时职业健康检查。劳动者在准备调离或脱离所从事的职业病危害的作业或岗位前，应进行离岗时健康检查。如最后一次在岗期间的健康检查是在离岗前的 90 日内，可视为离岗时检查。

九、劳动者应当参加用人单位组织的职业卫生培训。

劳动者依法享有受教育、培训权。职业卫生培训的目的是普及职业卫生知识，督促劳动者遵守职业病防治法律、法规、规章和操作规程，指导劳动者正确使用职业病防护设备和个人使用的职业病防护用品。用人单位有义务对劳动者进行上岗前的职业卫生培训和在岗期间的定期职业卫生培训。劳动者也有学习和掌握相关职业卫生知识的义务。

十、职业病患者依法享受国家规定的职业病待遇。

《职业病防治法》第四章第五十六条至六十一条规定：

（一）用人单位应当保障职业病病人依法享受国家规定的职业病待遇。用人单位应当按照国家有关规定，安排职业病病人进行治疗、康复和定期检查。用人单位对不适宜继续从事原工作的职业病病人，应当调离原岗位，并妥善安置。用人单位对从事接触职业病危害的作业的劳动者，应当给予适当岗位津贴。

（二）职业病病人的诊疗、康复费用，伤残以及丧失劳动能力的职业病病人的社会保障，按照国家有关工伤保险的规定执行。

（三）职业病病人除依法享有工伤保险外，依照有关民事法律，尚有获得赔偿的权利的，有权向用人单位提出赔偿要求。

（四）劳动者被诊断患有职业病，但用人单位没有依法参加工伤保险的，其医疗和生活保障由该用人单位承担。

（五）职业病病人变动工作单位，其依法享有的待遇不变。用人单位在发生分立、合并、解散、破产等情形时,应当对从事接触职业病危害的作业的劳动者进行健康检查,并按照国家有关规定妥善安置职业病病人。

(六)用人单位已经不存在或者无法确认劳动关系的职业病病人,可以向地方人民政府医疗保障、民政部门申请医疗救助和生活等方面的救助。地方各级人民政府应当根据本地区的实际情况,采取其他措施,使前款规定的职业病病人获得医疗救治。

出处:中国疾病预防控制中心职业卫生与中毒控制所　职业卫生健康教育核心信息及释义

http://www.niohp.net.cn/sndt/201904/t20190418_201465.htm

时间:2019-04-08

流动人口健康教育核心信息及释义

一、基本健康管理

（一）离开家乡在外地生活和工作要更加关注健康。

释义：离开家乡，出门在外打拼，是为了实现自己的价值、为了家人和孩子生活得更幸福。健康是人生第一财富，是创造美好生活的基础。失去健康，不仅不能挣钱，还会因病致贫。为了自己和家庭的幸福，必须保护好自己和家人的健康。

（二）遇到健康问题及时到就近的社区卫生服务机构找医生咨询，可享受国家免费提供的基本公共卫生和计划生育服务。

释义：国家为全民提供基本卫生和计划生育服务，在流入地（以街道、乡镇为单位）居住半年以上的居民，不受户籍限制，都可以到所在城市街道的社区卫生服务中心、服务站，或所在乡镇的乡镇卫生院、村卫生室等基层医疗卫生机构免费获得国家规定的基本公共卫生服务和计划生育服务。

目前，国家基本公共卫生服务项目包括城乡居民健康档案管理、健康教育、预防接种、0~6岁儿童健康管理、孕产妇健康管理、老年人健康管理、慢性病患者健康管理、严重精神障碍患者管理、结核病患者健康管理、中医药健康管理、传染病及突发公共卫生事件报告和处理、卫生监督协管12类，计划生育基本服务包括避孕药具、计划生育手术服务等。

（三）"12320"卫生热线和"12356"阳光计生热线电话可为求助者免费提供健康知识、卫生计生政策法规的咨询服务。

释义：12320属于卫生行业政府公益热线，可受理公众对突发公共卫生事件和违反卫生法律法规案件的举报、投诉，受理公众对公共卫生工作的意见和建议，提供我国有关公共卫生法律法规和方针政策以及疾病预防控制和健康保健方面的咨询服务等。

12356阳光计生服务热线为广大市民和家庭提供避孕节育、优生优育、科学育儿、性与生殖健康、艾滋病与不孕不育等方面的咨询和指导。

二、就医和医保

（四）生病后要及时就医，首选到社区卫生服务机构初诊，不去"黑诊所"，按照医嘱用药。

释义：发现健康问题和疾病，要抓住最佳时机及时采取措施，重视疾病早期症状，如有不适，要及时到正规医疗卫生机构就诊，做到早发现、早诊断、早治疗。"小病在社区、大病去医院、康复回社区"。常见病和多发病患者首选社区卫生服务机构（医院）就诊，而不是盲目去三级医院，可以节省时间、费用，避免不必要的浪费。社区卫生服务机构包括社区卫生服务中心/站、乡镇卫生院/医院等，在那里工作的医生都是具有政府卫生行政部门颁发的行医执照，可为患者提供细致、全面的健康服务。不要到没有行医执照的"黑诊所"去看病。

任何药物（中、西药等）都有不良反应，遵照医嘱用药才能达到预期的治疗效果，不可擅自使用、停用或增减药物剂量，否则可能会引起严重后果。

（五）参加城乡居民或职工基本医疗保险，可向现居住地社保部门申请转移接续基本医疗保险关系。

释义：目前，我国居民在城镇就业后，可以参加职工基本医疗保险。参加城乡居民或职工基本医疗保险在定点医疗机构就医，可按规定比例报销医疗费用。按照《中华人民共和国社会保险法》等相关规定，个人跨统筹地区就业的，其基本医疗保险关系随本人转移，缴费年限累计计算。

三、传染病防治

（六）勤洗手，不与他人共用毛巾、牙刷和剃须刀等洗漱用品，防止传染疾病。

释义：每个人的手是接触物品最多的身体部位，因此也最容易沾染细菌和病毒，如果不洗手就用手指接触眼睛、鼻孔和食物，会很容易传染疾病。饭前便前便后和外出回家后要记得最先做的事情是用清洁的水和肥皂洗手。

每天早晚刷牙，吃东西后漱口，勤洗头发和洗澡，一人一盆一巾，不与他人共用毛巾、牙刷和剃须刀等洗漱用品，防止传染眼病、皮肤病和其他疾病。

（七）得了传染性疾病要就地及时诊治，带病返乡和到异地就医会错过最佳治疗时间。

释义：得了传染性疾病要就地及时诊治，按医嘱做好防护措施，带病返乡和到异地就医不但会错过最佳治疗时间，还很可能将传染病传给他人。

（八）咳嗽、咳痰2周以上，应怀疑得了肺结核，要及时就诊。肺结核患者应留在居住地完成全程治疗，防止产生耐药肺结核。

释义：肺结核是一种经呼吸道传播的慢性传染病，主要通过吸入肺结核患者咳嗽、咳痰、打喷嚏或大声说话时喷出的带有结核菌的飞沫而传播。肺结核的常见症状是咳嗽、咳痰，如果这些症状持续2周以上，应高度怀疑得了肺结核，要及时就诊。肺结核还会伴有痰中带血、低热、夜间出汗、午后发热、胸痛、疲乏无力、体重减轻、呼吸困难等症状。与肺结核患者共同居住、同室工作的人都是肺结核患者的密切接触者，有可能感染结核菌，应及时到医院去检查排除。

怀疑得了肺结核，要及时到当地结核病定点医疗机构就诊。县（区、旗）、地市、省（区、市）等区域均设有结核病定点医疗机构。按医生要求规范治疗，绝大多数肺结核患者都可以治愈。自己恢复健康，同时保护家人。如果不规范治疗，容易产生耐药肺结核。患者一旦耐药，治愈率低，治疗费用高，社会危害大。

四、职业健康和心理健康

（九）了解职业性有害因素，正确佩戴和使用个人防护用品，加强职业病防护意识。

释义：职业性有害因素又称职业病危害因素，指在职业活动中产生和/或存在的、可能对职业人群健康、安全和作业能力造成不良影响的因素或条件，包括化学、物理、生物等因素。劳动者可以通过如下途径知晓工作场所中存在的职业性有害因素：①劳动合同；②设备中文说明书；③材料中文说明书；④岗前培训和在岗期间培训；⑤警示标识和警示说明；⑥咨询职业病防治专业机构等。

个人防护用品又称个人职业病防护用品，指劳动者在劳动中为防御物理、化学、生物等外界因素伤害而穿戴、配备以及涂抹、使用的各种物品的总称，是防治职业病、保护劳动者健康最后、最关键的保护措施之一。

接触职业性有害因素的劳动者应了解工作场所存在的职业性有害因素及其可能造成的后果、预防控制及救援措施，自觉地执行有关制度和规程，正确佩戴个人防护用品，做好相应的防护措施，加强自我保护。

劳动者若怀疑自己有职业病，可以到经省级卫生计生行政部门批准、公布的职业病诊断机构进行职业病诊断。到哪个职业病诊断机构进行诊断，劳动者有选择权。《职业病防治法》第四十五条规定，劳动者可以在用人单位所在地、本人户籍所在地或者经常居住地依法承担职业病诊断的医疗卫生机构进行职业病诊断。遭受工伤或患职业病的劳动者依法享受工伤保险待遇。

（十）知晓劳动者应享有的职业卫生保护权利。从事接触职业病危害作业的劳动者应参加上岗前、在岗期间和离岗时职业健康检查。

释义：劳动者享有如下职业卫生保护权利。①受教育、培训权。用人单位有义务对劳动者进行上岗前的职业卫生培训和在岗期间的定期职业卫生培训。②职业健康权。对从事接触职业病危害的作业的劳动者，用人单位有义务按照有关规定组织上岗前、在岗期间和离岗时的职业健康检查。当劳动者患职业病后，用人单位应当按照国家规定安排职业病患者进行治疗、康复。③职业病危害的知情权。用人单位与劳动者签订劳动合同时，应当将工作过程中产生的职业病危害及其后果、职业病防护措施等如实告知劳动者，并在劳动合同中写明。④获得劳动保护的权利。用人单位必须采用有效的职业病防护设施，并为劳动者提供个人使用的符合防治职业病要求的职业病防护用品，这是用人单位的一项义务。⑤检举权、控告权。如果劳动者发现用人单位有违反职业病防治法律、法规以及危及生命健康的行为，有权对用人单位提出批评，并有权向有关部门进行检举和控告。⑥拒绝作业权。"违章指挥"和"没有防护措施的作业"都会对劳动者的健康和安全造成极大威胁，因此劳动者有权拒绝，有权对有关人员和用人单位提出批评，并有权向有关部门进行检举和控告。⑦参与民主管理权。参与用人单位职业卫生工作的民主管理，对职业病防治工作提出意见和建议。为了保障劳动者行使上述职业卫生保护权利，新修订的《职业病防治法》特别规定：因劳动者依法行使正当权利而降低其工资、福利等待遇或者解除、终止与其订立的劳动合同的，其行为无效。

用人单位依法对从事接触职业病危害因素作业的劳动者进行职业健康检查，包括上岗前、在岗期间和离岗时的职业健康检查。检查结束后，用人单位应将检查结果书面告知劳动者。

上岗前健康检查的目的：发现有无职业禁忌，建立接触职业病危害因素人员的基础健康档案。通过上岗前检查，来科学评价劳动者是否适合从事该工种的工作。在岗期间进行定期健康检查的目的：判断劳动者是否适合继续从事该工种的作业；早期发现职业病患者或疑似职业病患者或劳动者的其他健康异常改变；及时发现有职业禁忌的劳动者；通过动态观察劳动者群体健康变化，评价工作场所职业病危害因素的控制效果。离岗时职业健康检查的目的：是了解劳动者离开工作岗位时的健康状况，以分清健康损害的责任。

（十一）积极融入新环境，多与邻友交往，学会自我调适，如出现抑郁和焦虑，寻求心理支持和医生帮助。

释义：远在他乡，生活环境改变、工作变动，自身压力会变大，容易出现抑郁、焦虑情绪。此时排解压力的最好方法就是和邻居、朋友、老乡多走动、多交流，说出心中苦闷、生活的艰辛、思家的心情，分享一下成功的喜悦，放开心怀，积极适应新环境,结交新朋友。但是,如果出现持续的心情压抑、郁闷或者沮丧,十分难受而又无法排解;对日常活动不感兴趣;对工作和生活失去信心;不想参加朋友、老乡聚会;有自卑、自责和内疚感,觉得自己前途暗淡,对自己痛苦处境无力自拔,甚至出现想自杀的念头,这时一定要去社区卫生服务中心或医院,寻求医生的帮助和心理支持。

五、性与生殖健康

(十二)正确使用安全套,减少感染艾滋病、性病的危险。

释义:树立健康积极的恋爱、婚姻、家庭及性观念。目前,性传播已成为艾滋病、性病的主要传播途径。在预防艾滋病、性病方面,安全套是性交过程中的一道防护墙,可避免直接接触性伴的体液(精液、阴道分泌物)或血液,从而有效降低感染艾滋病、性病的危险性。

采用安全性行为,避免多性伴、无保护等高危性行为,正确使用合格的安全套基本可预防经性接触感染艾滋病、性病。如不正确使用(如射精前使用)或不坚持使用安全套,将大大降低其预防效果。因此,使用前应知晓并掌握安全套的正确使用方法,性交前要检查安全套的有效期,打开后要检查有无破裂、变质等情形,使用过程中应避免滑脱或破裂。

(十三)育龄女性应当选择安全的避孕措施,防止意外怀孕,减少和避免人工流产。育龄夫妻在现居住地可免费获得避孕药具。

释义:意外怀孕以及人工流产对女性的身心有较大的危害,对其伴侣或家庭都会产生不良的影响。因此,育龄夫妻或恋人要结合自身实际情况选择安全、高效的避孕措施,如坚持使用安全套、放置宫内节育器(避孕环)、口服或注射长效避孕药、结扎、事后服用紧急避孕药等措施,避免意外怀孕,减少和避免人工流产。

在各级计划生育技术服务机构、妇幼保健计划生育服务机构、乡镇计生办等地点由计划生育专职人员发放免费避孕药具。在"一站式"办证服务大厅、社区卫生服务机构、部分场地(小区、医院、药店、宾馆、流动人口集中处)设有避孕药具免费发放机等,提供24小时服务,供群众自取。一些地区还推出了通过网络发放免费避孕药具,登录相关网站后,支付快递费,通过快递配送。

(十四)育龄夫妻在现居住地县级定点服务机构可享受免费孕前优生健康检查。

释义:为预防出生缺陷、提高出生人口素质,我国启动实施国家免费孕前健康检查项目,为农业户籍计划怀孕夫妇免费提供优生健康教育、病史询问、体格检查、临床实验室检查、影像学检查、风险评估、咨询指导等孕前优生服务。免费服务所需经费由中央和地方财政予以保障。流动人口中符合生育政策的农业户籍计划怀孕夫妇,在准备怀孕前可到现居住地县级定点服务机构,包括计划生育技术服务机构、妇幼保健机构和综合医院等,接受免费孕前优生健康检查,获得优生咨询指导服务,为孕育健康宝宝做好孕前准备。

目前,我国有 22 个省(区、市)及计划单列市在地方财政支持下,已将享受免费孕前优生健康检查的目标人群从农业户籍扩大到城镇居民,流动人口中城镇户籍的计划怀孕夫妇也可在现居住地获得免费孕前优生健康检查服务。详情可咨询当地卫生计生行政管理部门。

(十五) 女性孕期接受至少 5 次产前检查,住院分娩,保障母婴健康和降低出生缺陷发生。

释义:女性怀孕后及时到助产服务机构建卡,接受产前检查,整个孕期接受至少 5 次产前检查。孕期过程中,如果返乡或者外出待产,要携带好产检记录到新居住地的助产服务机构登记,并连续接受产前检查。产科医生若建议需要做产前筛查或产前诊断,则应该接受产前筛查或产前诊断,降低出生缺陷儿出生。所有孕产妇均要求住院分娩,保障母婴安全。

六、儿童健康

(十六) 孩子出生或变更生活地点后,要到就近的疫苗接种门诊登记,按时接种疫苗,因故错过接种的要尽快补种。

释义:接种疫苗是预防传染病最有效、最经济的手段。疫苗能使机体产生对传染病的免疫力。我国对儿童实行预防接种证制度,免费为适龄儿童提供接种一类疫苗,包括:乙肝疫苗、卡介苗、脊髓灰质炎疫苗、百日咳白喉破伤风联合疫苗、麻疹风疹联合疫苗、麻疹风疹腮腺炎联合疫苗、A 群流脑疫苗、A+C 群流脑疫苗、乙脑疫苗、甲肝疫苗、白喉破伤风联合疫苗等,预防 12 种传染、感染性疾病。

孩子出生 1 个月内应到居住地乡镇卫生院 / 社区卫生服务中心办理预防接种证,每次接种疫苗时应携带预防接种证,儿童在入托、入学时需要查验预防接种证。预防接种是儿童的基本权利,儿童监护人应按照程序按时带孩子接种疫苗,因为返乡探亲或在城市间搬迁等原因错过接种的要尽快补种。

(十七) 父母应尽量把孩子带在身边养育,特别是 0~3 岁婴幼儿的早期发展尤为关键。

释义:为人父母养家挣钱,应尽量克服困难,把 0~16 岁的孩子带在身边养育,尽量不与孩子长期分离。

按时带 0~6 岁的孩子到社区卫生服务中心、乡镇医院(卫生院)参加定期体检(儿童保健),关注孩子的生长发育和心理行为发育。特别是 0~3 岁是大脑和身体发育的最关键时期,为孩子提供良好的营养、丰富的早期刺激,有利于孩子智力和心理的发展,错过这一时期,后期的营养和教育很难弥补。促进儿童早期发展,父母之爱无法替代。

(十八)父母应加强对孩子的健康防护和安全教育,避免在生产经营场所照看孩子,避免和减少儿童意外伤害。

释义:意外伤害对孩子健康与生命安全的影响非常大,家长必须高度警惕,尤其是日常生活当中父母或养护人应具有较强的防范意识,及时消除生活环境中的各种安全隐患,平时注意加强对孩子的正面教育和引导。生产经营场所环境复杂,造成孩子意外伤害的风险较高,应避免在生产经营场所照看小孩,最大限度地减少儿童意外伤害事件的发生。

七、关爱留守儿童和老人

(十九)经常与留守在老家的孩子和老人联系、交流,积极承担抚养和赡养责任。

释义:出门在外打拼,是为了家里的老人和孩子生活得更幸福。如果孩子在成长过程中从父母那里得到温暖的情感,那么他们将在生活中充满自信,以积极向上的乐观态度对待人生。对于勤劳一辈子依然看家守院的父母而言,他们对于远在异乡儿女的惦念,远远超过对自己身体的关注。一个电话,一条信息会给孩子带去无限的欢乐,给老人精神的慰藉。所以要多多与老人和孩子交流,从物质到精神给予他们保障和关爱,并且尽量找点时间,找点空闲多回家看看,尽自己对孩子的养育之责,报父母的养育之恩,只有这样留守的孩子才能快乐成长,留守的老人才能生活无忧。

出处:中华人民共和国国家卫生健康委员会国家卫生计生委办公厅关于印发流动人口健康教育核心信息及释义的通知　国卫办流管函〔2016〕631号

http://www.nhc.gov.cn/ldrks/s3577/201606/576edde51006469ab93ad3303953e2ae.shtml

时间:2016-06-14

第四篇
重点疾病核心信息和
相关释义

慢性病防治核心信息

一、心脑血管疾病、癌症、糖尿病和慢性呼吸系统疾病等慢性病发病广、致残致死率高，严重危害健康和生命，给个人、家庭和社会带来沉重负担。

二、慢性病受经济社会、生态环境、生活方式、遗传等多种因素影响，高血压、高血脂、高血糖、超重肥胖、吸烟、不健康饮食、缺乏运动、过量饮酒是慢性病的重要危险因素。

三、坚持合理饮食、适量运动、戒烟限酒、心理平衡的健康生活方式可以有效预防慢性病。

四、每个成年人都应知道自己的身高、体重、腰围、血压、血糖值；定期体检，尽早发现早期征兆，积极采取有效措施，降低慢性病患病风险。

五、慢性病患者应及时就诊，规范治疗，合理用药，预防并发症，提高生活质量。

六、防治心脑血管疾病的重要措施是预防和控制高血压、高血脂等危险因素，及早发现冠心病和卒中的早期症状，及时治疗。

七、多数癌症是可以防治的，早发现、早诊断、早治疗是提高治疗效果、改善生活质量的重要手段。

八、糖尿病的治疗不仅要血糖控制达标，还要求血脂、血压正常或接近正常，保持正常体重，坚持血糖监测。

九、避免吸烟，减少室内外空气污染，是预防慢性呼吸系统疾病发生发展的关键。

十、预防控制慢性病是全社会的共同责任，要做到政府主导，多部门合作，全社会动员，人人参与。

出处：中华人民共和国国家卫生健康委员会

http://www.nhc.gov.cn/wjw/jbyfykz/201304/2ef4ee3752ff44d19ff81cf7d983
1a34.shtml

时间：2012-07-09

"全国高血压日"宣传要点

一、高血压诊断标准

在未使用降压药物的情况下,非同日3次血压测量收缩压≥140mmHg和/或舒张压≥90mmHg,可诊断为高血压。提倡使用上臂式全自动电子血压计进行有规律的家庭血压测量。家庭血压测量值判断标准不同于诊室血压,家庭血压读数≥135/85mmHg被认定为高血压。

二、高血压的流行与危害

高血压是最常见的慢性病之一,目前全国现有高血压患者2.7亿。高血压是心脏病、脑卒中、肾病发病和死亡的最重要的危险因素,我国因心脑血管病导致的死亡占国民总死亡的40%以上,约70%的脑卒中死亡和约50%心肌梗死与高血压密切相关。

三、定期测量血压

1. 18岁及以上成人定期自我监测血压,至少每年测量1次血压,关注血压变化。

2. 超重或肥胖、高盐饮食、吸烟、长期饮酒、长期精神紧张、体力活动不足等高血压高危人群和血压为正常高值者(120~139/80~89mmHg),经常测量血压。

3. 医疗机构对35岁以上首诊患者测量血压。

4. 积极提倡高血压患者在家庭开展自测血压和自我管理,血压达标且稳定者,每周自测血压1次;血压未达标或不稳定者,应增加自测血压的次数。

5. 推荐使用经过国际标准认证合格的上臂式全自动电子血压计。

四、高血压的预防

1. 坚持运动。经常性的身体活动可预防和控制高血压,如健走、游泳、太极拳、家务劳动等,活动量一般应达到中等强度。

2. 限制食盐摄入。高盐饮食显著增加高血压患病风险,成人每天食盐摄入量不超过5g。

3. 减少摄入富含油脂和高糖的食物,限量使用烹调油,多吃蔬菜和水果。

4. 少吃快餐。尽量在家中就餐,可利于控制脂肪、盐和糖的摄入量。

5. 戒烟。吸烟有害健康,吸烟者应尽早戒烟。

五、高血压的治疗

1. 绝大多数患者需要长期和规律服用降压药,降压治疗要达标。

2. 降压治疗的血压目标。一般高血压患者,血压降至140/90mmHg以下,合并糖尿病或慢性肾脏疾病的患者应降至130/80mmHg以下;80岁以上患者降至150/90mmHg以下。冠心病患者的舒张压低至60mmHg者应谨慎降压。

3. 大部分高血压属于原发性高血压,一般不能根治,需要长期服药治疗。不盲目相信非法广告或伪科学宣传,不能用保健品、保健理疗或食疗替代降压药治疗。

4. 大多数高血压是可以控制的,控制不佳者应及时就医。

六、高血压管理

每个人是自己健康的第一责任人。高血压是终身性疾病,需要长期规范治疗及随访管理。国家已将高血压患者健康管理纳入基本公共卫生服务项目,高血压患者要学会自我健康管理,认真遵医嘱服药,经常测量血压和复诊,降低心脑血管病事件发生风险。

出处:中华人民共和国国家卫生健康委员会疾病预防控制局

http://www.nhc.gov.cn/jkj/s7930/201909/55731fbf7546441790445d96b9502c90.shtml

时间:2019-09-12

"世界脑卒中日"宣传要点

一、卒中的定义和特点

脑卒中（中风）是一种急性脑血管疾病，是由于脑部血管突然破裂或因血管阻塞导致血液不能流入大脑而引起脑组织损伤的一组疾病，通常分为缺血性和出血性两大类。不同部位的脑卒中所导致的症状也不尽相同。

脑卒中是由生活方式、环境、遗传等多种因素共同导致的疾病。大量临床研究和实践证明，脑卒中可防可治。早期积极控制脑卒中危险因素及规范化开展脑卒中治疗，可有效降低脑卒中的发病率、复发率、致残率及死亡率，改善脑卒中的预后。

二、卒中的危害和负担

脑卒中是影响我国群众健康的重大疾病，可导致肢体瘫痪、语言障碍、吞咽困难、认知障碍、精神抑郁等，具有发病率高、复发率高、致残率高和死亡率高及经济负担重的特点。据世界卫生组织统计，全世界每六个人中就有一人可能罹患脑卒中，每六秒钟就有一人死于脑卒中，每六秒钟就有一人因为脑卒中而永久致残。近年来，我国脑卒中发病率呈现上升趋势，约有 3/4 患者不同程度丧失劳动力或生活不能自理，给家庭和社会造成巨大负担。

三、脑卒中的危险因素及干预

高血压、血脂异常、糖尿病，以及生活饮食习惯与脑卒中的发生关系密切，如高盐高脂饮食、吸烟、饮酒、缺乏体育锻炼等都已证实是脑卒中的危险因素。脑卒中发病率、死亡率的上升与血压升高关系密切，血压越高，脑卒中风险越高。血脂异常与缺血性脑卒中发生率之间存在明显相关性。降低血压，控制血脂,保持健康体重,可降低脑卒中风险。房颤是引发缺血性脑卒中的重要病因,建议房颤患者遵医嘱采用抗凝治疗。

国内外的防控经验都证实脑卒中"可防可控"。脑卒中的预防要以"健康四大基石"为主要内容,即"合理膳食,适量运动,戒烟限酒,心理平衡"。

日常生活行为应注意:

1. 注重合理膳食,每日食盐摄入量不超过 5g,减少摄入富含油脂和高糖的食物,限量食用烹调油,每天饮水要充足。

2. 酌情量力运动,以大肌肉群参与的有氧耐力运动为主,如健走、慢跑、游泳、太极拳等运动,活动量一般应达到中等强度。防止过度劳累、用力过猛。

3. 克服不良嗜好(吸烟、过量饮酒、久坐等)。

4. 注意气候变化、保持情绪平稳。

5. 老年人应防止过快改变体位,避免便秘。

6. 定期进行健康体检,发现问题早诊早治。

四、急性脑卒中的早期识别和治疗

(一) 如何快速识别脑卒中

中国推出了适合国人的急性脑卒中快速识别方法即"中风 120",是一种适用于国人的迅速识别脑卒中和即刻行动的策略:

"1"代表"看到 1 张不对称的脸";

"2"代表"查两只手臂是否有单侧无力";

"0"代表"聆(零)听讲话是否清晰"。

如果通过这三步观察怀疑患者是中风,可立刻拨打急救电话 120。

(二) 脑卒中的救治效果具有极强的时间依赖性

急性缺血性脑卒中约占脑卒中的 70%,其治疗时间窗窄,越早治疗效果越好,在时间窗内开展静脉溶栓治疗及血管内治疗(取栓)等是目前最有效的救治措施。一旦发生脑卒中,需要尽快到最近的卒中中心和脑卒中筛查与防治基地医院等具备卒中救治能力的医疗机构接受规范救治。国家卫生健康委脑防委已发布了"卒中急救地图"APP,民众通过关注微信"卒中急救地图"公众号,可详细了解卒中防治和急救知识,明确获知身边具备脑卒中救治能力的医疗机构的具体位置、联系方式等信息。

五、脑卒中的康复

脑卒中患者常存在各种后遗症和功能障碍,长时间卧床也会导致肌肉萎缩、关节挛缩变形等问题,导致患者生活不能自理,需要及时康复治疗。脑卒中康复治疗是综合各种治疗手段,尽可能地纠正或改善脑卒中后遗症,提高患者的生活自理能力和生活质量。

　　脑卒中患者康复治疗一定要尽早进行并贯穿疾病恢复的全过程。包括发病早期在病房的康复治疗，在康复中心的康复治疗及出院后在社区或家中的继续康复治疗。康复治疗不仅需要康复医师团队的帮助，也需要社区、患者自身和家庭共同配合完成，从而帮助脑卒中患者在身体和精神双重层面上回归生活，重返社会。

　　出处：中华人民共和国国家卫生健康委员会疾病预防控制局
　　http://www.nhc.gov.cn/jkj/s7930/201910/aefdeec0f8e341ed9eb23d9c9c139316.shtml
　　时间：2018-10-19

糖尿病防治健康教育核心信息释义

一、糖尿病是严重影响我国居民健康的慢性病之一，每 9 个成年人中就会有 1 位是糖尿病患者，如不及时进行正确治疗，会引发心脑血管疾病、失明、足坏疽、尿毒症等严重后果。

（一）2013 年我国慢性病及其危险因素监测结果显示，18 岁及以上人群糖尿病患病率为 10.4%。我国成人中糖尿病前期患者（空腹血糖和 / 或餐后血糖不正常，但尚未达到糖尿病诊断标准）约 1.5 亿。这意味着，每 9 个成年人中有 1 个糖尿病患者，每 4 个成年人中有 1 个人血糖不正常。

（二）心、脑血管病变是糖尿病患者的主要健康威胁。糖尿病患者发生心、脑血管疾病的风险增加 2~4 倍，且病变更严重、更广泛、预后更差、发病年龄更早。

（三）糖尿病视网膜病变是导致成人失明的主要原因。在 2 型糖尿病成人患者中，约三分之一患者合并视网膜病变。糖尿病视网膜病变的患病率随病程延长和年龄增长而上升。

（四）糖尿病足是糖尿病最严重的和治疗费用最高的慢性并发症之一，重者可以导致截肢和死亡。糖尿病足截肢后的 5 年死亡率高达 40%。50 岁以上合并至少一个心血管疾病危险因素（如吸烟、高血压和血脂紊乱等）的糖尿病患者中，约有五分之一合并下肢动脉病变。

（五）超过三分之一的糖尿病患者会并发肾病。糖尿病肾病是造成慢性肾功能衰竭的常见原因，也是做透析的首位原因。

（六）糖尿病神经病变是糖尿病最常见的慢性并发症之一，病变可累及中枢神经及周围神经。

二、糖尿病是可预防的疾病。保持健康的生活方式(包括控制体重、戒烟限酒、加强锻炼、合理饮食、降低油脂和盐的摄入、心理平衡等),是预防和治疗糖尿病的基本措施。

(一) 糖尿病前期患者应定期检查血糖,加强饮食控制和运动,控制心血管疾病危险因素,降低糖尿病及其并发症的风险。

(二) 运动在糖尿病管理中占重要地位。运动可增加胰岛素敏感性,有助于控制血糖,预防疾病和保持身体健康等。

(三) 糖尿病及糖尿病前期患者都需要接受个体化医学营养治疗,应控制总能量的摄入(尤其是超重和肥胖者),合理、均衡分配各种营养物质。

(四) 吸烟明显增加糖尿病患者发生心血管、神经并发症以及截肢的风险。

(五) 大量饮酒可能诱发磺脲类或胰岛素治疗的糖尿病患者出现低血糖,引发或加重脂肪肝和高甘油三酯血症,加重胰岛素抵抗,并诱发急性胰腺炎。

(六) 摄入过量油盐,可引起肥胖、血脂异常和高血压,诱发或加重心血管事件。

(七) 心血管并发症是造成糖尿病患者死亡和残疾的最主要原因,约有四分之三的糖尿病患者死于心血管疾病。

(八) 至少五分之一的糖尿病患者合并抑郁状态。保持乐观积极的心态,提高患者对治疗的依从性,有利于糖尿病的控制和减少并发症,保证和改善生活质量。

三、定期体检可及早发现血糖异常或糖尿病,有益于采取有效的预防及治疗措施。

(一) 定期健康体检是预防保健、早期发现糖尿病的重要手段。及早诊断和科学治疗可使绝大多数糖尿病患者享受正常人生。

(二) 血糖异常或糖尿病早期并无三多一少及其他不适症状,常常是在进行健康体检或在看其他疾病时被发现的。

(三) 糖尿病发展到晚期,常常出现多种并发症,治疗困难,预后差,病死率高。糖尿病及其并发症的预防至关重要。

四、年龄 ≥ 40 岁、糖尿病前期史、超重或肥胖、静坐生活方式、一级亲属中有 2 型糖尿病家族史、有妊娠期糖尿病史的妇女、高血压、血脂异常的人群易患糖尿病。

(一) 预防糖尿病的关键是及早发现高危人群,通过健康的生活方式,降低糖尿病的发生率。

（二）高危人群的定义

①年龄 ≥ 45 岁；②糖尿病前期史；③超重（≥ 24kg/m²）或肥胖（≥ 28kg/m²）和 / 或中心型肥胖（男性腰围 ≥ 90cm，女性腰围 ≥ 85cm）；④静坐生活方式；⑤一级亲属中有 2 型糖尿病家族史；⑥有妊娠期糖尿病史的妇女；⑦高血压［收缩压 ≥ 140mmHg（1mmHg=0.133kPa）和 / 或舒张压 ≥ 90mmHg］，或正在接受降压治疗；⑧血脂异常，或正在接受调脂治疗；⑨动脉粥样硬化性心血管疾病患者；⑩有一过性类固醇糖尿病病史者；⑪ 多囊卵巢综合征患者或伴有与胰岛素抵抗相关的临床状态；⑫ 长期接受抗精神病药物和 / 或抗抑郁症药物治疗的他汀类药物治疗的患者。

（三）高危人群比普通人群更容易患糖尿病，高危因素越多，患糖尿病的风险就越大。

（四）糖尿病前期人群是最重要的 2 型糖尿病高危人群，其发展为糖尿病的风险明显增加。

（五）超重肥胖人群患糖尿病的风险比普通人群高 2~3 倍。控制体重是预防 2 型糖尿病的关键一环。

五、糖尿病典型症状可概括为"三多一少"，即多尿、多饮、多食和体重减轻。

（一）高血糖是造成多尿、多饮的主要原因。多余的血糖必须溶解到尿里才能排出，大量的尿液排出必然引起体液的丢失，引起和加重口渴，需要补充液体代偿。

（二）糖尿病患者因为担心多尿、多饮而不饮水或少饮水，这是十分危险的，会加重高血糖甚至引起昏迷，乃至死亡。

（三）由于胰岛素绝对或相对缺乏，机体不能充分利用葡萄糖产生能量，导致脂肪和蛋白质分解加强，消耗过多，糖尿病患者体重逐渐下降，乃至出现消瘦。

六、很多糖尿病患者无典型症状，但经常出现皮肤瘙痒、反复泌尿系感染、伤口不容易愈合等情况，应及早检测血糖。

（一）很多糖尿病患者早期没有典型症状，常于合并其他疾病就诊或查体时被确诊为糖尿病。

（二）糖尿病的不典型症状。经常感到疲乏、劳累；视力下降、视物模糊；皮肤瘙痒，尤其是女性外阴瘙痒；下肢麻木或刺痛；伤口难愈，反复感染，比如泌尿系或胆道感染、皮肤疖肿及真菌感染等；部分早期糖尿病临床表现为低血糖，餐前饥饿感、心慌等。如出现上述症状，应及早检测血糖。

七、糖尿病是一种长期慢性疾病,需要长期坚持饮食、运动、药物、监测、心理等综合治疗,以阻止或延缓并发症发生。

(一)糖尿病治疗主要是以个体化的降糖、降压、调脂、抗凝等降低心血管危险因素、防治并发症为中心的长期综合治疗。

(二)通过科学、合理的治疗,绝大多数糖尿病患者可以得到有效控制,享受正常人生,不因为糖尿病而提前死亡或残疾。

(三)患者的行为生活方式和自我管理能力对糖尿病控制至关重要。

(四)饮食控制、合理运动、血糖监测、糖尿病教育和应用降糖药物等都是综合性治疗的重要措施。

(五)医学营养治疗和运动治疗是控制 2 型糖尿病高血糖的基本措施,应在医师指导下贯穿糖尿病治疗的始终。

八、糖尿病患者应坚持血糖监测,定期检测糖化血红蛋白(HbA1c),控制血糖达标。

(一)血糖监测是确保血糖治疗达标的重要措施,也是避免低血糖风险的重要手段。

(二)糖化血红蛋白是评价长期血糖控制的金指标,是指导临床调整治疗方案的重要依据。

(三)《中国 2 型糖尿病防治指南》(2010 版)将糖化血红蛋白的控制标准定为 <7%。应结合患者自身情况对控制目标进行个体化调整。

(四)在治疗初期,建议每 3 个月检测 1 次糖化血红蛋白。血糖控制良好,达到控制目标后,可 6 个月检查 1 次。

九、糖尿病的治疗不仅要做到血糖控制达标,也要做到体重、血脂、血压控制达标。

(一)2 型糖尿病患者常常伴有高血压、血脂异常、肥胖症、脂肪肝、高尿酸血症和痛风等慢性疾病和代谢异常状态。

(二)血压和血脂的控制对减少糖尿病并发症的发生风险具有重要作用,对其进行监测和控制达标与血糖的监测和控制达标同等重要。

(三)糖尿病患者每年应至少检查一次血脂(包括 LDL-C、总胆固醇、甘油三酯和 HDL-C)。

(四)接受调脂药物治疗的患者,应根据医生的评估定期检测血脂和肝功能。

十、糖尿病的发生与流行会给个人、家庭、社会造成沉重负担,预防糖尿病是每个人的责任。

(一) 糖尿病及其并发症给人类健康和社会发展带来了沉重的负担。

(二) 根据国际糖尿病联盟估计,按目前的增长速度,到 2030 年全球将有近 5 亿人患糖尿病。

(三) 中国是世界上人口最多的国家,糖尿病已经并将继续给个人、家庭乃至全社会造成沉重负担。

(四) 糖尿病的慢性血管并发症对患者的生命和生活质量威胁极大,给患者家庭以及社会带来了沉重的经济负担。

参考文献:《中国 2 型糖尿病防治指南》(2017 版),中华医学会糖尿病学分会主编

出处:中国健康教育中心提供

时间:2018 年

癌症防治核心信息及知识要点

一、癌症是一类严重危害群众健康的慢性病

（一）癌症是一大类疾病的总称，我国每年新发癌症病例超过350万，死亡病例超过200万，防控形势严峻。

（二）我国最常见的癌症包括肺癌、乳腺癌、胃癌、肝癌、结直肠癌、食管癌、子宫颈癌、甲状腺癌等。近年来，肺癌、乳腺癌及结直肠癌等发病呈显著上升趋势，肝癌、胃癌及食管癌等发病率仍居高不下。

（三）大部分癌症是人体细胞在外界因素长期作用下，基因损伤和改变长期积累的结果，是一个多因素、多阶段、复杂渐进的过程，从正常细胞发展到癌细胞通常需要十几年到几十年的时间。

（四）致癌因素十分复杂，包括化学、物理和慢性感染等外部因素以及遗传、免疫、年龄、生活方式等自身因素。

二、癌症是可以预防的

（一）世界卫生组织提出：三分之一的癌症完全可以预防；三分之一的癌症可以通过早期发现得到根治；三分之一的癌症可以运用现有的医疗措施延长生命、减轻痛苦、改善生活质量。

（二）我们可以通过三级预防来进行癌症的防控，一级预防是病因预防，减少外界不良因素的损害；二级预防是早期发现，早期诊断，早期治疗；三级预防是改善生活质量，延长生存时间。

（三）国际先进经验表明，采取积极预防（如健康教育、控烟限酒、早期筛查等）、规范治疗等措施，对于降低癌症的发病和死亡具有显著效果。

（四）我国实施癌症综合防治策略较早的一些地区，癌症发病率和死亡率已呈现下降趋势。

三、改变不健康生活方式可以预防癌症的发生

（一）世界卫生组织认为癌症是一种生活方式疾病。

（二）吸烟、肥胖、缺少运动、不合理膳食习惯、酗酒、压力、心理紧张等都是癌症发生的危险因素。

（三）戒烟限酒、平衡膳食、适量运动、心情舒畅可以有效降低癌症的发生。

（四）癌症的发生是人全生命周期相关危险因素累积的过程。癌症防控不只是中老年人的事情，要尽早关注癌症预防，从小养成健康的生活方式，避免接触烟草、酒精等致癌因素，降低癌症的发生风险。

四、癌症不会传染，但一些致癌因素是会传染的

（一）癌症是由于自身细胞基因发生变化而产生的，是不传染的。

（二）一些与癌症发生密切相关的细菌（如幽门螺杆菌）、病毒（如人乳头状病毒、肝炎病毒、EB病毒等）是会传染的。

（三）通过保持个人卫生和健康生活方式、接种疫苗（如肝炎病毒疫苗、人乳头状病毒疫苗）可以避免感染相关的细菌和病毒，从而预防癌症的发生。

五、规范的防癌体检能够早期发现癌症

（一）防癌体检是在癌症风险评估的基础上，针对常见癌症进行的身体检查，其目的是让群众知晓自身患癌风险，发现早期癌症或癌前病变，进行早期干预。

（二）目前的技术手段可以早期发现大部分的常见癌症。使用胸部低剂量螺旋CT可以检查肺癌，超声结合钼靶可以检查乳腺癌，胃肠镜可以检查消化道癌等。

（三）要根据个体年龄、既往检查结果等选择合适的体检间隔时间。

（四）防癌体检专业性强，讲究个体化和有效性，应选择专业的体检机构进行。

六、早诊早治是提高癌症生存率的关键

（一）癌症的治疗效果和生存时间与癌症发现的早晚密切相关，发现越早，治疗效果越好，生存时间越长。

（二）关注身体出现的癌症危险信号，出现以下症状应及时到医院进行诊治。

1. 身体浅表部位出现的异常肿块。

2. 体表黑痣和疣等在短期内色泽加深或迅速增大。

171

3. 身体出现的异常感觉：哽咽感、疼痛等。

4. 皮肤或黏膜经久不愈的溃疡。

5. 持续性消化不良和食欲减退。

6. 大便习惯及性状改变或带血。

7. 持久性声音嘶哑，干咳，痰中带血。

8. 听力异常，鼻血，头痛。

9. 阴道异常出血，特别是接触性出血。

10. 无痛性血尿，排尿不畅。

11. 不明原因的发热、乏力、进行性体重减轻。

七、发现癌症要选择正规医院接受规范化治疗

（一）癌症的治疗方法包括手术治疗和非手术治疗两大类，非手术治疗包括放射治疗、化学治疗、靶向治疗、免疫治疗、内分泌治疗、中医治疗等。

（二）规范化治疗是长期临床治疗工作的科学总结，根据癌症种类和疾病分期来决定综合治疗方案，是治愈癌症的基本保障。

（三）癌症患者要到正规医院进行规范化治疗，不要轻信偏方或虚假广告，以免贻误治疗时机。

八、癌症康复治疗可以有效提高患者的生存时间和生活质量

（一）癌症康复治疗包括心理康复和生理康复两大部分，是临床治疗必要的延续和完善。

（二）癌症患者的康复要做到：乐观的心态、平衡的膳食、适当的锻炼、合理的用药、定期的复查。

（三）疼痛是癌症患者最常见、最主要的症状。要在医生帮助下通过科学的止痛方法积极处理疼痛，不要忍受痛苦。

（四）要正视癌症，积极调整身体免疫力，保持良好身心状态，达到病情长期稳定，与癌症"和平共处"。

出处：中华人民共和国国家卫生健康委员会疾病预防控制局 关于开展2019年全国肿瘤防治宣传周活动的通知

http://www.nhc.gov.cn/jkj/s5878/201903/81140f820513439f8a8a57f49f8ae8b7.shtml

时间：2019-03-29

防治骨质疏松知识要点

一、骨质疏松防治的 11 点提示

（一）骨质疏松症是可防可治的慢性病。

（二）人的各个年龄阶段都应当注重骨质疏松的预防，婴幼儿和年轻人的生活方式都与成年后骨质疏松的发生有密切联系。

（三）富含钙、低盐和适量蛋白质的均衡饮食对预防骨质疏松有益。

（四）无论男性或女性，吸烟都会增加骨折的风险。

（五）不过量饮酒。每日饮酒量应当控制在标准啤酒 570ml、白酒 60ml、葡萄酒 240ml 或开胃酒 120ml 之内。

（六）步行或跑步等能够起到提高骨强度的作用。

（七）平均每天至少 20 分钟日照。充足的光照会对维生素 D 的生成及钙质吸收起到非常关键的作用。

（八）负重运动可以让身体获得及保持最大的骨强度。

（九）预防跌倒。老年人 90% 以上的骨折由跌倒引起。

（十）高危人群应当尽早到正规医院进行骨质疏松检测，早诊断。

（十一）相对不治疗而言，骨质疏松症任何阶段开始治疗都不晚，但早诊断和早治疗会大大受益。

二、知识要点

（一）什么是骨质疏松症

骨质疏松症是中老年人最常见的骨骼疾病。

骨质疏松症是一种全身性疾病，它的主要特征是骨矿物质含量低下、骨结构破坏、骨强度降低、易发生骨折。

疼痛、驼背、身高降低和骨折是骨质疏松症的特征性表现。但有许多骨质疏松症患者在疾病早期常无明显的感觉。

骨质疏松性骨折是脆性骨折，通常在日常负重、活动、弯腰和跌倒后发生。

骨折是骨质疏松症的直接后果，轻则影响机体功能，重则致残甚至致死。常见的骨折部位是腰背部、髋部和手臂。

（二）骨质疏松症的危害

骨质疏松症是第四位常见的慢性疾病，也是中老年最常见的骨骼疾病。

骨质疏松症被称为沉默的杀手。骨折是骨质疏松症的严重后果，常是部分骨质疏松症患者的首发症状和就诊原因。髋部骨折后第一年内由于各种并发症死亡率达到 20%~25%。存活者中 50% 以上会有不同程度的残疾。

一个骨质疏松性髋部骨折的患者每年的直接经济负担是 32 776 元人民币。中国每年骨质疏松性髋部骨折的直接经济负担是 1 080 亿元人民币。

（三）发生骨质疏松症的病因

骨质疏松症受先天因素和后天因素影响。先天因素指种族、性别、年龄及家族史；后天因素包括药物、疾病、营养及生活方式等。年老、女性绝经、男性性功能减退都是导致骨质疏松症的原因。

（四）骨质疏松症的高危人群

有以下因素者属于骨质疏松症的高危人群：老龄；女性绝经；母系家族史（尤其髋部骨折家族史）；低体重；性激素低下；吸烟；过度饮酒或咖啡；体力活动少；饮食中钙和 / 或维生素 D 缺乏（光照少或摄入少）；有影响骨代谢的疾病；应用影响骨代谢的药物。

（五）骨质疏松症的预防

骨质疏松症可防可治。

人的各个年龄阶段都应当注重骨质疏松的预防，婴幼儿和年轻人的生活方式都与骨质疏松的发生有密切联系。

人体骨骼中的矿物含量在 30 多岁达到最高，医学上称之为峰值骨量。峰值骨量越高，就相当于人体中的"骨矿银行"储备越多，到老年发生骨质疏松症的时间越推迟，程度也越轻。

老年后积极改善饮食和生活方式，坚持钙和维生素 D 的补充可预防或减轻骨质疏松。

均衡饮食：增加饮食中钙及适量蛋白质的摄入，低盐饮食。钙质的摄入对于预防骨质疏松症具有不可替代的作用。嗜烟、酗酒、过量摄入咖啡因和高磷饮料会增加骨质疏松的发病危险。

适量运动：人体的骨组织是一种有生命的组织，人在运动中肌肉的活动会不停地刺激骨组织，使骨骼更强壮。运动还有助于增强机体的反应性，改善平衡功能,减少跌倒的风险。这样骨质疏松症就不容易发生。

增加日光照射:中国人饮食中所含维生素 D 非常有限,大量的维生素 D_3 依赖皮肤接受阳光紫外线的照射后合成。经常接受阳光照射会对维生素 D 的生成及钙质吸收起到非常关键的作用。正常人平均每天至少 20 分钟日照。

提示:防晒霜、遮阳伞也会使女性骨质疏松概率加大。平时户外光照不足的情况下,出门又要涂上厚厚的防晒霜或者用遮阳伞,会影响体内维生素 D 的合成。

(六) 早诊断、规范治疗,降低危害

骨质疏松症任何阶段开始治疗都比不治疗好。及早得到正规检查,规范用药,可以最大程度降低骨折发生风险,缓解骨痛等症状,提高生活质量。

骨质疏松的预防和治疗需在医生指导下进行,其防治策略包括基础措施和药物治疗两部分。

基础措施包括调整生活方式和骨健康基本补充剂。调整生活方式:富含钙、低盐和适量蛋白质的均衡饮食;注意适当户外运动;避免嗜烟、酗酒;慎用影响骨代谢的药物;采取防止跌倒的各种措施。骨健康基本补充剂包括钙剂和维生素 D。

药物治疗包括抗骨吸收药物、促进骨形成药物以及一些多重机制的药物。必须在医师的指导下应用。

(七) 骨质疏松症高危人群的自我检测

提示:高危人群应当尽早到正规医院进行骨质疏松检测,做到早诊断、早预防、早治疗。

以下问题可以帮助进行骨质疏松症高危情况的自我检测,任何一项回答为“是”者,则为高危人群,应当到骨质疏松专科门诊就诊:

1. 您是否曾经因为轻微的碰撞或者跌倒就会伤到自己的骨骼?

2. 您连续 3 个月以上服用激素类药品吗?

3. 您的身高是否比年轻时降低了 3cm?

4. 您经常过度饮酒吗? (每天饮酒 2 次,或一周中只有 1~2 天不饮酒)

5. 您每天吸烟超过 20 支吗?

6. 您经常腹泻吗? (由于腹腔疾病或者肠炎而引起)

7. 父母有没有轻微碰撞或跌倒就会发生髋部骨折的情况?

8. 女士回答:您是否在 45 岁之前就绝经了?

9. 您是否曾经有过连续 12 个月以上没有月经(除了怀孕期间)?

10. 男士回答:您是否患有阳痿或者缺乏性欲这些症状?

提示:高龄、低体重女性尤其需要注意骨质疏松,医生常用“瘦小老太太”来形容这类高危人群。此外,缺乏运动、缺乏光照对年轻人来讲同样是骨质疏松的危险因素。

（八）骨质疏松症的误区

1. 喝骨头汤能防止骨质疏松。实验证明同样一碗牛奶中的钙含量，远远高于一碗骨头汤。对老人而言，骨头汤里溶解了大量骨内的脂肪，经常食用还可能引起其他健康问题。要注意饮食的多样化，少食油腻，坚持喝牛奶，不宜过多食入蛋白质和咖啡因。

2. 治疗骨质疏松症等于补钙。简单来讲骨质疏松症是骨代谢的异常（人体内破骨细胞影响大于成骨细胞，以及骨吸收的速度超过骨形成速度）造成的。因此骨质疏松症的治疗不是单纯补钙，而是综合治疗，提高骨量、增强骨强度和预防骨折。患者应当到正规医院进行诊断和治疗。

3. 骨质疏松症是老年人特有的现象，与年轻人无关。骨质疏松症并非是老年人的"专利"，如果年轻时期忽视运动，常常挑食或节食，饮食结构不均衡，导致饮食中钙的摄入少，体瘦，又不拒绝不良嗜好，这样达不到理想的骨骼峰值量和质量，就会使骨质疏松症有机会侵犯年轻人，尤其是年轻的女性。因此，骨质疏松症的预防要及早开始，使年轻时期获得理想的骨峰值。

4. 老年人治疗骨质疏松症为时已晚。很多老年人认为骨质疏松症无法逆转，到老年期治疗已没有效果，为此放弃治疗，这是十分可惜的。从治疗的角度而言，治疗越早，效果越好。所以，老年人一旦确诊为骨质疏松症，应当接受正规治疗，减轻痛苦，提高生活质量。

5. 靠自我感觉发现骨质疏松症。多数骨质疏松症患者在初期都不出现异常感觉或感觉不明显。发现骨质疏松症不能靠自我感觉，不要等到发觉自己腰背痛或骨折时再去诊治。高危人群无论有无症状，应当定期去具备双能 X 线吸收仪的医院进行骨密度检查，有助于了解您的骨密度变化。

6. 骨质疏松症是小病，治疗无须小题大做。骨质疏松症平时不只是腰酸腿痛而已，一旦发生脆性骨折，尤其老年患者的髋部骨折，导致长期卧床，死亡率甚高。

7. 骨质疏松症治疗自己吃药就可以了，无需看专科医生。对于已经确诊骨质疏松症的患者，应当及早到正规医院，接受专科医生的综合治疗。

8. 骨质疏松容易发生骨折，宜静不宜动。保持正常的骨密度和骨强度需要不断地运动刺激，缺乏运动就会造成骨量丢失。体育锻炼对于防止骨质疏松具有积极作用。另外，如果不注意锻炼身体，出现骨质疏松，肌力也会减退，对骨骼的刺激进一步减少。这样，不仅会加快骨质疏松的发展，还会影响关节的灵活性，容易跌倒，造成骨折。

9. 骨折手术后，骨骼就正常了。发生骨折，往往意味着骨质疏松症已经十分严重。骨折手术只是针对局部病变的治疗方式，而全身骨骼发生骨折的风险并未得到改变。因此,我们不但要积极治疗骨折,还需要客观评价自己的骨骼健康程度,以便及时诊断和治疗骨质疏松症,防止再次发生骨折。

出处:中华预防医学会

http://www.cpma.org.cn/zhyfyxh/hydt/201210/6a4281d04be04693a560a365f8604b20.shtml

时间:2012-10-16

精神卫生宣传教育核心信息和知识要点

核心信息

一、精神健康是健康不可缺少的一部分,没有精神疾病不代表精神健康。每个人不仅需要身体健康,也需要精神健康。

二、精神健康和精神疾病与躯体健康和躯体疾病一样,是由多个相互作用的生物、心理和社会因素决定的。

三、每个人在一生中都会遇到各种精神卫生问题,重视和维护自身的精神健康是非常必要的。

四、我国当前重点防治的精神疾病是精神分裂症、抑郁症、儿童青少年行为障碍和老年期痴呆。

五、怀疑有心理行为问题或精神疾病,要及早去医疗机构接受咨询和正规的诊断与治疗。

六、精神疾病是可以预防和治疗的。

七、关心、不歧视精神疾病患者,帮助他们回归家庭、社区和社会。

八、精神卫生工作关系到社会的和谐与发展,促进精神健康和防治精神疾病是全社会的责任。

知识要点

一、精神健康是健康不可缺少的一部分,没有精神疾病不代表精神健康。每个人不仅需要身体健康,也需要精神健康。

- 健康(health)不仅仅是没有疾病或虚弱,而是一种生理、心理和社会适

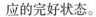

应的完好状态。

● 精神健康（mental health），又称心理健康，是指个体能够恰当地评价自己、应对日常生活中的压力、有效率地工作和学习、对家庭和社会有所贡献的一种良好状态。主要包括以下特征：智力正常；情绪稳定、心情愉快；自我意识良好；思维与行为协调统一；人际关系融洽；适应能力良好。

● 精神卫生问题（mental health problems），又称心理卫生问题。精神卫生问题的存在是一种非常普遍的现象，许多人都会存在精神卫生问题，自己可能意识不到。

● 精神疾病（mental illness），又称精神障碍（mental disorder），是指精神活动出现异常，产生精神症状，达到一定的严重程度，并且达到足够的频度或持续时间，使患者的社会生活、个人生活能力受到损害，造成主观痛苦的一种疾病状态。

● 现行的国际疾病诊断分类（ICD-10）将精神疾病分为 10 大类 72 小类近 400 种。10 大类为：

1. 器质性精神障碍。如老年期痴呆。
2. 使用精神活性物质所致的精神和行为障碍。如酒精依赖综合征。
3. 精神分裂症、分裂型障碍和妄想性障碍。
4. 心境（情感）障碍。如抑郁症和躁狂症。
5. 神经症性、应激相关的及躯体形式障碍。如焦虑症。
6. 伴有生理紊乱及躯体因素的行为综合征。如失眠症。
7. 成人人格与行为障碍。如偏执型人格障碍。
8. 精神发育迟滞。即通常所说的智力低下。
9. 心理发育障碍。如儿童孤独症。
10. 通常起病于童年与少年期的行为和情绪障碍。如注意缺陷多动障碍。

二、精神健康和精神疾病与躯体健康和躯体疾病一样，是由多个相互作用的生物、心理和社会因素决定的。

● 影响精神疾病发生的生物学因素包括年龄、性别、遗传、产前产后的发育情况、躯体疾病和成瘾物质等。如有精神疾病家族史的人要比没有精神疾病家族史的人容易患精神疾病。精神疾病和躯体疾病相互影响，精神疾病会加重躯体疾病，患有躯体疾病也会增加患精神疾病的危险性。

● 影响精神疾病发生的心理因素包括人的个性特征、对事物的看法、应对方式和情绪特点等。如心理负担过重、对各种生活事件的心理反应大，均可能诱发精神疾病。

● 影响精神疾病发生的社会因素包括生活中的各种大事、意外事件和不良事件、家庭和社会的支持、文化、环境等。如天灾人祸、亲人亡故、工作或学业受挫、婚姻危机、失恋等重大生活事件是诱发精神疾病的重要社会因素。

● 生物、心理和社会因素以及它们之间的相互作用,影响着人生的各个阶段。各因素之间的良性作用是精神健康的保护因素,反之则是精神疾病发生的危险因素。当危险因素作用达到一定程度,会导致精神疾病的发生;而通过消除危险因素、加强保护因素可以预防精神疾病的发生,促进精神健康。

三、每个人在一生中都会遇到各种精神卫生问题,重视和维护自身的精神健康是非常必要的。

● 婴幼儿(0~3岁)常见的精神卫生问题,有养育方式不当所带来的心理发育问题,如言语发育不良、交往能力和情绪行为控制差。家长多与孩子进行情感、语言和身体的交流,培养孩子良好的生活行为习惯,是避免婴幼儿精神卫生问题发生的可行方法。

● 学龄前儿童(4~6岁)常见的精神卫生问题,如难以离开家长、与小伙伴相处困难。处理不好,易发生拒绝上幼儿园以及在小朋友中孤僻、不合群等问题。鼓励与小伙伴一起游戏、分享情感,培养孩子的独立与合作能力,是避免学龄前儿童精神卫生问题发生的可行方法。

● 学龄儿童(7~12岁)和青少年(13~18岁)常见的精神卫生问题,有学习问题(如考试焦虑、学习困难)、人际交往问题(如学校适应不良、逃学)、情绪问题、性心理发展问题、行为问题(如恃强凌弱、自我伤害、鲁莽冒险)、网络成瘾、吸烟、饮酒、接触毒品、过度追星、过度节食、厌食和贪食等。调节学习压力、学会情感交流、增强社会适应能力、培养兴趣爱好,是避免学龄儿童和青少年精神卫生问题发生的可行方法。

● 中青年(19~55岁)常见的精神卫生问题,有与工作相关的问题,如工作环境适应不良、人际关系紧张、就业和工作压力等带来的问题;与家庭相关的问题,如婚姻危机、家庭关系紧张、子女教育问题。构建良好的人际支持网络,学会主动寻求帮助和张弛有度地生活,发展兴趣爱好,是避免中青年精神卫生问题发生的可行方法。

● 中老年(55岁以上)常见的精神卫生问题,有退休、与子女关系、空巢、家庭婚姻变故、躯体疾病等带来的适应与情感问题。接受由于年龄增大带来的生理变化,建立新的人际交往圈,多参加社区和社会活动,学习新知识,拓展兴趣爱好,是避免中老年精神卫生问题发生的可行方法。

● 各类自然灾害、人为事故、交通意外、暴力事件等,除直接影响人们的正常生活外,还会引起明显的心理痛苦,严重的可引起精神障碍。认识突发事件带来的心理变化,积极寻求心理支持和救助,是避免突发事件导致的精神卫生问题的可行方法。

四、我国当前重点防治的精神疾病是精神分裂症、抑郁症、儿童青少年行为障碍和老年期痴呆。

- 精神分裂症多起病于青壮年,急性期的主要表现有幻觉、妄想和思维混乱,部分患者转为慢性化病程,表现为思维贫乏、情感淡漠、意志缺乏和回避社会交往,最终可成为精神残疾。当一个人出现不寻常的行为方式和态度变化时,应及早就诊。精神分裂症的防治策略是提供以患者为中心的医院、社区一体化的连续治疗和康复。

- 抑郁症可发生于各个年龄段,以显著而持久的心境低落、思维迟缓和身体的疲劳衰弱为主要特征,常伴有焦虑和无用、无助、无望感,部分患者可能出现自伤和自杀倾向。抑郁状态下还常出现多种躯体不适,常被误认为躯体疾病。上述主要特征持续两周以上时,应及早就诊。抑郁症的防治策略是提高知晓率、就诊率、识别率和治疗率。

- 儿童青少年行为障碍包括注意缺陷多动障碍、对立违抗性障碍、品行障碍、抽动障碍和其他行为障碍。其中注意缺陷多动障碍较为常见,发生于 6 岁以前,表现为明显的注意力集中困难、注意持续时间短暂、活动过度或冲动,因而影响学业和人际关系。儿童青少年行为障碍的防治策略是改善孩子的成长环境,及早发现孩子的异常行为,及时带孩子去医院诊治。

- 老年期痴呆是指老年人出现持续加重的记忆、智能和人格的普遍损害。最常见的是阿尔茨海默病和血管性痴呆。表现为逐渐发生记忆、理解、判断、计算等智能全面减退,工作能力和社会适应能力日益降低,随着病情进展,逐渐生活不能自理。当老人在短期内出现明显的近记忆力减退、生活和工作能力下降等问题时,应及早就诊。老年期痴呆的防治策略是早期控制危险因素(如高血压、高血糖、高血脂、脑外伤等)、早发现、早治疗,控制病情进展。

五、怀疑有心理行为问题或精神疾病,要及早去医疗机构接受咨询和正规的诊断与治疗。

- 怀疑有明显心理行为问题或精神疾病者,要及早去精神专科医院或综合医院的精神科或心理科进行咨询、检查和诊治。

- 如发现家庭成员、邻居、同事、同学等周围人有明显的言语或行为异常,要考虑他可能有心理行为问题或精神疾病,应及时劝告其去医疗机构检查。

- 心理行为问题的处理,以心理咨询和心理治疗为主,辅以社会支持和药物对症治疗。

- 在精神疾病的治疗方面,目前已有有效的治疗药物以及心理治疗和心理社会康复方法。

- 被确诊患有精神疾病者,应及时接受正规治疗,遵照医嘱全程不间断按时按量服药,以达到最好效果。不愿意接受治疗、不正确治疗或不规律服药,会导致病情延误、难以治愈或复发。
- 通过规范化的治疗,多数患者可以治愈,维持正常的生活、学习和工作能力。

六、精神疾病是可以预防和治疗的。

- 精神疾病的防治分为三级。一级防治的目的是减少精神疾病的发生;二级防治的目的是降低精神疾病的危害,三级防治的目的是减少精神疾病所致的残疾和社会功能损害。
- 一级防治主要是增强精神疾病的保护因素,减少危险因素。可采取的措施包括改善营养状况、改善住房条件、增加受教育的机会、减少经济上的不安全感、培养稳定良好的家庭氛围、加强社区支持网络、减少成瘾物质的危害、防止暴力、进行灾难后心理干预、开展健康教育、发展个人技能等。
- 二级防治是通过早发现、早诊断、早治疗,控制疾病,降低危害。为此,需要建立以精神卫生专业机构(精神专科医院、综合医院精神科或心理科)为骨干、综合医院为辅助、基层医疗卫生机构(社区卫生服务中心、社区卫生服务站和乡镇卫生院、村卫生室)和精神疾病社区康复机构为依托的精神卫生防治服务网络。
- 三级防治是对精神疾病患者进行生活自理能力、社会适应能力和职业技能等方面的训练,以减少残疾和社会功能损害、促进康复、防止疾病复发。为此,需要开展"社会化、综合性、开放式"的精神疾病康复工作。
- 采取乐观、开朗、豁达的生活态度,把目标定在自己能力所及的范围内,调适对社会和他人的期望值,建立良好的人际关系,培养健康的生活习惯和兴趣爱好,积极参加社会活动等,均有助于个人保持和促进精神健康。

七、关心、不歧视精神疾病患者,帮助他们回归家庭、社区和社会。

- 精神疾病患者和躯体疾病患者一样,也是疾病的受害者,应得到人们的理解和帮助。
- 精神疾病患者的家庭对患者负有照料和监护责任,不仅不应该嫌弃、遗弃患者,还要积极帮助患者接受治疗、进行康复训练,担负起照料和监护责任。
- 社区不应歧视精神疾病患者,要创造条件帮助患者康复。
- 单位和学校应该理解、关心和接纳康复后的精神疾病患者,为他们提供适当的工作和学习条件。

- 精神残疾属于我国六类残疾中的一类,受《中华人民共和国残疾人保障法》的保护。法律规定:保护残疾人在政治、经济、文化、社会和家庭生活等方面享有同其他公民平等的权利,残疾人的公民权利和人格尊严受法律保护,禁止歧视、侮辱、侵害残疾人。精神残疾是指精神疾病经久未愈,患者的认知、情感和行为功能受到明显损害,影响其日常生活和社会参与。

- 对流浪乞讨人员中有危害他人生命安全或严重影响社会秩序和形象的精神疾病患者,应实施救治。2006 年民政部、公安部、财政部、劳动和社会保障部、建设部、卫生部发布《关于进一步做好城市流浪乞讨人员中危重病人、精神病人救治工作的指导意见》,规定民政部门、公安部门和城建城管监察部门负责将患者送到当地定点医院;卫生部门确定定点医院并负责患者救治;民政部门按照规定支付救治经费,其所属救助管理站在患者病情稳定或治愈后接回,或通过其他方式帮助患者离院。

- 在农村和城市已经开展医疗救助工作或试点工作的地方,符合条件的精神疾病患者可以向民政部门申请医疗救助。2003 年民政部、卫生部、财政部发布的《关于实施农村医疗救助的意见》和 2005 年国务院办公厅转发的《关于建立城市医疗救助制度试点工作的意见》,提出对农村中五保户、贫困户家庭成员,对城市中未参加城镇职工基本医疗保险的最低生活保障对象、已参加城镇职工基本医疗保险但个人负担仍然较重的人员及其他特殊困难群众,实行医疗救助。

八、精神卫生工作关系到社会的和谐与发展,促进精神健康和防治精神疾病是全社会的责任。

- 根据世界卫生组织《2001 年世界卫生报告》估计,全球约有四分之一的人在其一生中会出现精神或行为障碍;18 岁以下的青少年中,五分之一有发育、情感或行为方面的问题,八分之一会出现精神疾病。

- 根据我国浙江、河北两省的流行病学调查,推算全国 15 岁以上成人精神疾病的总患病率在 15% 左右。

- 我国精神卫生工作的指导原则是按照"预防为主、防治结合、重点干预、广泛覆盖、依法管理"的工作原则,建立"政府领导、部门合作、社会参与"的工作机制,建立健全精神卫生服务网络,把防治工作重点逐步转移到社区和基层。

- 2002 年卫生部、民政部、公安部和中国残联联合发布《中国精神卫生工作规划(2002—2010 年)》,提出了精神卫生工作的目标:到 2010 年,普通人群心理健康知识和精神疾病预防知识知晓率达到 50%;儿童和青少年精神疾病和心理行为问题发生率降到 12%;精神分裂症治疗率达到 60%;精神疾病治疗与康复工作覆盖人口达到 8 亿人。

- 2004 年国务院办公厅转发《关于进一步加强精神卫生工作的指导意见》，要求建立以政府投入为主、多渠道筹资的模式，加强重点精神疾病的治疗与康复，突出重点人群的心理行为问题干预，努力开展精神疾病患者救治救助，建立健全精神卫生的法律法规，加强精神卫生工作队伍建设和科研工作，以提高人民群众的自我防护意识，预防和减少精神障碍的发生，最大限度满足人民群众对精神卫生服务的需求。

- 2006 年国务院批准建立"精神卫生工作部际联席会议制度"，联席会议成员单位包括卫生部、中宣部、国家发展改革委员会、教育部、公安部、民政部、司法部、财政部、人事部、劳动和社会保障部、文化部、食品药品监督管理局、国务院法制办、中国科学院、全国总工会、共青团中央、全国妇联、中国残联、全国老龄办等部门和单位，办公室设在卫生部。联席会议的主要职能为，研究拟订精神卫生工作的重大政策措施、协调解决推进精神卫生工作发展的重大问题、讨论确定年度工作重点并协调落实，指导、督促、检查精神卫生各项工作。

- 2006 年国家制定了发展社区卫生服务的系列政策，将开展精神疾病社区管理和居民心理健康指导工作列入社区卫生服务中心、社区卫生服务站的公共卫生工作内容，工作补助经费由政府提供。

出处：卫生部办公厅关于印发《精神卫生宣传教育核心信息和知识要点》的通知　卫办疾控发〔2007〕84 号

http://www.nhc.gov.cn/wjw/xlws/201304/210ec38904944ae9a8c0747a6f4b6747.shtml

时间：2007-05-10

抑郁症防治核心信息

一、抑郁症是一种常见疾病,人人都有可能受抑郁症困扰。

二、抑郁症可导致精神痛苦、学习无效、工作拖延,甚至悲观厌世。

三、如果情绪低落、兴趣丧失、精力缺乏持续2周以上,应及时就医。

四、抑郁症可治愈,但易复发,要在医生指导下坚持规范治疗。

五、多交友、勤运动、规律作息和饮食,可有效降低患抑郁症的风险。

出处:中华人民共和国国家卫生健康委员会宣传司 国家卫生计生委办公厅关于组织开展2017年世界卫生日宣传活动的通知 国卫办宣传函〔2017〕274号

http://www.nhc.gov.cn/xcs/s3577/201703/33a9921a4ffd4c06887a1553fc3a16a9.shtml

时间:2017-03-22

艾滋病防治宣传教育核心信息
（2019 版）

为落实《中国遏制与防治艾滋病"十三五"行动计划》和《遏制艾滋病传播实施方案（2019—2022年）》，中国疾病预防控制中心性病艾滋病预防控制中心根据不同目标人群特点和需求重新修订了艾滋病防治宣传教育核心信息，供各地参考使用。各地可结合本地实际，有针对性地使用核心信息，通过不同的宣传形式，如咨询话术、网络图文、纸张折页、音频视频、游戏动画、社区活动等有效呈现核心信息，更好地开展艾滋病防治宣传教育。

1. 大众人群

1.1 危害性认识

（1）艾滋病离我们的生活并不遥远。艾滋病是一种危害大、死亡率高的严重传染病，目前不可治愈、无疫苗预防。

艾滋病离我们的生活并不遥远。截至2018年年底，我国报告的现存活艾滋病病毒感染者/艾滋病患者86万例；2018年新发现的艾滋病病毒感染者/艾滋病患者14.9万例，平均每小时新发现17例艾滋病病毒感染者/艾滋病患者，其中性传播比例达到95%；2018年报告死亡病例3.8万例。

感染艾滋病会给生活带来巨大影响，需要终身规律服药，精神压力增大。

病毒会缓慢破坏人的免疫系统，若不坚持规范治疗，发病后病情发展迅速。

发病后的常见症状包括：皮肤、黏膜出现感染，出现单纯疱疹、带状疱疹、血疱、瘀斑等；持续性发热；肺炎、肺结核、咳嗽、呼吸困难、持续性腹泻、便血、肝脾肿大、并发恶性肿瘤等。

目前为止，还没有发现治愈艾滋病的方法，全世界仍无预防艾滋病病毒感染的疫苗问世。

（2）艾滋病威胁着每一个人和每一个家庭，预防艾滋病是全社会的责任公众应积极参加到艾滋病预防控制中来,学习和掌握预防艾滋病的基本知识,避免不安全行为,加强自我保护,并把了解到的知识告诉他人。

在青少年中开展预防艾滋病 / 性病、拒绝毒品的教育,进行生活技能培训和青春期性教育,保护青少年免受艾滋病 / 性病和毒品的危害,是每个家庭、每个学校、每个社区和全社会的共同责任。

1.2 预防知识

(1)艾滋病病毒通过性接触、血液和母婴三种途径传播

艾滋病病毒感染者及患者的血液、精液、阴道分泌物、乳汁、伤口渗出液中含有大量艾滋病病毒,具有很强的传染性。

性接触是艾滋病最主要的传播途径。艾滋病病毒可通过性交(阴道交、口交、肛交)的方式在男女之间或男男之间传播。

离开人体后,艾滋病病毒对外界环境的抵抗力较弱,日常生活接触不会传播艾滋病病毒。

- 艾滋病不会经马桶圈、电话机、餐饮具、卧具、游泳池或浴池等公共设施传播。
- 咳嗽和打喷嚏不传播艾滋病。
- 蚊虫叮咬不会感染艾滋病。

(2)性病可增加感染艾滋病病毒的风险,必须及时到正规医疗机构诊治

性病患者或患有生殖器脓疮、溃疡、炎症的人更容易感染艾滋病,也容易将病毒传染给他人。及早发现和规范治疗性病和各种生殖器感染,可以减少感染和传播艾滋病的危险。

怀疑自己患有性病时,要尽早检查、及时治疗,争取治愈,还要动员性伴接受检查和治疗。

(3)避免共用注射器静脉吸毒,可有效预防艾滋病病毒经血液传播

共用注射器注射吸毒是造成艾滋病感染的高危行为。不要共用注射器。使用清洁注射器或严格消毒的注射器,可有效减少因注射吸毒经血传播艾滋病的机会。

近年来出现的新型毒品(冰毒、摇头丸、K 粉等)虽然不以注射吸毒为主要方式,但是滥用这些毒品会降低自己的风险意识,性伴数量和不安全性行为的频率会增加,也会间接地增大艾滋病和性病传染的风险。

(4)感染了艾滋病病毒的孕产妇应及时采取医学手段阻止艾滋病病毒传给婴儿

感染了艾滋病病毒的怀孕妇女要在医生的指导下,采取孕期和产时服用抗病毒药物、住院分娩减少损伤性危险操作以及产后避免母乳喂养等预防传播的措施,可大大减少将艾滋病病毒传染给胎儿或婴儿的机会。

(5)艾滋病目前没有疫苗可以预防,掌握预防知识、拒绝危险行为,做好自身防护才是最有效的预防手段

目前尚没有能够预防艾滋病的有效疫苗。掌握预防知识、拒绝危险行为,做好自身防护才是最有效的预防手段。

- 卖淫、嫖娼、吸毒等活动是艾滋病传播的重要危险行为。
- 多性伴且没有保护的性行为可大大地增加感染、传播艾滋病和性病的危险。
- 从青少年起,应树立健康的恋爱、婚姻、家庭及性观念是预防和控制艾滋病、性病传播的治本之策。

(6)坚持每次正确使用安全套,可有效预防艾滋病/性病的经性途径传播

选择质量合格的安全套,确保使用方法正确。

正确使用安全套需要注意以下几点:

使用前应特别留意安全套的出厂日期和有效期,确保安全套不过期;要将安全套前端的小囊捏瘪,排出空气;

每一次性行为都要使用新的安全套,不重复使用。

全程都要使用安全套:即在阴茎接触阴道、肛门或口腔之前,就要戴上安全套;

良好的润滑对防止安全套破裂是很重要的;只能使用水性的润滑剂,油性润滑剂容易造成安全套破裂;

射精后应立即抽出,注意安全套有无破损。如有破损,应考虑去相关机构进行咨询检测。

(7)暴露后72小时内尽早使用阻断药可减少艾滋病病毒感染的风险

发生暴露后,比如同艾滋病病毒感染者发生了无保护的性行为,可以使用药物进行阻断。暴露后预防用药可以有效降低感染艾滋病病毒的风险。

服药周期:28天。

服药种类:艾滋病病毒感染者抗病毒治疗的药物,根据当地药品的可及性及医生评估后开具用药方案。

服药效果:服药时间越早,保护效果越好。首次服药不超过暴露后72小时。

1.3 检测与治疗

(1)艾滋病检测是及早发现感染者和患者的重要措施

艾滋病病毒感染者在发病前外表与正常人无异,决不能从一个人外表是否健康来判断其是否感染艾滋病。有过高危性行为、共用注射器吸毒、卖血、怀疑接受过不安全输血或注射的人以及艾滋病高发地区的孕产妇,要主动进行艾滋病检测。

国务院《艾滋病防治条例》规定,国家对个人接受艾滋病自愿咨询检测的信息保密。各地疾控中心自愿咨询检测门诊（VCT）提供艾滋病免费咨询和检测服务;各地县级以上医院、妇幼保健机构和部分基层医疗机构（如社区卫生服务中心、乡镇卫生院）也提供检测服务。个人还可以购买自我检测试剂进行检测,如果检测阳性,要及时到医疗机构、疾控中心确诊。

(2)感染艾滋病病毒后及早接受抗病毒治疗可提高生活质量,减少艾滋病病毒传播

一旦感染艾滋病病毒,体内病毒复制即开始,会损害全身多个器官。已有的抗病毒药物和治疗方法,虽不能治愈艾滋病,但实施规范的抗病毒治疗可有效抑制病毒复制,降低传播危险,延缓发病,延长生命,提高生活质量,减少艾滋病病毒传播。

国家实施免费的艾滋病病毒抗病毒治疗,对于所有艾滋病病毒感染者和患者,均建议实施抗病毒治疗,即实行"发现即治疗"。

1.4 法律法规

艾滋病病毒感染者也是艾滋病的受害者,应该得到理解和关心,但故意传播艾滋病的行为既不道德,也要承担法律责任

艾滋病病毒感染者和艾滋病患者的各项权利受到法律保护。《传染病防治法》规定,"任何单位和个人不得歧视传染病病人、病原携带者和疑似传染病病人"。《艾滋病防治条例》规定,"任何单位和个人不得歧视艾滋病病毒感染者、艾滋病病人及其家属。艾滋病病毒感染者、艾滋病病人及其家属享有的婚姻、就业、就医、入学等合法权益受法律保护"。

消除艾滋病歧视:社会对于艾滋病病毒感染者和艾滋病患者的歧视,不利于控制艾滋病传播。有感染风险的人群因担心受到歧视而不愿检测,不了解自身感染状况,会妨碍其采取预防措施,增加传播艾滋病病毒的风险。

艾滋病病毒感染者和艾滋病患者在得知感染艾滋病病毒后应主动告知性伴或配偶。《艾滋病防治条例》第38条规定,"艾滋病病毒感染者和艾滋病病人不得以任何方式故意传播艾滋病"。《传染病防治法》第77条规定,"单位和个人违反本法规定,导致传染病传播、流行,给他人人身、财产造成损害的,应当依法承担民事责任"。

根据最高人民法院、最高人民检察院、公安部和司法部下发的《关于严厉打击传播艾滋病病毒等违法犯罪行为的指导意见》(公通字〔2019〕23号),依法严厉打击,对明知自己感染艾滋病病毒或患有艾滋病而卖淫、嫖娼或者故意不采取防范措施与他人发生性关系致人感染艾滋病病毒的,依照刑法第二百三十四条第二款的规定,以故意伤害罪定罪;未致人感染艾滋病病毒的,依照刑法第三百六十条规定,以传播性病罪定罪,并从重处罚;明知他人感染

艾滋病病毒或患有艾滋病而隐瞒情况,介绍与他人发生性关系,致人感染艾滋病病毒的,以故意伤害罪的同犯论处;明知他人感染艾滋病病毒或患有艾滋病,介绍其卖淫,同时构成卖淫罪、故意伤害罪的,依照处罚较重的规定从重处罚。

2. 青年学生人群

2.1 危害性认识

(1)艾滋病是一种危害大、死亡率高的严重传染病,目前不可治愈

感染艾滋病会给学习、生活带来巨大影响。对于家庭、父母心存愧疚;需要终身规律服药;精神压力增大。

病毒会缓慢破坏人的免疫系统,若不坚持规范治疗,发病后病情发展迅速。

发病后的常见症状包括:皮肤、黏膜出现感染,出现单纯疱疹、带状疱疹、血疱、瘀斑、持续性发热、肺炎、肺结核、呼吸困难、持续性腹泻、便血、肝脾肿大、并发恶性肿瘤等。

(2)目前我国青年学生中艾滋病主要传播方式为男性同性性行为

截至 2018 年年底,我国报告的现存活艾滋病病毒感染者 / 艾滋病患者 86 万例;2018 年新发现的艾滋病病毒感染者 / 艾滋病患者 14.9 万例,平均每小时新发现 17 例艾滋病病毒感染者 / 艾滋病患者,其中性传播比例达到 95%;2018 年报告死亡病例 3.8 万例。

2018 年我国报告新发现的 15~24 岁青年艾滋病病毒感染者 / 艾滋病患者 1.6 万例。其中,青年学生病例 3 000 多例,且 80% 以上通过男性同性性行为感染。

(3)不能通过外表判断一个人是否感染了艾滋病病毒

艾滋病病毒感染者在发病前外表与正常人无异,决不能从一个人外表是否健康来判断其是否感染艾滋病。

一些学生由于疾病预防知识匮乏、感染风险意识淡薄,易受外界影响,发生不安全性行为。也有极个别的艾滋病病毒感染者,出于各种原因,蓄意与他人发生无保护性行为,传播疾病,青年学生需要引起高度警惕。

2.2 预防知识

(1)学习掌握性健康知识,提高自我保护意识与技能,培养积极向上的生活方式

掌握科学的性知识,树立正确的性观念,保证安全的性行为。性既不神秘、肮脏,也并非自由、放纵。性冲动是一种正常的生理现象,是成长的必经过程。青年学生应积极接受性健康教育,丰富课余生活,提高自制力。

(2)艾滋病目前没有疫苗可以预防,掌握预防知识、拒绝危险行为,做好自

身防护才是最有效的预防手段。

坚持每次正确使用安全套,可有效预防艾滋病/性病的感染与传播。

选择质量合格的安全套,确保使用方法正确。

使用安全套不意味着可以放纵个人的性行为。正确使用安全套需要注意以下几点:

使用前应特别留意安全套的出厂日期和有效期,确保安全套不过期;要将安全套前端的小囊捏瘪,排出空气;

每一次性行为都要使用新的安全套,不重复使用。

全程都要使用安全套:即在阴茎接触阴道、肛门或口腔之前,就要戴上安全套;

良好的润滑对防止安全套破裂是很重要的;只能使用水性的润滑剂,油性润滑剂容易造成安全套破裂;

射精后应立即抽出,注意安全套有无破损。如有破损,应考虑去相关机构进行咨询检测。

(3)艾滋病通过含有艾滋病病毒的血液和体液(精液/阴道分泌物等)传播,日常学习和生活接触不传播

艾滋病病毒在下面这些体液中存在量大,具有很强传染性:

- 血液;

- 精液;

- 阴道分泌物;

- 母乳;

- 伤口渗出液

可以归纳为血液传播、性传播、母婴传播。

日常学习和生活接触不会传播艾滋病病毒,包括共用学习用品、共同进餐、共用卫生间、握手、拥抱等日常活动不会传播艾滋病病毒。

蚊虫叮咬不会传播艾滋病病毒。

(4)注射吸毒会增加经血液感染艾滋病病毒的风险。使用新型毒品/醉酒会增加经性途径感染艾滋病病毒的风险

与艾滋病病毒感染者共用针具吸毒会使病毒通过污染的针具传播。

使用新型毒品(冰毒、摇头丸、K粉等)或者醉酒可刺激或抑制中枢神经活动,降低自己的风险意识,性伴数量和不安全性行为的频率会增加,也会间接地增大艾滋病病毒和性病传染的风险。

(5)性病可增加感染艾滋病病毒的风险,必须及时到正规医疗机构诊治

性病患者感染艾滋病的危险更高。特别是像梅毒、生殖器疱疹等以生殖器溃疡为特征的性病,使艾滋病病毒更容易通过溃疡入侵。

(6)暴露后 72 小时内尽早使用阻断药可减少艾滋病病毒感染的风险

发生暴露后,比如同艾滋病病毒感染者发生了无保护的性行为,可以使用药物进行阻断。暴露后预防用药可以有效降低感染艾滋病病毒的风险。

服药周期:28 天。

服药种类:艾滋病病毒感染者抗病毒治疗的药物,根据当地药品的可及性及医生评估后开具用药方案。

服药效果:服药时间越早,保护效果越好。首次服药不超过暴露后 72小时。

2.3 检测与治疗

(1)发生高危行为后(如无保护性行为),应该主动进行艾滋病检测与咨询,早发现、早诊断、早治疗

发生高危行为后,应及时进行艾滋病检测,但艾滋病检测有窗口期,窗口期是指从艾滋病病毒感染人体到感染者血清中的艾滋病病毒抗体、抗原或核酸等感染标志物能被检测出之前的时期。目前常用的艾滋病病毒抗体检测的窗口期为 3~12 周,艾滋病检测的适宜时间为发生高危行为 3 周后及早进行,如果检测为阴性,在发生高危行为 12 周后再进行一次检测。艾滋病病毒抗体初筛检测结果呈阳性不能确定是否感染,应尽快进行确诊检测,以便早诊断,早治疗,达到较好的治疗效果。

窗口期感染者处于急性感染期,传染性较强。急性感染期常出现的症状有发热、头痛、皮疹、腹泻等流行性感冒样症状。但是这些症状是否出现因人而异。

(2)疾控中心、医院等机构均能提供保密的艾滋病检测和咨询服务

国务院《艾滋病防治条例》规定,国家对个人接受自愿咨询检测的信息保密。

各地疾控中心自愿咨询检测门诊(VCT)提供免费艾滋病咨询和检测服务;各地县级以上医院、妇幼保健机构及部分基层医疗机构(如社区卫生服务中心、乡镇卫生院)也提供检测服务。个人还可以购买自我检测试剂进行检测,如果检测阳性,要及时到医疗机构、疾控中心确诊。

(3)感染艾滋病病毒后及早接受抗病毒治疗可提高患者的生活质量,同时减少艾滋病病毒传播

一旦感染艾滋病病毒,体内病毒复制就已经开始,会逐渐损害全身多个器官,及早治疗能够抑制病毒复制,降低上述损害的发生机会,使免疫功能恢复并保持正常水平,保持较好的身体状况,减少艾滋病病毒传播。

2.4 法律法规

艾滋病病毒感染者也是艾滋病的受害者,应该得到理解和关心,但故意传

播艾滋病的行为既不道德,又要承担法律责任。

艾滋病病毒感染者和艾滋病患者的各项权利受到法律保护。《传染病防治法》规定,"任何单位和个人不得歧视传染病病人、病原携带者和疑似传染病病人"。《艾滋病防治条例》规定,"任何单位和个人不得歧视艾滋病病毒感染者、艾滋病病人及其家属。艾滋病病毒感染者、艾滋病病人及其家属享有的婚姻、就业、就医、入学等合法权益受法律保护"。

艾滋病病毒感染者和艾滋病病人在得知感染艾滋病病毒后应主动告知性伴或配偶。故意隐瞒和传播艾滋病是一种极其不道德的行为,同时也违反了国家法律关于故意传播传染性疾病的规定,需要承担相应的法律责任。《艾滋病防治条例》第 38 条规定,"艾滋病病毒感染者和艾滋病病人不得以任何方式故意传播艾滋病"。《传染病防治法》第 77 条规定,"单位和个人违反本法规定,导致传染病传播、流行,给他人人身、财产造成损害的,应当依法承担民事责任"。

根据最高人民法院、最高人民检察院、公安部和司法部下发的《关于严厉打击传播艾滋病病毒等违法犯罪行为的指导意见》(公通字〔2019〕23 号),依法严厉打击,对明知自己感染艾滋病病毒或患有艾滋病而卖淫、嫖娼或者故意不采取防范措施与他人发生性关系致人感染艾滋病病毒的,依照刑法第二百三十四条第二款的规定,以故意伤害罪定罪;未致人感染艾滋病病毒的,依照刑法第三百六十条规定,以传播性病罪定罪,并从重处罚;明知他人感染艾滋病病毒或患有艾滋病而隐瞒情况,介绍与他人发生性关系,致人感染艾滋病病毒的,以故意伤害罪的同犯论处;明知他人感染艾滋病病毒或患有艾滋病,介绍其卖淫,同时构成卖淫罪、故意伤害罪的,依照处罚较重的规定从重处罚。

3. 老年人群

3.1 危害性认识

(1)艾滋病是一种危害大、死亡率高的传染病,目前不可治愈、无疫苗预防

感染艾滋病病毒后,人体的免疫系统会遭受严重破坏,导致一些机会性致病菌侵入人体引发严重疾病甚至引起死亡,对人身健康危害巨大且病死率很高。目前为止,还没有发现治愈艾滋病的方法,全世界仍无预防艾滋病病毒感染的疫苗问世。

(2)60 岁及以上艾滋病病毒感染者逐年增加

截至 2018 年年底,我国报告的现存活艾滋病病毒感染者 / 艾滋病患者 86 万例;2018 年新发现的艾滋病病毒感染者 / 艾滋病患者 14.9 万例,平均每小时新发现 17 例艾滋病病毒感染者 / 艾滋病患者,其中性传播比例达到 95%;2018 年报告死亡病例 3.8 万例。

2018 年我国报告新发现的 60 岁及以上艾滋病病毒感染者 / 艾滋病病人近 3.2 万例,呈现逐年增加的态势,老年病例 95% 通过异性性传播途径感染。

（3）艾滋病需要终身治疗，会给家庭和个人带来一定负担

一旦感染艾滋病，患者需要终身进行治疗，终身服药会对肝、肾等代谢器官会产生一定影响，药物也会产生一些副作用。另外由于社会对感染者的歧视，也常常给感染者及其家人带来沉重的精神压力。晚期并发症的治疗可能给家庭和社会带来沉重的经济负担和社会问题。

3.2 预防知识

（1）无保护的商业性行为感染艾滋病病毒的风险很大

无保护的商业性行为，特别是与低档场所（如乡镇赶集出租屋、城乡结合部出租屋等）的卖淫妇女发生无保护的性行为，感染艾滋病病毒的风险很高。绝不能通过生殖器外观判断对方是否感染了艾滋病病毒。

（2）坚持每次正确使用安全套，可有效减少感染、传播艾滋病性病的危险

安全套不仅仅只作为避孕使用，在预防艾滋病病毒感染方面，它发挥着重要的作用。

目前为止，坚持在每次发生性行为时全程、正确地使用安全套仍然是预防经性途径感染艾滋病的最有效、最便捷的方法。

（3）暴露后 72 小时内尽早使用阻断药可减少艾滋病病毒感染的风险

发生暴露后，比如同艾滋病病毒感染者发生了无保护的性行为，可以使用药物进行阻断。暴露后预防用药可以有效降低感染艾滋病病毒的风险。

服药周期：28 天。

服药种类：艾滋病病毒感染者抗病毒治疗的药物，根据当地药品的可及性及医生评估后开具用药方案。

服药效果：服药时间越早，保护效果越好。首次服药不超过暴露后 72 小时。

（4）滥用路边摊无名"壮阳药"百害无益

一些地区针对老年人，兴起路边摊摆卖无名"壮阳药"的情况。老年人切勿滥用这些壮阳药，老年人多有高血压、心脑血管疾病、糖尿病等基础疾病，乱服药品易致严重后果，甚至猝死。

3.3 检测与治疗

（1）及时进行艾滋病检测与咨询，早知晓、早预防、早治疗

发生高危行为后，要及时进行艾滋病检测，艾滋病检测有窗口期，在窗口期内检测无法判断是否感染。目前常用的艾滋病病毒抗体检测的窗口期为3~12 周，建议发生高危性行为 3 周后及时进行艾滋病检测，如果检测结果为阴性，则在发生高危行为后 12 周再检测一次。知晓自己的检测结果，有助于尽早采取措施。检测结果若为阴性，则应该继续坚持安全行为，预防感染；检测结果若为阳性，则需要及早参加抗病毒治疗，保护自身健康不受严重损害。

各地疾控中心自愿咨询检测门诊（VCT）提供免费艾滋病咨询和检测服务；各地县级以上医院、妇幼保健机构和部分基层医疗机构（如社区卫生服务中心、乡镇卫生院）也提供检测服务。国务院《艾滋病防治条例》规定，国家对个人接受自愿咨询检测的信息保密。个人还可以购买自我检测试剂进行检测，如果检测阳性，要及时到医疗机构、疾控中心确诊。

（2）梅毒等性病可增加感染艾滋病病毒的风险，必须及时到正规医疗机构诊治

性传播疾病易造成生殖器或生殖道的皮肤或黏膜的炎症、破损、溃疡，在性交过程中易造成进一步的破损和出血，从而使艾滋病病毒经性传播更加容易。所以说，性病会增加艾滋病病毒传播的危险和机会。正规医疗机构可以提供系统安全的性病治疗服务，自行服药或就诊小诊所不仅有风险而且很难保证治愈。

（3）感染艾滋病病毒后及早接受抗病毒治疗可延长生命、提高生活质量，减少艾滋病病毒传播

一旦感染艾滋病病毒，病毒复制即开始，全身多器官的损害就会发生，及早治疗能降低上述损害的发生机会；服药能够抑制病毒复制，帮助保持免疫系统 CD_4 细胞的水平，使患者不易发生机会性感染，从而提高患者的生活质量，减少艾滋病病毒传播。

3.4 法律法规

已知自己感染艾滋病，要及时告知有性关系者，故意传播艾滋病的行为既不道德，又要承担法律责任

艾滋病是一种传染病，艾滋病感染者有责任告知与自己发生性关系者自己的感染状态，并规范自己的相关行为以避免将疾病传播他人。故意隐瞒和传播艾滋病是一种极其不道德的行为，同时也违反了国家法律关于故意传播传染性疾病的规定，需要承担相应的法律责任。《艾滋病防治条例》第 38 条规定，"艾滋病病毒感染者和艾滋病病人不得以任何方式故意传播艾滋病"。《传染病防治法》第 77 条规定，"单位和个人违反本法规定，导致传染病传播、流行，给他人人身、财产造成损害的，应当依法承担民事责任"。

根据最高人民法院、最高人民检察院、公安部和司法部下发的《关于严厉打击传播艾滋病病毒等违法犯罪行为的指导意见》（公通字〔2019〕23 号），依法严厉打击，对明知自己感染艾滋病病毒或患有艾滋病而卖淫、嫖娼或者故意不采取防范措施与他人发生性关系致人感染艾滋病病毒的，依照刑法第二百三十四条第二款的规定，以故意伤害罪定罪；未致人感染艾滋病病毒的，依照刑法第三百六十条规定，以传播性病罪定罪，并从重处罚；明知他人感染艾滋病病毒或患有艾滋病而隐瞒情况，介绍与他人发生性关系，致人感染艾滋

病病毒的,以故意伤害罪的同犯论处;明知他人感染艾滋病病毒或患有艾滋病,介绍其卖淫,同时构成卖淫罪、故意伤害罪的,依照处罚较重的规定从重处罚。

4. 卖淫妇女

4.1　危害性认识

(1)艾滋病是一种危害大、死亡率高的传染病,目前不可治愈、无疫苗预防

感染艾滋病病毒后,人体的免疫系统会遭受严重破坏,导致一些机会性致病菌侵入人体引发严重疾病甚至引起死亡,对人身健康危害巨大且病死率很高。目前为止,还没有发现治愈艾滋病的方法,全世界仍无预防艾滋病病毒感染的疫苗问世。

(2)异性性传播是我国艾滋病病毒感染的最主要途径

截至 2018 年年底,我国报告的现存活艾滋病病毒感染者 / 艾滋病患者 86 万例;2018 年新发现的艾滋病病毒感染者 / 艾滋病患者 14.9 万例,平均每小时新发现 17 例艾滋病病毒感染者 / 艾滋病患者,其中性传播比例达到 95%,异性性传播占 71.5%,卖淫妇女与嫖客之间的性行为是异性性传播的重要途径;2018 年报告死亡病例 3.8 万例。

(3)艾滋病需要终身治疗,会给家庭和个人带来一定负担

一旦感染艾滋病,患者需要终身进行治疗,终身服药会对肝、肾等代谢器官会产生一定影响,药物也会产生一些副作用。另外社会对感染者仍存在一定程度的歧视,也常常给感染者带来沉重的精神压力。晚期并发症的治疗可能给家庭和社会带来沉重的经济负担和社会问题。

4.2　预防知识

(1)坚持每次正确使用安全套,可有效减少感染、传播艾滋病和性病的危险

目前为止,坚持在每次发生性行为时全程、正确地使用安全套仍然是预防经性途径感染艾滋病的最有效的方法。不能通过生殖器外观判断一个人是否感染了艾滋病病毒,并依此决定用不用安全套。

(2)使用毒品特别是新型毒品会增加经性感染艾滋病病毒的危险

服用新型毒品后,人体在毒性作用下处于极度兴奋、纵欲和放松状态,自我约束力下降,易于发生危险性行为,比如不使用安全套等,因此会增加服药者经性途径感染性病艾滋病的风险。

(3)梅毒等性病可增加感染艾滋病病毒的风险,必须及时到正规医疗机构诊治

性传播疾病易造成生殖器或生殖道的皮肤或黏膜的炎症、破损、溃疡,在性交过程中易造成进一步的破损和出血,从而使艾滋病病毒经性传播更加容易。所以说,性病会增加艾滋病病毒传播的危险和机会。正规医疗机构可以

提供系统安全地性病治疗服务，自行服药或就诊小诊所不仅有风险而且很难保证治愈。

（4）暴露后 72 小时内尽早使用阻断药可减少艾滋病病毒感染的风险

发生暴露后，比如同艾滋病病毒感染者发生了无保护的性行为，可以使用药物进行阻断。暴露后预防用药可以有效降低感染艾滋病病毒的风险。

服药周期：28 天。

服药种类：艾滋病病毒感染者抗病毒治疗的药物，根据当地药品的可及性及医生评估后开具用药方案。

服药效果：服药时间越早，保护效果越好。首次服药不超过暴露后 72 小时。

4.3 检测与治疗

（1）定期进行艾滋病检测与咨询，早知晓、早预防、早治疗

建议每三个月检测一次。及时知晓自己的检测结果，有助于尽早采取措施。检测结果若为阴性，则应该继续坚持安全行为，预防感染；检测结果若为阳性，则需要及早参加抗病毒治疗，确保自身健康不受严重损害。

各地疾控中心自愿咨询检测门诊（VCT）提供免费艾滋病咨询和检测服务；各地县级以上医院、妇幼保健机构和部分基层医疗机构（社区卫生服务中心、乡镇卫生院）也提供检测服务，国务院《艾滋病防治条例》规定，国家对个人接受自愿咨询检测的信息保密。个人还可以购买自我检测试剂进行检测，如果检测阳性，要及时到医疗机构、疾控中心确诊。

（2）感染艾滋病病毒后及早接受抗病毒治疗可延长生命、提高生活质量，减少艾滋病病毒传播

一旦感染艾滋病病毒，病毒复制即开始，全身多器官的损害就会发生，及早治疗能降低上述损害的发生机会；服药能够抑制病毒复制，帮助保持免疫系统 CD_4 细胞的水平，使患者不易发生机会性感染，从而提高患者的生活质量，减少艾滋病病毒传播。

4.4 法律法规

已知自己感染艾滋病，要及时告知有性关系者，故意传播艾滋病的行为既不道德又要承担法律责任

艾滋病是一种传染病，艾滋病感染者有责任告知与自己发生性关系者自己的感染状态，并规范自己的相关行为以避免将疾病传播他人。故意隐瞒和传播艾滋病是一种极其不道德的行为，同时也违反了国家法律关于故意传播传染性疾病的规定，需要承担相应的法律责任。《艾滋病防治条例》第 38 条规定，"艾滋病病毒感染者和艾滋病病人不得以任何方式故意传播艾滋病"。《传染病防治法》第 77 条规定，"单位和个人违反本法规定，

导致传染病传播、流行,给他人人身、财产造成损害的,应当依法承担民事责任"。

根据最高人民法院、最高人民检察院、公安部和司法部下发的《关于严厉打击传播艾滋病病毒等违法犯罪行为的指导意见》(公通字〔2019〕23号),依法严厉打击,对明知自己感染艾滋病病毒或患有艾滋病而卖淫、嫖娼或者故意不采取防范措施与他人发生性关系致人感染艾滋病病毒的,依照刑法第二百三十四条第二款的规定,以故意伤害罪定罪;未致人感染艾滋病病毒的,依照刑法第三百六十条规定,以传播性病罪定罪,并从重处罚;明知他人感染艾滋病病毒或患有艾滋病而隐瞒情况,介绍与他人发生性关系,致人感染艾滋病病毒的,以故意伤害罪的同犯论处;明知他人感染艾滋病病毒或患有艾滋病,介绍其卖淫,同时构成卖淫罪、故意伤害罪的,依照处罚较重的规定从重处罚。

5. 男性同性性行为人群

5.1 危害性认识

(1)艾滋病是一种危害大、死亡率高的传染病,目前不可治愈、无疫苗预防

感染艾滋病病毒后,人体的免疫系统会遭受严重破坏,导致一些机会性致病菌侵入人体引发严重疾病甚至引起死亡,对人身健康危害巨大且病死率很高。目前为止,还没有发现治愈艾滋病的方法,全世界仍无预防艾滋病病毒感染的疫苗问世。

(2)男性同性性行为人群受艾滋病威胁大,哨点监测显示我国该人群艾滋病病毒感染率达到7%~8%

截至2018年年底,我国报告的现存活艾滋病病毒感染者/艾滋病患者86万例;2018年新发现的艾滋病病毒感染者/艾滋病患者14.9万例,平均每小时新发现17例艾滋病病毒感染者/艾滋病患者,其中性传播比例达到95%,男性同性性传播占23%;2018年报告死亡病例3.8万例。

(3)艾滋病需要终身治疗,会给家庭和个人造成一系列严重负担

艾滋病感染者需要终身服用抗病毒药物,不能停药。长期服药不仅会对肝、肾等器官产生一定副作用,由此产生的治疗费用还会给家庭和个人造成负担。此外,社会对艾滋病患者仍存在一定程度的歧视,也常常给艾滋病患者带来沉重的精神负担。

5.2 预防知识

(1)性行为中坚持正确使用安全套,可有效减少感染、传播艾滋病和性病的危险

坚持正确使用安全套可以在男性同性肛交性行为中发挥安全套物理阻隔

作用，防止精液或前列腺液内的艾滋病病毒经肛肠黏膜进入体内。安全套预防性病、艾滋病传播的效果确实、可靠，已得到大量科学研究和长期疾病防控工作的证实。

（2）远离毒品特别是新型毒品以及助性剂（如 RUSH 等）会减少经性途径感染艾滋病病毒的危险

吸食与使用新型毒品，可以抑制或兴奋人的中枢神经，使人产生幻觉，从而增加高危性行为的可能，如无套肛交等。同理，助性剂（如 RUSH 等）可以令人心率增加，血压上升，面部、上身泛红发热，产生类似性高潮的生理感觉，精神亢奋，增加高危性行为的风险。不仅如此，频繁使用 RUSH 还会对身体健康产生损伤，要主动远离新型毒品和助性剂。

（3）定期筛查艾滋病病毒和到正规医疗机构规范诊治性病可降低感染艾滋病病毒的风险

性病患者感染艾滋病的危险比非性病患者要高很多，这是因为感染性病会在生殖器部位形成炎症或溃疡，而有病变的部位给艾滋病病毒敞开了大门，使艾滋病更容易入侵。特别是像梅毒、生殖器疱疹等以生殖器溃疡为特征的性病患者感染艾滋病的危险性更高。定期筛查梅毒等性病，并到正规医疗机构规范诊治会降低艾滋病感染风险。

（4）暴露后 72 小时内尽早使用阻断药可减少艾滋病病毒感染的风险

发生暴露后，比如同艾滋病病毒感染者发生了无保护的性行为，可以使用药物进行阻断。暴露后预防用药可以有效降低感染艾滋病病毒的风险。

服药周期：28 天。

服药种类：艾滋病病毒感染者抗病毒治疗的药物，根据当地药品的可及性及医生评估后开具用药方案。

服药效果：服药时间越早，保护效果越好。首次服药不超过暴露后 72 小时。

5.3 检测与治疗

（1）不能通过外表判断一个人是否感染了艾滋病病毒，检测是唯一判断方法

艾滋病感染者有长达 6~8 年的潜伏期，期间多数人和正常人在外表上是一样的，无法从外表上看出感染与否。即使有人有一些症状，也并非艾滋病感染者所特有，仅凭这些症状不能确定其感染艾滋病。因此，感染艾滋病病毒无法从身体外表或自身症状来判断。要想了解是否感染艾滋病病毒，只能通过检测，这是唯一的途径。

（2）从发生高危性行为（如无套肛交）到可以检测出是否感染艾滋病病毒需要一段时间，这段时间叫做窗口期

艾滋病病毒感染的窗口期是指从艾滋病病毒感染人体到感染者血清中的艾滋病病毒抗体、抗原或核酸等感染标志物能被检测出之前的时期。目前常用的艾滋病病毒抗体检测的窗口期为 3~12 周,艾滋病检测的适宜时间为发生高危行为 3 周后及早进行,如果检测为阴性,在发生高危行为 12 周后再进行一次检测。

窗口期感染者的血液不仅已有感染性,而且由于处在感染急性期,体内病毒载量高,此时发生高危性行为造成二代传播的风险更大。

(3)定期进行艾滋病检测与咨询,早知晓、早预防、早治疗

艾滋病病毒感染有窗口期,即使已经感染,在窗口期内仍无法检测到病毒。建议每三个月检测一次。定期检测,不仅可以随时了解自己的健康状况,而且一旦发现阳转(由阴性变成阳性),也可以在第一时间介入抗病毒治疗,从而极大地降低健康受损的速度,提高自身生活质量。

(4)疾控中心、医院等机构均能提供保密的艾滋病检测和咨询服务

国务院《艾滋病防治条例》规定,国家对个人接受自愿咨询检测的信息保密。各地疾控中心自愿咨询检测门诊(VCT)提供免费艾滋病咨询和检测服务;各地县级以上医院、妇幼保健机构和部分基层医疗机构(社区卫生服务中心、乡镇卫生院)也提供检测服务,个人还可以购买自我检测试剂进行检测,如果检测阳性,要及时到医疗机构、疾控中心确诊。

(5)感染艾滋病病毒后及早接受抗病毒治疗可延长生命、提高生活质量、减少艾滋病病毒传播

一旦感染艾滋病病毒,病毒复制即开始,全身多器官的损害就会发生,及早治疗能降低上述损害的发生机会;及早治疗的患者免疫功能恢复到正常水平的可能性很大,如果免疫功能保持正常水平,感染者预期寿命可以接近正常人。而且,服药抑制了病毒复制,能够帮助维持 CD_4 细胞水平,保持较好的身体状况,提高患者的生活质量,减少艾滋病病毒传播。

(6)艾滋病抗病毒药物需要终身服用,未经医生允许随意停药容易使身体产生耐药性

一旦感染艾滋病并开始接受抗病毒治疗,就需要终身服用抗病毒药物。通常来说,抗病毒药物应在医生的指导下,定时定点定量规律服用。服药初期,因个人身体情况不同会出现不同程度的药物反应,如轻微的头晕、恶心等,但症状会在短期内自行消失,切忌不能因为身体出现药物反应而随意停药。随意停药容易使身体产生耐药性,从而增加治疗的难度。

5.4 法律法规

已知感染艾滋病后要及时告知与自己发生性关系者,故意传播艾滋病的行为既不道德,又要承担法律责任

艾滋病是一种传染病,艾滋病感染者有责任告知与自己发生性关系者自己的感染状态,并规范自己的相关行为以避免将疾病传播他人。故意隐瞒和传播艾滋病是一种极其不道德的行为,同时也违反了国家法律关于故意传播传染性疾病的规定,需要承担相应的法律责任。《艾滋病防治条例》第 38 条规定,"艾滋病病毒感染者和艾滋病病人不得以任何方式故意传播艾滋病"。《传染病防治法》第 77 条规定,"单位和个人违反本法规定,导致传染病传播、流行,给他人人身、财产造成损害的,应当依法承担民事责任"。

根据最高人民法院、最高人民检察院、公安部和司法部下发的《关于严厉打击传播艾滋病病毒等违法犯罪行为的指导意见》(公通字〔2019〕23 号),依法严厉打击,对明知自己感染艾滋病病毒或患有艾滋病而卖淫、嫖娼或者故意不采取防范措施与他人发生性关系致人感染艾滋病病毒的,依照刑法第二百三十四条第二款的规定,以故意伤害罪定罪;未致人感染艾滋病病毒的,依照刑法第三百六十条规定,以传播性病罪定罪,并从重处罚;明知他人感染艾滋病病毒或患有艾滋病而隐瞒情况,介绍与他人发生性关系,致人感染艾滋病病毒的,以故意伤害罪的同犯论处;明知他人感染艾滋病病毒或患有艾滋病,介绍其卖淫,同时构成卖淫罪、故意伤害罪的,依照处罚较重的规定从重处罚。

6. 吸毒人群

6.1 危害性认识

(1)艾滋病是一种危害大、死亡率高的传染病,目前不可治愈、无疫苗预防

感染艾滋病病毒后,人体的免疫系统会遭受严重破坏,导致一些机会性致病菌侵入人体引发严重疾病甚至引起死亡,对人身健康危害巨大且病死率很高。目前为止,还没有发现治愈艾滋病的方法,全世界仍无预防艾滋病病毒感染的疫苗问世。

(2)艾滋病需要终身治疗,会给家庭和个人造成一系列严重负担

一旦感染艾滋病病毒,患者需要终身进行治疗,终身服药会对肝、肾等代谢器官产生一定影响,药物也会产生一些副作用。另外社会对感染者仍存在一定程度的歧视,也常常给感染者带来沉重的精神压力。晚期并发症的治疗可能给家庭和社会带来沉重的经济负担和社会问题。

6.2 预防知识

(1)避免共用注射器、针头、过滤毒品的棉球或溶解毒品的容器,是预防艾滋病的有效方法之一

注射吸毒感染艾滋病主要通过共用注射器、针头、过滤毒品的棉球或溶解毒品的容器。避免共用这些器具能有效预防艾滋病病毒经注射吸毒传播。清洁针具是预防艾滋病经注射吸毒传播的重要策略之一。

(2)坚持每次正确使用安全套,可有效减少性途径感染、传播艾滋病和性

病的风险

到目前为止,坚持在每次发生性行为时全程、正确地使用安全套,仍然是预防经性途径感染艾滋病病毒的最有效方法。

(3)使用毒品特别是新型毒品会增加经性途径感染艾滋病病毒的风险

服用新型毒品后,人体在毒性作用下处于极度兴奋、纵欲和放松状态,自我约束力下降,易于发生危险性行为,比如:群交、不使用安全套等,因此会增加服药者经性途径感染性病艾滋病的风险。

(4)戒毒药物维持治疗可以降低由吸毒造成的感染艾滋病病毒风险

戒毒药物维持治疗是针对吸毒成瘾者采取的一种替代或维持治疗方法。通过长期持续治疗可减轻吸毒者对毒品的依赖,减少毒品使用及其造成的艾滋病传播风险。

(5)暴露后 72 小时内尽早使用阻断药可减少艾滋病病毒感染的风险

发生暴露后,比如同艾滋病病毒感染者共用针具吸毒,可以使用药物进行阻断。暴露后预防用药可以有效降低感染艾滋病病毒的风险。

服药周期:28 天。

服药种类:艾滋病病毒感染者抗病毒治疗的药物,根据当地药品的可及性及医生评估后开具用药方案。

服药效果:服药时间越早,保护效果越好。首次服药不超过暴露后 72 小时。

6.3　检测与治疗

(1)定期进行艾滋病检测与咨询,早发现、早诊断、早治疗

建议每三个月检测一次。及时知晓自己的检测结果,有助于尽早采取措施。检测结果若为阴性,则应该继续坚持安全行为,预防感染;检测结果若为阳性,则需要及早参加抗病毒治疗,确保自身健康不受严重损害。

国务院《艾滋病防治条例》规定,国家对个人接受自愿咨询检测的信息保密。各地疾控中心自愿咨询检测门诊(VCT)提供免费艾滋病咨询和检测服务;各地县级以上医院、妇幼保健机构和部分基层医疗机构(社区卫生服务中心、乡镇卫生院)也提供检测服务,个人还可以购买自我检测试剂进行检测,如果检测阳性,要及时到医疗机构、疾控中心确诊。

已参加戒毒药物维持治疗的人员要根据门诊规定,定期参加艾滋病病毒抗体检测。

(2)感染艾滋病病毒后及早接受抗病毒治疗可延长生命、提高生活质量,减少艾滋病病毒传播

一旦感染艾滋病病毒,病毒复制即开始,全身多器官的损害就会发生,及早治疗能降低上述损害的严重程度;早治疗的患者免疫功能恢复到正常水平

的可能性很大，如果免疫功能保持正常水平，感染者预期寿命可以接近正常人。而且，服药抑制了病毒复制，能够帮助保持 CD$_4$ 细胞的水平，使身体的整体状况较好，可以提高患者的生活质量，减少艾滋病病毒传播。

6.4 法律法规

已知自己感染艾滋病，要及时告知有性关系者，故意传播艾滋病的行为既不道德，又要承担法律责任

艾滋病是一种传染病，艾滋病病毒感染者有责任告知性伴侣自己的感染状态并规范自己的相关行为以避免将疾病传播给他人。故意隐瞒和传播艾滋病是一种极其不道德的行为，同时也违反了国家法律关于故意传播传染性疾病的规定，需要承担相应的法律责任。《艾滋病防治条例》第 38 条规定，"艾滋病病毒感染者和艾滋病病人不得以任何方式故意传播艾滋病"。《传染病防治法》第 77 条规定，"单位和个人违反本法规定，导致传染病传播、流行，给他人人身、财产造成损害的，应当依法承担民事责任"。

根据最高人民法院、最高人民检察院、公安部和司法部下发的《关于严厉打击传播艾滋病病毒等违法犯罪行为的指导意见》（公通字〔2019〕23 号），依法严厉打击，对明知自己感染艾滋病病毒或患有艾滋病而卖淫、嫖娼或者故意不采取防范措施与他人发生性关系致人感染艾滋病病毒的，依照刑法第二百三十四条第二款的规定，以故意伤害罪定罪；未致人感染艾滋病病毒的，依照刑法第三百六十条规定，以传播性病罪定罪，并从重处罚；明知他人感染艾滋病病毒或患有艾滋病而隐瞒情况，介绍与他人发生性关系，致人感染艾滋病病毒的，以故意伤害罪的同犯论处；明知他人感染艾滋病病毒或患有艾滋病，介绍其卖淫，同时构成卖淫罪、故意伤害罪的，依照处罚较重的规定从重处罚。

出处：中国疾病预防控制中心性病艾滋病预防控制中心
http://ncaids.chinacdc.cn/zxzx/zxdteff/201910/t20191024_206453.htm
时间：2019-11-29

艾滋病检测核心信息

一、为什么需要检测

1. 艾滋病离你并不远

截至 2017 年年底,我国报告现存活感染者 75.9 万例;通过艾滋病检测,2017 年当年我国诊断报告的感染者为 13.5 万例。

近年来,通过检测并诊断报告的感染者中,每 100 个就有 90 个以上是经性途径感染。

发生不安全性行为,就有可能感染艾滋病。

我国还有相当一部分的感染者因没有接受检测并不知晓自己感染状况。

2. 检测对个人的好处

通过检测可以尽早发现自己是否感染艾滋病,早发现才可以早治疗,延长生命,提高生活质量。

早检测早发现,才可以更好采取措施,如使用安全套和开展抗病毒治疗,即保护自己免受病毒的进一步侵害,也保护性伴侣,避免艾滋病进一步传播。

二、哪些人需要检测

1. 有高危性行为史,包括仅发生 1 次未使用安全套的异性性行为或男性同性性行为:

1.1 男性和男性之间发生了性行为,没用套

1.2 男性和女性之间发生了性行为,没用套

1.3 发生了一夜情(无论男女),或通过手机摇一摇等交友软件,与不认识的人发生的性行为、没用套(无论男女)

1.4 与已知感染艾滋病的人发生性行为

1.5 经常发生高危性行为、又不用套的人群,建议每 3 个月做一次 HIV 检测。

2. 艾滋病感染者的配偶或性伴

3. 与他人共用针具吸毒者

4. 在非正规医疗单位拔牙、文身者(过程中可能使用了没有严格消毒的器具)

5. 其他情形

梅毒、淋病、尖锐湿疣等性病患者;

准备结婚的伴侣建议婚前检测;

孕妇建议在刚发现怀孕时检测;

感染了艾滋病的妈妈生的宝宝。

三、什么时候检测

感染艾滋病后不是马上就能检出是否感染,存在检测的窗口期,即从艾滋病病毒感染人体到血液中能检出抗体或核酸的一段时期。抗体检测的窗口期一般为 4~12 周,核酸检测的窗口期为 1~4 周。

目前,最常用的检测方法是抗体检测,建议在高危行为后 4 周检测抗体,大多数感染者 4 周可以检测到抗体。如果 4 周结果阴性可以等到 8 周或 12 周再检测。一般情况下,如果 12 周之内没有再发生高危行为,也没有检测到抗体,就可以排除艾滋病感染。

需要注意的是:"窗口期"尽管检测不出抗体,但有可能病毒核酸已经在体内复制,同样具有传染性。因此,在这段时间发生性行为,要使用安全套保护性伴不被感染。

如果既往有过高危行为,没有做过检测,应该尽快检测。

四、去哪里检测

1. 可以去接收检测的地方

1.1 各地疾控中心自愿咨询检测门诊(VCT)可以获得免费咨询和检测服务。

1.2 各地县级以上医院均可以提供检测服务。

1.3 各地妇幼保健机构和大部分的基层医疗机构也可以提供检测服务。

1.4 开展艾滋病预防的社会组织小组可提供检测咨询和转介服务。

1.5 一些高校设立自助尿液检测包售卖机,可以自行购买。

2. 检测机构的名录和地址

提供初筛检测服务的自愿咨询检测机构名录和提供确证检测服务的确

证实验室名录可以在中国疾病预防控制中心性病艾滋病预防控制中心官网查询。

网址:http://ncaids.cn/fazl/jcjg_10287/

3. 可以自己做检测吗

自我检测是世界卫生组织推荐的一种检测手段,国际上已经有检测试剂获得认证。我国还没有获得认证的产品。目前购买快速试剂进行自我检测的人,需要特别注意:

3.1 自我检测者,由于没有接受过培训,采集样本、检测过程和对结果的理解,可能存在一些错误,因此可能出现不正确的结果,包括假阴性和假阳性。

3.2 自我检测阳性并不能确诊艾滋病感染,一定要到疾控中心或正规医疗机构进行检测。

3.3 自我检测阴性,一般来说,提示没有艾滋病感染,但因存在窗口期,建议在 3 个月后到疾控中心或正规医疗机构进行咨询和检测。

五、有哪些检测方法

1. 艾滋病检测首先进行的是抗体初筛检测。如果初筛检测结果为"阳性",一定要进一步做确证试验,才能确诊。

2. 常用筛查试验方法包括酶联免疫吸附实验、化学发光实验、免疫荧光实验、快速检测实验。也可以使用抗原抗体筛查实验,即在抗体检测基础上加入抗原检测,窗口期比仅用抗体检测提前 1 周。

3. 筛查试验阳性不是最终结果,需要进一步确证,常用方法包括抗体免疫印迹实验、条带或线性免疫试验,也可用核酸试验进行确证(包括定量和定性试验)。

六、检测阳性怎么办

1. 可以到当地的疾病控制机构获得免费、保密、专业咨询和心理支持服务。

2. 要尽早接受抗病毒治疗,治疗越早,效果越好。

3. 国家有免费抗病毒治疗药物,每个地区都有开展抗病毒治疗的定点医院。

4. 要采取防护措施,保护性伴侣不被感染,同时告知性伴接受检测。

5. 不必担心个人患病会被别人知道,感染者的个人隐私受法律保护。

七、检测阴性怎么办

1. 如果检测阴性,可能在窗口期内,建议 3 个月后再次检测,在此期间不再发生高危行为,也没有检测到抗体,则可排除艾滋病感染。

2. 确定检测结果阴性,只能说明本次高危行为没有造成感染。要时刻注意保护自己健康,要坚持每次性行为使用安全套。

出处:中国疾病预防控制中心

http://www.chinacdc.cn/jkzt/crb/zl/azb/zstd/201811/t20181116_197341.html

时间:2018-11-16

结核病防治核心信息及知识要点
（2016 年版）

一、肺结核是长期严重危害健康的慢性传染病

（一）结核病又叫"痨病"，由结核杆菌引起，主要侵害人体肺部，发生肺结核。

（二）肺结核在我国法定报告甲乙类传染病中发病和死亡数排在第 2 位。

（三）得了肺结核如发现不及时，治疗不彻底，会对健康造成严重危害，甚至可引起呼吸衰竭和死亡，给患者和家庭带来沉重的经济负担。

二、肺结核主要通过呼吸道传播，人人都有可能被感染

（一）肺结核是呼吸道传染病，很容易发生传播。

（二）肺结核患者通过咳嗽、咳痰、打喷嚏将结核菌播散到空气中，健康人吸入带有结核菌的飞沫即可能受到感染。

（三）与肺结核患者共同居住、同室工作、学习的人都是肺结核患者的密切接触者，有可能感染结核菌，应及时到医院去检查排除。

（四）艾滋病毒感染者、免疫力低下者、糖尿病患者、尘肺病患者、老年人等都是容易发病的人群，应每年定期进行结核病检查。

三、咳嗽、咳痰 2 周以上，应怀疑得了肺结核，要及时就诊

（一）肺结核的常见症状是咳嗽、咳痰，如果这些症状持续 2 周以上，应高度怀疑得了肺结核，要及时到医院看病。

（二）肺结核还会伴有痰中带血、低烧、夜间出汗、午后发热、胸痛、疲乏无力、体重减轻、呼吸困难等症状。

（三）怀疑得了肺结核，要及时到当地结核病定点医疗机构就诊。县（区、

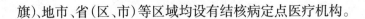

旗）、地市、省（区、市）等区域均设有结核病定点医疗机构。

四、不随地吐痰，咳嗽、打喷嚏时掩口鼻，戴口罩可以减少肺结核的传播

（一）肺结核患者咳嗽、打喷嚏时，应当避让他人、遮掩口鼻。

（二）肺结核患者不要随地吐痰，要将痰液吐在有消毒液的带盖痰盂里，不方便时可将痰吐在消毒湿纸巾或密封痰袋里。

（三）肺结核患者尽量不去人群密集的公共场所，如必须去，应当佩戴口罩。

（四）居家治疗的肺结核患者，应当尽量与他人分室居住，保持居室通风，佩戴口罩，避免家人被感染。

（五）肺结核可防可治。加强营养，提高人体抵抗力，有助于预防肺结核。

五、规范全程治疗，绝大多数患者可以治愈，还可避免传染他人

（一）肺结核治疗全程为 6~8 个月，耐药肺结核治疗全程为 18~24 个月。

（二）按医生要求规范治疗，绝大多数肺结核患者都可以治愈。自己恢复健康，同时保护家人。

（三）肺结核患者如果不规范治疗，容易产生耐药肺结核。患者一旦耐药，治愈率低，治疗费用高，社会危害大。

出处：国家卫生计生委办公厅关于印发百千万志愿者结核病防治知识传播活动工作方案和结核病防治核心信息及知识要点的通知　国卫办疾控函〔2016〕367 号

http://www.nhc.gov.cn/jkj/s3589/201604/2dd6a74584d34a6ba0dd863544e83416.shtml

时间：2016-04-11

病毒性肝炎防治知识要点

一、基本知识

1. 病毒性肝炎是由多种肝炎病毒引起的常见传染病。

肝炎病毒可分为甲、乙、丙、丁、戊型。

甲肝和戊肝多为急性发病，一般预后良好；乙肝和丙肝病程复杂，迁延成慢性后可发展为肝硬化或肝癌。

各型病毒性肝炎临床表现相似，急性期以疲乏、食欲减退、肝大、肝功能异常为主，部分病例出现黄疸；慢性感染者可症状轻微甚至无任何临床症状。

二、病毒性肝炎的传播途径和预防

2. 甲肝和戊肝经消化道传播，乙肝和丙肝经血液、母婴和性传播。

甲肝和戊肝主要经消化道传播，水源或食物被污染可引起暴发流行。

乙肝和丙肝主要经血液、母婴和性传播。例如，输入被病毒污染的血液及血液制品，使用未经严格消毒的注射器和针头（如注射毒品等）、侵入性医疗或美容器具（如文身、穿耳孔等），共用剃须刀和牙刷；与感染者进行无保护性行为；携带病毒的孕产妇可将病毒传染给新生儿。

丁肝的传播途径与乙肝相似，与乙肝病毒同时或在乙肝病毒感染的基础上才能感染。

3. 接种乙肝疫苗是预防乙肝最安全、有效的措施。

我国实施新生儿免费接种乙肝疫苗，全程免疫须按"0、1、6个月"免疫程序接种3针，其中第1针应在出生后24小时内尽早接种。

除新生儿外，成年高风险人群如医务人员、经常接触血液及血液制品人员、托幼机构工作人员、经常接受输血及血液制品者、免疫功能低下者、职业易发生外伤者、乙肝病毒表面抗原阳性者的家庭成员、男性同性性行为者、有多个性伴者或注射吸毒者等也应该接种乙肝疫苗。

4. 乙肝母婴阻断措施可有效预防乙肝母婴传播。

乙肝病毒表面抗原阳性的孕产妇在妊娠或分娩的过程中,有可能将乙肝病毒传染给胎儿或新生儿。感染时年龄越小,转化为慢性病毒性肝炎的风险越高,因此开展乙肝母婴阻断的意义重大。

乙肝表面抗原阳性孕产妇应确保住院分娩,尽量减少新生儿暴露于母血的机会。

乙肝病毒表面抗原阳性孕产妇所生新生儿,应在出生后24小时内尽早接种首针乙肝疫苗,同时注射乙肝免疫球蛋白,并按照乙肝疫苗免疫程序完成后续剂次接种。

高乙肝病毒载量孕妇,可在专业医师指导下接受规范的抗病毒治疗。

5. 注意饮食、饮水卫生和接种疫苗,可有效预防甲肝和戊肝。

搞好环境卫生,加强水源和粪便管理,改善供水条件;养成良好的个人卫生习惯,饭前便后洗手,不吃生食,不饮生水,可有效预防甲肝和戊肝。

接种疫苗可有效预防甲肝和戊肝。甲肝疫苗已纳入扩大国家免疫规划,对18月龄儿童给予免费接种。食品生产经营从业人员、托幼机构工作人员、集体生活人员等重点人群也应接种甲肝疫苗。我国已有戊肝疫苗,可自费自愿接种。

6. 切断传播途径,可有效预防丙肝。

目前尚无丙肝疫苗,但采取有效措施切断传播途径,丙肝是可以预防的。

拒绝毒品,不共用针具注射毒品;杜绝非法采、供血;避免不必要的注射、输血和使用血液制品;到正规的医疗卫生机构进行注射、输血和使用血液制品,可大幅减少感染丙肝病毒的风险。

以下行为也可有效预防丙肝:不与他人共用针具或其他文身、穿刺等工具,不与他人共用剃须刀、牙刷等可能引起出血的个人用品;正确使用安全套,避免不安全性行为。

感染丙肝病毒的妇女如有生育意愿,最好在丙肝治愈后怀孕。

7. 日常工作、生活接触不传播乙肝和丙肝。

乙肝和丙肝病毒不经呼吸道和消化道传播。因此,日常工作、学习和生活接触,如握手、拥抱、在同一办公室工作、共用办公用品、住同一宿舍、在同一餐厅用餐和共用厕所等无血液暴露的接触不会感染乙肝或丙肝病毒。研究未发现乙肝和丙肝病毒经吸血昆虫(蚊和臭虫等)传播。

三、病毒性肝炎的检测

8. 有疑似病毒性肝炎症状或易感染人群,应主动到医疗机构检查。

　　甲肝和戊肝多为急性发病,如有不洁饮食史或患者密切接触史,并伴有疑似病毒性肝炎症状,如全身乏力、食欲减退、恶心呕吐、腹胀、肝区不适、尿色加深等,应尽快到医疗机构就诊检查。

　　建议易感染人群(如有输血、创伤性治疗、共用注射器、多性伴、器官移植、使用消毒情况不明的器具文身、文眉、修脚等行为的人员,艾滋病病毒感染者、乙肝和丙肝患者配偶或所生子女)和肝脏生化检查不明原因异常者主动到正规医疗机构进行乙肝和丙肝检查,了解自身感染状况,做到早发现、早诊断和早治疗。

四、病毒性肝炎的治疗

　　9. 病毒性肝炎患者应遵从医嘱,进行规范化治疗,切忌自行停药或轻信虚假广告。

　　甲肝和戊肝绝大多数是急性病毒性肝炎,经及时规范治疗,多数患者半年内可完全康复。少数重症患者有肝衰竭危险,应予以重视。

　　乙肝容易转为慢性,目前尚无有效药物可完全清除乙肝病毒,但经规范的抗病毒治疗,可最大限度抑制病毒复制,延缓和减轻肝脏损害,阻止肝硬化、肝癌及其并发症的发生,改善生活质量和延长生命。患者应树立信心、保持耐心,遵从医嘱、积极配合治疗,并坚持定期检查,以确保治疗效果。相反,任意选药、随意换药、自行停药,以及不按时复诊检查,均可能会引起病毒耐药、病情反弹或复发。在诊断和治疗过程中切勿轻信过度宣传和虚假广告,以免造成病情延误和经济损失。

　　丙肝也容易转为慢性,经过规范全疗程的抗病毒治疗,绝大多数患者可治愈。

　　所有病毒性肝炎患者应避免酗酒、吸烟、不合理用药等加重肝脏损害的行为。

五、权利与义务

　　10. 防治病毒性肝炎是全社会的共同责任。

　　目前我国病毒性肝炎防控形势严峻,长期积累的慢性病毒性肝炎患者基数较大,急性病毒性肝炎时有发生,传播风险依然存在。防治病毒性肝炎,需要部门密切协作和社会公众的理解、参与及支持。

　　11. 应努力消除对乙肝感染者的社会歧视。

　　《关于进一步规范入学和就业体检项目维护乙肝表面抗原携带者入学和就业权利的通知》要求,各级各类教育机构、用人单位在公民入学、就业体检中,不得要求开展乙肝项目检测,不得要求提供乙肝项目检测报告,也不得询问是否为乙肝表面抗原携带者。各级医疗卫生机构不得在入学、就业体检中提供乙肝项目检测服务。各级各类教育机构不得以学生携带乙肝表面抗原为理由拒绝招收或要求退学。除国家卫生健康委员会核准并予以公布的特殊职业外,健康体检非因受检者要求不得检测乙肝项目,用人单位不得以劳动者携带乙肝表面抗原为由予以拒绝招(聘)用或辞退、解聘。

12. 病毒性肝炎感染者在享有权利的同时,也应该承担对他人和社会的义务。

病毒性肝炎感染者应遵守《中华人民共和国传染病防治法》有关规定,依法接受疾病预防控制机构、医疗机构有关传染病预防、控制措施,并如实提供有关情况;在治愈前或者在排除传染病嫌疑前,不得从事法律、行政法规和国务院卫生行政部门规定禁止从事的易使该传染病扩散的工作。

根据《公共场所卫生管理条例实施细则》规定,公共场所经营者应当组织从业人员每年进行健康检查,从业人员在取得有效健康合格证明后方可上岗。患有甲肝、戊肝的人员,治愈前不得从事直接为顾客服务的工作。

出处:中华人民共和国国家卫生健康委员会 关于印发病毒性肝炎防治知识要点的通知 国卫疾控艾防便函〔2018〕110号

http://www.nhc.gov.cn/jkj/s7925/201807/249e3ab450dd4606b90155ddab609b12.shtml

时间:2018-07-24

麻疹疫苗强化免疫知识要点

一、麻疹是一种传染性极强的疾病

麻疹是由麻疹病毒引起的急性全身性出疹性疾病,无免疫力的人接触患者后 90% 以上会得麻疹。麻疹病毒主要通过喷嚏、咳嗽和说话等途径,由飞沫传播。麻疹可导致中耳炎、喉气管支气管炎、肺炎等严重并发症。当患病儿童伴有营养不良时,常常引起并发症死亡,病死率可高达 10%。

二、免疫接种是预防麻疹最经济最有效的途径

我国自 1965 年开始广泛使用麻疹疫苗,近二十年,麻疹发病率较疫苗使用前降低了 98% 以上。我国目前麻疹疫苗的常规免疫程序是:8 月龄接种第一剂次,18~24 月龄接种第二剂次。麻疹疫苗接种需要家长的配合与知情同意,家长有责任也有义务让儿童得到预防麻疹的机会。在麻疹疫苗接种前,家长应积极配合接种人员做好儿童健康状况的询问与接种禁忌的筛查。如儿童有发热等身体不适、禁忌证等情况可缓种或不接种麻疹疫苗。

三、麻疹疫苗的安全性及不良反应处置

我国麻疹疫苗的安全性良好,不良反应的发生率在世界卫生组织公布的预期发生率范围之内。多次接种麻疹疫苗既不会增大不良反应的发生概率,也不会增加不良反应的严重程度。

少数儿童接种麻疹疫苗后可能发生发热、轻微皮疹、局部红肿、疼痛等一般反应,病情轻微,一般不需要特别处置。

当发热在 37.1~37.5℃时(腋温),应加强观察,适当休息,多饮水,防止继发其他疾病。当发热超过 37.5℃,或 37.5℃以下并伴有其他全身症状、异常哭闹等情况,应及时到医院诊治。对于红肿直径 <15mm 的局部反应,一般不需任何处理。

对于红肿直径 15~30mm 的局部反应,可用干净的毛巾热敷,每日数次,每次 10~15 分钟。对于红肿直径 >30mm 的局部反应,应及时到医院就诊。极个别儿童因个体差异可能会出现过敏性反应等,应及时就医,并向接种单位医生咨询和报告。

四、麻疹疫苗强化免疫

世界卫生组织建议应在常规免疫的基础上,通过强化免疫进一步减少易感人群,强化免疫的对象无论既往患病史及免疫史,均接种一剂麻疹疫苗。强化免疫的目的是为既往未接种过麻疹疫苗的人群,或因个体差异等原因免疫不成功的人群提供一次补种或复种的机会,短时间内迅速提高人群免疫力水平,形成更大范围的免疫屏障,阻断麻疹病毒传播。通过强化免疫,儿童产生抗体的机会增大,感染麻疹的可能性也会大大降低。

我国实施麻疹疫苗强化免疫的时间为 2010 年 9 月 11—20 日。目标儿童为:北京、上海、河南、黑龙江和广西为 8 月龄 ~14 岁(1995 年 10 月 1 日 ~2009 年 12 月 31 日出生)儿童;吉林、海南、青海为 8 月龄 ~6 岁(2003 年 10 月 1 日 ~2009 年 12 月 31 日出生)儿童;其他省份和新疆生产建设兵团为 8 月龄 ~4 岁(2005 年 10 月 1 日 ~2009 年 12 月 31 日出生)儿童。

各省份结合实际情况,可以扩大目标人群年龄范围。

五、哪些儿童不能接种麻疹疫苗

预防接种前,家长务必如实提供儿童身体健康状况。如果您的孩子有以下情况,不能接种麻疹疫苗:

(1)已知对该疫苗所含任何成分过敏(具体成分参照麻疹疫苗说明书);

(2)曾患过敏性喉头水肿、过敏性休克、阿瑟氏反应、过敏性紫癜、血小板减少性紫癜等严重过敏性疾病;

(3)正患急性疾病,严重慢性疾病,或处于慢性疾病的急性发作期;

(4)有免疫缺陷、免疫功能低下或正在接受免疫抑制治疗;

(5)曾患或正患多发性神经炎、格林 - 巴利(Guillian-Barre,也译为吉兰 - 巴雷)综合征、急性播散性脑脊髓炎、脑病、癫痫等严重神经系统疾病,或其他进行性神经系统疾病。

六、哪些儿童需要缓种麻疹疫苗

如果您的孩子有以下情况,暂时不能接种麻疹疫苗,可在以后条件适宜时予以补种:

(1)3 个月内接种过免疫球蛋白;

(2)近期注射过麻疹疫苗或其他减毒活疫苗,需间隔 1 个月后补种;

（3）强化免疫期间有感冒、发热等症状，待恢复健康后进行补种。

七、我国消除麻疹目标

我国到 2012 年达到消除麻疹目标。消除麻疹是指到 2012 年全国麻疹发病率控制在 1/100 万以下（不包括输入病例），无本土麻疹病毒传播。

出处：中华人民共和国国家卫生健康委

http://www.nhc.gov.cn/wjw/jbyfykz/201304/67b8ea45eb874d879f215f7fb9f4ce01.shtml

时间：2010-07-26

手足口病防控核心信息

手足口病是一种儿童常见传染病,自 2008 年 5 月法定报告以来,每年报告病例数在百万例以上,给我国 5 岁及以下儿童生命健康带来严重威胁。根据既往手足口病流行规律,自 3 月起,手足口病疫情将逐步上升,进入春夏季流行季节。为全面、科学宣传和普及手足口病防制知识,中国疾控中心组织专家编写了手足口病防控核心信息。

一、什么是手足口病

手足口病是一种儿童常见传染病,以发热、口腔黏膜疱疹或溃疡、手、足、臀等部位皮肤出疹为主要特征,少数患者会出现严重的并发症,如脑炎、脑干脑炎、急性弛缓性麻痹、肺水肿、肺出血、心肺功能衰竭等。

二、什么病原体会引起手足口病

肠道病毒是引起手足口病的病原体。至少 20 多种 A 组肠道病毒血清型可引起手足口病,以肠道病毒 71 型(EV71)、柯萨奇病毒 A16 型(CV-A16)、柯萨奇病毒 A6 型(CV-A6)、柯萨奇病毒 A10 型(CV-A10)最为常见,其中重症和死亡多数由 EV-A71 感染所致。

三、手足口病有哪些临床表现

手足口病通常病情较轻,呈自限性,7~10 天病程后可完全康复。患儿发病初期常出现发热、食欲不振、疲倦或咽喉痛。发热 1~2 天后,在舌头、牙龈和 / 或两颊内侧等口腔部位出现水疱,痛感明显,这些水疱初期为细小红点,后形成溃疡。另外,多数患儿手掌、脚底会出现皮疹,皮疹通常不痒,有些皮疹带有水疱,其他部位如臀部、膝盖、肘部、躯干等也可能出现皮疹。部分病例无发热。

只有少数患者的病情会快速恶化,累及脑部、肺部和心脏出现严重的并发症,如脑炎、脑干脑炎、急性弛缓性麻痹、肺水肿、肺出血、心肺功能衰竭等。

四、手足口病是怎么传播的

手足口病主要通过密切接触患者的粪便、疱疹液、鼻咽分泌物、唾液及接触被其污染的手、毛巾、手绢、牙杯、玩具、餐具、奶瓶、床上用品等物品或环境而感染。患者发病后第一周传染性最强。

五、手足口病主要在哪些国家和地区流行

近二十年来手足口病主要在亚洲国家流行,包括中国(大陆、台湾、香港)、马来西亚、日本、新加坡、越南、韩国、泰国、柬埔寨等。我国是全球手足口病报告发病、死亡最多的国家。

六、什么时候是手足口病的高发季节

我国每年 4~6 月是手足口病的高发季节,部分地区(尤其是南方)10~11 月还会出现秋季小高峰。

七、哪些人群容易得手足口病

手足口病发病人群以 5 岁及以下儿童为主,6 月龄以下婴儿因有胎传抗体的保护发病较少,从 6 月龄开始发病逐渐增加,1~2 岁儿童发病风险最高。低龄儿童发病后得重症、死亡的风险更高。

八、同一名儿童会多次得手足口病吗

手足口病绝大多数患者会对感染过的肠道病毒血清型产生保护性抗体,因此,感染同一肠道病毒血清型而重复发病的概率较低。但因多种肠道病毒血清型均可引起手足口病,且相互之间无交叉保护,因此同一儿童可能因感染不同肠道病毒血清型而多次发生手足口病。

九、手足口病患儿居家治疗或隔离时注意哪些事项

1. 健康监护　患儿居家隔离治疗期间,家长及看护人应密切观察病情,如出现持续高热、精神萎靡不振、昏睡或肢体颤抖抽搐等,有可能短期内进展为重症,应立即送孩子到医院就诊。

2. 居家消毒　每天清洁常接触的家具、玩具、地面等,每周用含氯消毒剂消毒 1~2 次。患者的分泌物、呕吐物或排泄物以及被其污染的物品或环境,清洁后要及时用含氯消毒液进行擦拭或浸泡消毒,作用 30 分钟后,用清水擦拭

或冲洗干净。

3. 做好隔离　居家隔离时限为患儿全部症状消失后 1 周,此期间患儿尽量避免外出,更不要去幼儿园和人群聚集的公共场所,避免与其他孩子接触玩耍。

十、手足口病能治好吗

轻症手足口病患者和伴有无菌性脑膜炎患者可完全康复。伴有脑干脑炎、急性弛缓性麻痹、肺水肿、肺出血、心肺功能衰竭并发症的重症患者可能会遗留肢体无力、肌肉萎缩、小脑功能障碍、神经发育迟缓、吞咽困难等后遗症,极少数危重患者救治不及时可能出现死亡。

十一、日常如何预防手足口病

良好的个人卫生和环境卫生很重要,具体包括以下几点:

1. 注意手卫生,尤其在触摸口鼻前、进食或处理食物前、如厕后、接触疱疹 / 呼吸道分泌物后、更换尿布或处理被粪便污染的物品后,应用清水、洗手液或肥皂洗手。

2. 打喷嚏或咳嗽时用手绢或纸巾遮住口鼻,随后将纸巾包裹好丢入有盖的垃圾桶。

3. 不与他人共用毛巾或其他个人物品。

4. 避免与患者密切接触,如接吻、拥抱等。

5. 经常清洁和消毒(含氯消毒剂)常接触的物品或物体表面,如玩具、家具等,清洁后用含氯消毒液进行擦拭或浸泡消毒,作用 30 分钟后,用清水擦拭或冲洗干净。

6. 用一次性毛巾或纸巾清理患者的鼻咽分泌物、呕吐物、粪便等,并及时消毒被上述分泌物或排泄物污染的物体表面或环境。

7. 手足口病流行期间尽量避免带孩子参加集体活动。

十二、有没有预防手足口病的疫苗

目前只有针对肠道病毒 71 型(EV71)的单价疫苗,EV71 疫苗是由我国自主研发,是目前全球唯一上市可用的疫苗。针对其他肠道病毒血清型的疫苗尚在研发中。

十三、EV71 疫苗能预防所有手足口病吗

目前上市的 EV71 疫苗可有效预防 EV71 相关手足口病和 EV71 感染引起的其他疾病(如疱疹性咽峡炎),但不能预防其他肠道病毒血清型(非 EV71)

引起的手足口病。EV71 是导致手足口病重症和死亡病例的主要病原,该疫苗虽然不能预防所有手足口病,但将会显著减少手足口病重症和死亡的发生。

十四、EV71 疫苗预防 EV71 相关手足口病的效果如何

根据疫苗临床试验结果,EV71 疫苗对接种者具有较好的保护效果,对EV71 相关手足口病的保护效力在 90% 以上。

十五、EV71 疫苗安全吗

根据疫苗临床试验结果,EV71 疫苗具有较好的安全性。部分儿童接种疫苗后可出现一过性发热,局部红、肿胀、硬结、疼痛等,以轻度为主,一般持续时间不超过 3 天,可自行缓解。

十六、哪些人需要接种 EV71 疫苗

EV71 疫苗适龄儿童为 6 月龄~5 岁儿童,鼓励在 12 月龄前完成接种程序,1 岁及以上儿童越早接种越好。对于 5 岁以上儿童和成人,多数已通过自然感染获得免疫,一般不再推荐接种 EV71 疫苗。

十七、接种 EV71 疫苗后还可能得手足口病吗

儿童接种 EV71 疫苗后,再得 EV71 感染所致手足口病的概率很低,但仍有可能出现因感染非 EV71 的其他肠道病毒血清型而患手足口病。

十八、得过手足口病的适龄儿童是否需要接种 EV71 疫苗

如既往手足口病是由 EV71 引起的,无需再接种 EV71 疫苗。如果所患手足口病是由其他肠道病毒血清型感染所致,或无病原学诊断结果,可以接种EV71 疫苗。

十九、目前 EV71 疫苗免费接种吗

现阶段该疫苗尚属第二类疫苗,需要家长自费、自愿选择接种。

二十、哪里可以接种 EV71 疫苗

当地有资质的预防接种单位提供疫苗接种服务,建议具体咨询当地的预防接种门诊或疾病预防控制中心。

二十一、EV71 疫苗接种程序

基础免疫 2 剂次,间隔 1 个月。

二十二、EV71 疫苗接种途径及剂量

上臂三角肌肌内注射,每次接种剂量为 0.5ml。

二十三、EV71 疫苗有何接种禁忌

已知对 EV71 疫苗任何一种成分过敏者,发热、急性疾病期患者及慢性疾病急性发作患者不得接种。具体可咨询预防接种门诊或疾病预防控制中心。

出处:中国疾病预防控制中心

http://www.chinacdc.cn/jkzt/crb/bl/szkb/zstd/201803/t20180326_159976.html

时间:2018-03-26

埃博拉出血热健康教育核心信息及释义
（第一版）

一、埃博拉出血热是由埃博拉病毒引起的一种急性传染病，病死率高，目前主要在西非少数国家流行。

埃博拉出血热是由埃博拉病毒引起的一种急性传染病，埃博拉出血热患者和灵长类动物（如大猩猩、黑猩猩、猴子）为本病传染源，人类对埃博拉病毒普遍易感，且病死率高，目前主要在西非塞拉利昂、几内亚、利比里亚等国家流行。

二、目前我国还没有出现埃博拉出血热疫情，但因国际间人员流动频繁，存在病例传入的风险。

目前我国还没有出现埃博拉出血热疫情，但只要非洲疫情不能得到有效控制，埃博拉出血热传入我国的风险也会增大。遵循"早发现、早报告、早诊断、早隔离、早治疗"原则，该病可以预防控制，即使有病例传入我国，发生疫情广泛传播的可能性也非常小。

三、埃博拉出血热在潜伏期没有传播风险，只有当患者出现症状后才具有传染性。

埃博拉出血热的潜伏期（即从感染埃博拉病毒到出现症状的时期）为2~21天，一般为5~12天。埃博拉出血热在潜伏期内没有传染性，一旦患者开始出现症状，才具有传染性。

埃博拉出血热的典型症状和体征包括突起发热、极度乏力、肌肉疼痛、头痛和咽喉痛，随后会出现呕吐、腹泻、皮疹、肾脏和肝脏功能受损，某些患者会同时有内出血和外出血。

四、目前尚没有针对埃博拉出血热的特效药物和疫苗，但做好个人防护可以有效预防感染。

目前国际上没有已批准上市的治疗埃博拉出血热的特效药物和疫苗。一些药物正在研发和临床试验阶段，其安全性和有效性尚待科学研究证实。临床治疗措施主要是对症和支持治疗。

做好个人防护可以有效预防埃博拉出血热，包括勤用肥皂或含有酒精成分的洗手液洗手；避免接触埃博拉出血热患者和避免接触病死者的尸体；如因工作原因必须接触患者或进入污染区域，则必须做好严格的个人防护，以避免接触传播。

五、埃博拉出血热通过接触患者的血液或体液及其污染物传播。

埃博拉出血热患者是主要传染源。接触传播是埃博拉出血热最主要的传播途径。接触患者和被感染动物的血液、体液、分泌物、排泄物及其污染物可导致感染。医护人员、患者家属或其他密切接触者在治疗、护理患者或处理患者尸体过程中，如果没有严格的防护措施，容易受到感染。

埃博拉出血热不会通过日常的食物和饮水传播，但如果食物或者饮水被埃博拉出血热病毒患者或被感染动物的血液、分泌物、体液、排泄物、呕吐物污染，也可能间接传播埃博拉病毒。尚未证实有空气传播的病例发生，但应予以警惕，做好防护。

六、从疫区回国人员应主动配合当地医疗卫生机构做好自我健康监测。

前往疫区并接触埃博拉出血热患者的人员，回国后要做好自我健康监测，如果出现发热、头疼、肌肉痛、呕吐、腹泻腹痛、不明原因出血症状时，应尽早与当地医疗卫生机构联系，主动告知医生你去过疫区并有与埃博拉出血热患者接触史，在医生指导下前往定点机构就诊。

七、我国已启动埃博拉出血热疫情联防联控机制，并及时向公众发布防控信息。

我国已启动埃博拉出血热疫情联防联控机制，坚持"高度重视、密切关注、防控为主、内外结合、科学应对"的原则，加强了来自疫区人员的追踪管理，制定了密切接触者管理、病例转运、隔离治疗等一系列防控措施。卫生计生行政部门将及时向公众发布埃博拉出血热防控信息和健康建议。公众可登录国家卫生计生委网站（www.nhfpc.gov.cn）、中国疾控中心网站（www.chinacdc.cn）、中国健康教育中心网站（www.nihe.org.cn）或拨打 12320 卫生热线查询正确信息，不信谣，不传谣。

出处：中华人民共和国国家卫生健康委员会宣传司 国家卫生计生委办公厅关于做好埃博拉出血热疫情防控健康教育工作的通知 国卫办宣传函〔2014〕1061号

http://www.nhc.gov.cn/xcs/s3581/201412/472c7becd4b6460d8ff0cc26e72a6bcb.shtml

时间：2014-11-21

人感染 H7N9 禽流感健康教育 核心信息与释义

（2017 年版）

一、人感染 H7N9 禽流感是由 H7N9 禽流感病毒引起的人类急性呼吸道传染病。

禽流感指由禽流感病毒引起的禽类传染病。禽流感病毒可通过人禽密切接触感染人，称为人感染禽流感。人感染 H7N9 禽流感病毒于 2013 年首次发现，此后在国内陆续有确诊病例发生。

二、人感染 H7N9 禽流感一般起病急，会出现高热、咳嗽、呼吸困难等症状。

感染 H7N9 禽流感病毒的患者会出现发热、咳嗽等急性呼吸道感染症状，一般起病较急，体温大多持续在 39℃以上，重者可出现严重肺炎和呼吸困难，甚至呼吸衰竭或死亡，但不排除有个别轻型病例及感染后不发病（隐性感染）的情况。

三、人感染 H7N9 禽流感主要通过直接接触禽类分泌物或排泄物感染，截至目前，尚无人传人的确切证据。

人感染 H7N9 禽流感主要通过直接接触禽类分泌物或排泄物感染，但也有可能通过呼吸道吸入病毒污染物，或通过手接触被禽类分泌物或排泄物污染的物品，经由手 - 口 / 黏膜途径感染。目前尚无证据表明 H7N9 病毒能持续地"人传人"，但也不排除有限的"人传人"情况的发生。

四、与禽鸟有密切接触的人员容易感染 H7N9 禽流感病毒，需加强个人防护与环境清洁。

感染者大多为从事禽鸟类养殖、贩运、销售、宰杀、加工等人员，或到过禽鸟市场的人员,可能与直接接触禽鸟类及其分泌物或排泄物等有关。禽鸟养殖户或密切接触者要加强个人卫生与防护,保持禽畜圈养,避免家禽与野禽接触、禽畜混养;如发生禽畜疫情,应尽快向有关部门报告。

五、公众预防人感染 H7N9 禽流感的关键在于管理好自己的行为,做到:

1. 勤洗手　接触禽鸟类或其粪便后要及时用肥皂和流动水洗手,不要用不干净的手触摸眼鼻。

2. 保持环境卫生,注意生活工作环境的清洁、通风。

3. 少接触禽鸟　在日常生活中应避免接触病死禽类,尽量避免直接接触活禽类、鸟类或其粪便,特别是避免儿童与禽类接触;不要购买活禽自行宰杀;流感流行期间,少去禽鸟市场。

4. 咳嗽喷嚏遮口鼻　在咳嗽或打喷嚏时,用口罩、纸巾、袖子、肘部遮掩口鼻。

5. 煮熟煮透　禽肉、禽蛋须煮熟煮透后再食用;病死禽类应作深埋或焚烧处理,禁止加工或食用。

6. 生熟分开　处理生肉和熟肉的砧板、刀具及器皿要分开使用,避免混用。

7. 发热咳嗽早就医　如出现高热、咳嗽、呼吸困难等症状,特别是接触禽鸟后出现上述症状,应尽快就医,并佩戴口罩,在医生指导下治疗和用药。

8. 增强体质　加强体育锻炼,保持充足睡眠,避免过度劳累,饮食多样化,均衡营养。

六、保持积极健康的心态应对疾病,不恐慌、不听信谣言与小道消息。

传染病暴发等突发公共卫生事件时,在信息不足及疫情不确定的情况下,有可能会出现心理紧张、焦虑、恐慌等情绪,属正常现象。个人应采取积极的应对措施,主动关注疫情动态信息及政府与权威机构和专家的指导,保持健康的心态,不恐慌、不听信谣言与小道消息,对于遏制疫情扩散及保护自身健康都是非常重要的。

出处:中国健康教育中心
http://www.nihe.org.cn/news.php？id=57394&tdsourcetag=s_pcqq_aiomsg
时间:2017-01-19

血吸虫病健康教育核心信息和知识要点

为普及血吸虫病防治知识,提高疫区群众防病意识和自我保护能力,同时为新闻媒体开展宣传和卫生宣教工作者编写、制作血防健康教育材料提供准确信息,特编制《血吸虫病健康教育核心信息和知识要点》。

一、核心信息

1. 血吸虫病(俗称"大肚子病")是严重危害身体健康的重大传染病,人和家畜都能感染。

2. 人和家畜接触含有血吸虫尾蚴的水体(俗称疫水),就可能患病。血吸虫病主要感染季节是 4~10 月。

3. 因生产生活需要接触疫水时,要采取防护措施。

4. 感染血吸虫以后要及时进行检查和治疗。

5. 疫区每个家庭和个人有义务积极配合当地血防部门组织开展的查螺、灭螺、人畜查病和治疗工作。

二、知识要点

1. 血吸虫病是由于人或牛、羊、猪等哺乳动物,感染了血吸虫所引起的一种传染病和寄生虫病,严重危害人民身体健康、阻碍经济发展。

2. 血吸虫生存繁殖离不开钉螺。钉螺主要生长在潮湿草滩上和沟渠旁。

3. 血吸虫生活史　血吸虫虫卵从人或哺乳动物的粪便中排出,虫卵在水中孵出毛蚴,毛蚴钻入钉螺体内,发育成尾蚴,再从钉螺逸出进入水中;当人和哺乳动物接触疫水后,尾蚴很快钻入皮肤,在体内发育成成虫产卵。

4. 感染血吸虫的途径　人或哺乳动物接触疫水 10 秒,血吸虫尾蚴即可侵入皮肤,就可能造成人或哺乳动物感染发病。

5. 血吸虫病的危害　人得了血吸虫病可引起发热、拉肚子等,反复感染或久治不愈可引起肝硬化、腹水,严重者影响生长发育(青少年),使丧失劳动能力,甚至危及生命。同时血吸虫患者和病畜又可作为传染源,造成血吸虫病传播。

6. 血吸虫病分为急性、慢性和晚期三种。急性血吸虫病发病凶险,如不及时治疗可引起死亡。慢性血吸虫病一般无明显的症状,若不及时治疗,可发展为晚期血吸虫病。晚期血吸虫病主要表现为肝硬化和腹水等症状,重者丧失劳动能力,给家庭和社会带来沉重的负担。

7. 预防控制血吸虫病的方法和措施

(1)不在有钉螺的湖水、河塘、水渠里进行游泳、戏水、打草、捕鱼、捞虾、洗衣、洗菜等接触疫水的活动。

(2)因生产、生活和防汛需要接触疫水时,要采取涂抹防护油膏,穿戴防护用品等措施,预防感染血吸虫。

(3)接触疫水后要及时到当地医院或血吸虫病防治机构进行检查和早期治疗,查出的患者要在医生的指导下积极治疗。

(4)生活在疫区的群众要积极配合当地血吸虫病防治机构组织开展的查螺、灭螺、查病和治病工作,以及对家畜的查病和治疗工作。

(5)改水改厕,防止粪便污染水源、保证生活饮用水安全,改变不利于健康的生产、生活习惯,是预防血吸虫病传播的重要措施。

出处:中华人民共和国国家卫生健康委员会

http://www.nhc.gov.cn/wjw/jbyfykz/201304/1381c937cd4c4925a71f9309944a5b0c.shtml

时间:2004-05-11

疟疾防治宣传核心信息

1. 疟疾是一种可防可治的寄生虫病,发病的主要症状是发冷、发热、出汗。

2. 疟疾可通过蚊子叮咬或者输血传播,预防疟疾最好的办法是防止蚊子叮咬,禁止疟疾患者献血。

3. 非洲和东南亚是疟疾高度流行区,派驻非洲、东南亚等地的随队医生应当具备疟疾诊治能力,并储备足量疟疾治疗药物。

4. 出国前应当了解目的地的疟疾流行状况。

5. 重症疟疾会危及生命,去疟疾流行区旅行后出现发冷、发热、出汗等不适症状应及时就医,入境和就医时应主动告知旅行史。

6. 疟疾确诊后,应按照医嘱全程、足量服药,避免出现复发和耐药。

7. 医务人员对确诊的疟疾病例应按照《抗疟药使用规范》(WS/T-485-2016)给予足量规范的抗疟治疗。

出处:中华人民共和国国家卫生健康委员会疾病预防控制局　关于开展2019年全国疟疾日宣传活动的通知

http://www.nhc.gov.cn/jkj/s5873/201904/db847abdd9f849aa88efa8c46098a258.shtml

时间:2019-04-03

鼠疫防治科普知识问答

一、针对普遍大众

1. 什么是鼠疫

鼠疫是由鼠疫杆菌引起的一种发病急、传染性强、病死率高的烈性传染病。《中华人民共和国传染病防治法》将鼠疫列为甲类传染病。染性强、病死率高的烈性传染病。

2. 鼠疫的主要传染源和传播途径是什么

感染鼠疫菌的鼠类（包括旱獭）、野兔、狐狸、狼、狗、猫、黄羊等动物,是鼠疫的主要动物传染源,也称疫源动物。鼠疫还可通过肺鼠疫患者传染给人。

日常生产生活中,鼠疫的主要传播途径包括:一是经跳蚤叮咬传播。跳蚤叮咬鼠疫患者或感染鼠疫的动物后,再叮咬人,可致人感染疫情。二是经直接接触传播。人们在捕猎、宰杀、处理感染鼠疫的动物时,鼠疫菌可通过人们皮肤上的伤口（包括非常细小的伤口）进入人体,致人感染。三是经飞沫传播。肺鼠疫患者或动物通过呼吸、咳嗽将鼠疫菌排入周围空气中,导致肺鼠疫传播。

3. 哪些行为会增加感染鼠疫的风险

人们对鼠疫没有天然免疫力,如有以下行为,可增加感染鼠疫的风险:

(1)捕猎疫源动物;

(2)剥食、处理疫源动物;

(3)携带疫源动物及产品;

(4)在鼠疫疫源地,接触病死鼠类（包括旱獭）、野兔、狐狸、狗、猫、黄羊等动物;

(5)在鼠疫疫源地的鼠类（包括旱獭）、野兔等动物洞穴边休憩,或挖刨动物

洞穴;

(6)在没有做个人防护的情况下,与肺鼠疫患者密切接触。

4. 去鼠疫疫源地旅游要注意哪些

(1)不捕猎疫源动物;

(2)不剥食、处理疫源动物;

(3)不携带疫源动物及产品;

(4)不接触病、死鼠类(包括旱獭)、野兔、狐狸、狼、狗、猫等动物;

(5)不在鼠疫疫源地的鼠类(包括旱獭)、野兔等动物洞穴边休憩,或挖刨动物洞穴。

5. 如果在鼠疫疫源地被跳蚤叮咬了怎么办

在鼠疫疫源地被跳蚤叮咬,不用恐慌,注意观察。如在1~2天后出现叮咬部位的所属淋巴结肿大(以腹股沟、腋下、颈部等为多见)、疼痛,以及发热等症状,要怀疑可能感染了鼠疫,及时到附近的医院就诊。

6. 感染鼠疫后的临床表现主要有哪些

鼠疫的临床分型主要有腺鼠疫、肺鼠疫、败血型鼠疫、皮肤型鼠疫、肠鼠疫、眼鼠疫、脑膜炎型鼠疫、扁桃体鼠疫,其中腺鼠疫在临床上最常见,其次是肺鼠疫和败血型鼠疫。

鼠疫潜伏期较短,一般在1~6天之间,多为2~3天,个别病例可达8~9天。各型鼠疫患者的一般症状表现为发病急剧,高热、寒战、体温突然上升至39~41℃,呈稽留热。剧烈头痛,有时出现中枢性呕吐、呼吸促迫,心动过速,血压下降。重症患者早期即可出现血压下降、意识不清、谵语等。

7. 鼠疫是否有有效的治疗药物

目前,鼠疫可应用链霉素治疗。为了达到更好的预后,临床上常常会联合其他类型抗生素,如喹诺酮、多西环素、b-内酰胺类或磺胺等。若不能使用链霉素治疗,临床上也可选用庆大霉素、氯霉素、四环素、多西环素、环丙沙星等。

8. 鼠疫疫情是否可防可控

鼠疫可防可控。通过控制传染源、切断传播途径,以及做好个人防护,尤其是减少暴露鼠疫感染的风险等,可有效防范感染鼠疫。

一直以来,我国十分重视鼠疫防控工作。近年来,全国每年人间鼠疫发生数已被控制在个位数水平,一些地方出现人感染鼠疫疫情均属于个案。

二、针对疫情发生地群众(在上述问题的基础上增加)

1. 什么是鼠疫防控的"三不三报"

预防鼠疫必须做到"三不三报"。"三不"即不私自捕猎疫源动物、不剥食疫源动物、不私自携带疫源动物及产品出疫区。"三报"即报告病死鼠、报告疑似鼠疫患者、报告不明原因的高热患者和急死患者。

2. 如果自己有感染鼠疫的高危行为,该怎么办

如果自己有感染鼠疫的高危行为,不用恐慌,要做好自我医学观察,或向当地疾病预防控制机构主动申报,获得专业指导。如出现发热、淋巴结肿大、咳嗽等症状,及时到附近的医院就诊。

3. 如果自己所住乡镇或周边地区发现动物间鼠疫疫情,或出现人间鼠疫疫情,该怎么办

一是不用恐慌,要做好自我医学观察。如出现发热、淋巴结肿大、咳嗽等症状,及时到附近的医院就诊。就诊时要主动向医生报告自己周边出现动物间或人间鼠疫疫情。

二是必须严格做到"三不三报"。同时,要做到不接触病死鼠类(包括旱獭)、野兔、狐狸、狼、狗、猫等动物;不在鼠疫疫源地的鼠类(包括旱獭)、野兔等动物洞穴边休憩,或挖刨动物洞穴。

4. 怀疑自己感染鼠疫去医疗机构,要注意什么

(1)要及时向当地疾病预防控制机构报告。

(2)不要乘坐公共交通工具,最好拨打120要车去医疗机构就诊,并说明情况。

(3)出门要佩戴口罩。

(4)到达医院,要遵从医院安排,并主动报告自己可能存在的感染鼠疫高危行为,以及自己周围是否还有人出现发热等症状。

5. 如果被医疗机构诊断为鼠疫疑似病例,该怎么办

不用恐慌,要依法遵从医疗机构的安排,并主动配合。

6. 如果被医疗卫生机构确定为密切接触者,该怎么办

不用恐慌,要依法遵从医疗卫生机构的安排,并主动配合。

(内蒙古自治区综合疾病预防控制中心供稿)

出处:内蒙古自治区卫生健康委员会
http://wjw.nmg.gov.cn/doc/2019/11/18/281749.shtml
时间:2019-11-08

2018 年防治碘缺乏病日宣传核心信息

一、碘是人体新陈代谢和生长发育必不可少的微量营养素

1. 碘是新陈代谢和生长发育必需的微量营养素,是人体合成甲状腺激素的主要原料。

2. 甲状腺激素参与身体新陈代谢,维持所有器官的正常功能,促进人体,尤其是大脑的生长发育。

3. 孩子大脑发育从母亲怀孕就开始了。胎儿期和婴幼儿期(1~3 岁)是孩子大脑发育的关键时期。如果孩子在胎儿期和婴幼儿期缺碘,会影响大脑正常发育,严重的造成克汀病、聋哑、智力损伤等。

4. 胎儿所需要的碘全部来自母亲,因此,孕妇碘营养不足会造成胎儿缺碘。如果孕期严重缺碘会出现流产、早产、死产和先天畸形。

5. 妊娠期和哺乳期妇女对碘的需要量明显多于普通人群,需要及时补充适量的碘。

6. 成年人缺碘可能会导致甲状腺功能低下,容易疲劳、精神不集中、工作效率下降。

二、食用碘盐是预防碘缺乏病最简便、安全、有效的方式

7. 碘缺乏病是由于外环境缺碘,造成人体碘摄入不足而发生的一系列疾病的总称。我国 2000 年消除碘缺乏病以前,碘缺乏病区的儿童中 5%~15% 有轻度智力障碍(智商 50~69 个点),6.6‰ 的人患地方性克汀病(呆傻症),严重影响当地人口素质。

8. 碘缺乏病是可以预防的,最简便、安全、有效的预防方式是食用碘盐。

9. 我国大部分地区外环境(水、土壤等)几乎都缺碘,尤其山区、丘陵、河

谷地带、荒漠化地区和河流冲刷地区缺碘较为严重。外环境缺碘的现状很难改变,如果停止补碘,人体内储存的碘最多能维持 3 个月,因此要长期坚持食用碘盐。

10. 自 2000 年以来,我国完成的各类监测或调查(碘缺乏病监测、碘盐监测、高水碘地区调查和高危地区调查)结果显示,人群碘营养总体处于适宜范围。

三、目前没有直接证据表明食用碘盐或碘摄入量增加与甲状腺癌的发生相关

11. 近年来,全球主要国家无论是否采取补碘措施,无论碘摄入量是增加、稳定或下降,甲状腺癌的发生率都增加,并且主要以直径小于 1.0cm 的微小癌增加为主。

12. 相当一部分甲状腺微小癌具有惰性进展特点,恶性度低,预后良好。患者要听从临床医生要求,进行正确治疗或跟踪观察。

13. 甲状腺微小癌在人群中患病率较高,隐匿性大且不易被发现,可能陪伴终身。据很多发达国家的尸检报告,生前未被发现的甲状腺癌患病率高达 5.6%~35.6%,其中微小癌占到 67%。

14. 有研究提示,当前甲状腺癌的“流行”部分归因于甲状腺筛查,并与高分辨率 B 超的广泛应用而产生的对隐匿癌或微小癌的过度诊断相关。

出处:中华人民共和国国家卫生健康委员会　关于开展 2018 年防治碘缺乏病日活动的通知　国卫办疾控函〔2018〕308 号

http://www.nhc.gov.cn/jkj/s7929/201805/57b2911f0458415689122e344d1be1c3.shtml

时间:2018-05-10

洪涝灾害健康教育核心信息

一、洪水来临前

（一）我国大部分地区夏秋季节多雨，应随时关注天气预报和灾害预警信息

释义：受季风气候的影响，我国夏秋季降雨集中，洪涝灾害多发，受灾范围广，突发性强，不仅会直接造成严重的生命和财产损失，也易引发霍乱、甲肝等传染病的暴发流行。夏秋季节应密切关注天气预报和洪涝灾害信息，结合自己所处的地理位置和地形条件，做好防灾准备，提前熟悉最佳撤离路线。

（二）根据当地政府防汛预案，做好应对洪涝灾害准备

释义：为了应对洪涝灾害，各地政府都会提前制订应急预案，个人应通过政府网站或大众传播媒介提前熟悉本地区防汛方案和措施，包括隐患灾害点、紧急转移路线图、抗洪救灾机构联络方式等。

（三）洪涝灾害易发地区居民家庭应自备简易救生器材，以备洪水来临来不及撤离时自救和互救使用

释义：为了在发生洪涝灾害来不及撤离时自救互救使用，洪涝灾害易发地区居民应提前储备家用洪涝救生器材，如木盆、木材、大块泡沫塑料等能漂浮在水面上的物品，必要时应提前购置救生衣、应急手电、帐篷等，以便在被困时自救或互救使用。

（四）应防备滑坡、泥石流、房屋垮塌等次生灾害

释义：除了洪水，在多雨季节，山区易发生山体滑坡、泥石流和房屋垮塌等次生灾害，山区居民建房应尽量远离山坡和河道，连续降雨时，如发现山体土壤松动、房屋裂痕、河水突然断流或加大等迹象时，应及时撤到安全区域。

（五）保持通讯畅通，方便撤离、呼救使用

释义：洪涝灾害中，如被洪水围困，应随时保持通讯畅通，及时与救援人员进行联系，最大程度保证获救。为了避免手机进水损坏，可在撤离时将手机装入防水塑料袋中。

（六）洪涝灾害撤离时应注意关掉煤气阀、电源总开关等

释义：家庭煤气阀、电源开关等在洪涝灾害中易受外力影响，发生泄漏，易引起煤气爆炸、漏电等事故，应在撤离时及时关闭。

（七）撤离时要听从指挥，险情未解除，不要擅自返回

释义：我国各级政府和防汛机构大多都有完善的应急撤离预案，应按照防汛部门的要求撤离，在撤离过程中一切行动听指挥，做到沉着冷静、迅速有序、互帮互助、稳妥安全。切忌中途返回、更改路线、惊恐忙乱。撤离后，在没有接到防汛部门指示的情况下，不得擅自返回。

二、洪水来到时

（一）洪水来到时，要迅速向高处转移，来不及转移时，应尽快就近抓住固定物或漂浮物

释义：洪水到来时，应在确保安全的情况下，迅速向屋顶、山坡和大树等高处转移，转移过程中应沉着冷静，切忌惊慌失措；如果突遇洪水来不及转移，应按照快速、就近的原则，及时抓住木头、木板等漂浮物，或尽快把身体固定在树木等上，以免被洪水冲走。

（二）如果被洪水包围，应设法发出求救信号，及时寻求救援

释义：如果被洪水包围无法脱身，应尽快拨打当地防汛部门电话、119、110或与亲朋好友联系求救，夜间用手电或大声呼喊求救，也会引起救援人员的注意。在求援时，应尽量准确报告被困人员情况、方位和险情。

（三）在撤离时应避开高压电线

释义：发生洪水时，接近高压电线、电线杆等十分危险，发现高压线铁塔倾斜或者电线断头下垂时，要迅速远避，防止触电。

（四）安全转移要本着"就近、就高、迅速、有序、安全、先人后物"的原则进行

释义：遇洪水威胁时，为了最大限度保证生命财产安全，应迅速就近向高处转移，尽量减少转移时间。在转移过程中，应保持先后顺序和良好秩序，并确保安全。生命是人世间最可宝贵的，切记在确保生命安全的情况下，再设法抢救财物。

（五）当发现有人溺水或被洪水围困时，应在保证自身安全的情况下设法营救

释义：发现有人溺水或被洪水围困时，应给予帮助，设法营救。施救前应

沉着冷静,全面评估自身能力和水况,在确保自身安全的情况下施救,切忌盲目下水。在条件允许的情况下,可抛掷救生圈、绳索、长杆、木板、塑料泡沫或轮胎等给溺水者,帮助溺水者攀扶上岸。入水施救时,须注意,溺水者情急之下会拼命抓紧或抱紧施救者,影响营救动作,甚至会造成双双殒命的严重后果。一般来说,结伴施救会增加安全性和成功率。

(六)洪涝灾害期间需谨慎驾车,在不能确保安全的情况下,不可在湿滑山路、积水路段、桥下涵洞等处行驶

释义:大雨天气建议不要开车上路。在驾驶过程中如遇大雨,应及时把车就近停靠在安全地带,等雨量减小后再上路。在道路湿滑、泥泞的山路上或湍急的河道上行驶,极易引起车辆侧翻或倾覆。积水路段可能存在路面井盖移位等问题,涉水行驶有可能造成严重后果。多雨季节,桥下涵洞容易积水,最好绕路行驶,不可强行通过。如果车辆在积水路段或地势低洼处熄火抛锚,应尽快离车,寻求救援。

三、灾后防病

(一) 不喝生水,只喝开水或符合卫生标准的瓶装水、桶装水,或经漂白粉等处理过的水

释义:发生洪涝灾害,政府和防汛部门会采取一切措施保证安全饮用水供应。在有条件的情况下,最好只饮用瓶装水和桶装水。洪水中含有大量的泥土、腐败动植物碎屑、细菌或寄生虫,即使用肉眼看起来很干净的河水、山洞水、井水、泉水或湖水,也有可能已被动物粪便、有机或有毒化学物质等污染,直接饮用非常危险。在因缺水危及生命不得不饮用的情况下,必须按照说明书标明的比例,用明矾和漂白粉(精片)澄清、消毒,至少煮沸 5 分钟后,方可饮用。

(二) 不吃腐败变质的食物,不吃淹死、病死的禽畜

释义:洪涝灾害一般发生在高温高湿的夏秋季节,食物容易腐败变质,食用腐败变质或不洁食物易引起痢疾、伤寒、甲肝、霍乱等肠道传染病和食物中毒。动物肉类腐败变质后产生的肉毒素等严重威胁生命,切忌食用。来历不明的禽畜可能死于传染病,不可加工食用,最好深埋处理。扁豆等豆类需炒熟煮透后食用,不可食用发芽的土豆,不可自采野生蘑菇等食用,以免引起食物中毒,危及生命。

(三) 注意环境卫生,不随地大小便,不随意丢弃垃圾

释义:环境与人体健康密切相关,即使在抗洪救灾过程中,也应注意环境卫生。洪水过后,环境中的垃圾较多,应尽快清理,集中堆放,避免污染水体。随地大小便不仅会污染水源,还可能造成苍蝇大量孳生,传播甲肝、痢疾、霍乱

等肠道传染病。感染血吸虫病的人和动物粪便中含有血吸虫病虫卵,随意排放,有可能引起血吸虫病的传播流行。

（四）避免手脚长时间浸泡在水中,尽量保持皮肤清洁干燥,预防皮肤溃烂和皮肤病

释义:人体皮肤长时间浸泡在水中,会引起皮肤溃烂、感染等严重后果。下水劳动时,应每隔 1~2 小时出水休息一次。

（五）做好防蝇防鼠灭蚊工作,预防肠道和虫媒传染病

释义:苍蝇是甲肝、霍乱、伤寒、痢疾等传染病的主要传染源,老鼠体内含有流行性出血热病毒、钩端螺旋体和鼠疫杆菌等,蚊子是乙脑、疟疾、登革热、丝虫病、黄热病等传染病的主要传染源。在洪涝灾害中,人与蚊蝇、鼠等接触的机会增多,应加强杀灭工作。室内可用苍蝇拍灭蝇,食物应用防蝇罩遮盖。可使用粘杀、捕杀等方法灭鼠,发现老鼠异常增多的情况须及时向当地有关部门报告。应使用驱蚊驱避剂、蚊帐等防蚊,外出穿长袖衣裤。

（六）勤洗手,不共用个人卫生用品

释义:手是人体接触外界环境最多的器官,传染病也极易通过用手触摸食物、揉眼、抠鼻孔等传播,经手传播的传染病包括甲肝、痢疾、霍乱、伤寒、手足口病等肠道传染病,"红眼病"等皮肤黏膜性疾病以及流感等呼吸道传染病。用香皂、洗手液、流动水正确洗手可预防传染病的传播流行。共用毛巾、手帕等个人用品会引起皮肤黏膜性传染病的传播流行,要经常消毒,一人一巾。

（七）如出现发热、呕吐、腹泻、皮疹等症状,要尽快就医,防止传染病暴发流行

释义:发热、呕吐、腹泻和皮疹可能是严重传染病的早期信号,洪涝灾害期间,一旦出现这些症状,要尽快就医。

（八）在血吸虫病流行区,尽量不接触疫水,必须接触时应做好个人防护

释义:血吸虫病是由血吸虫引起的一种慢性寄生虫病,人和动物通过皮肤和黏膜接触含有血吸虫尾蚴的水体而感染。我国长江中下游流域的湖南、湖北、江西、安徽、江苏、四川、云南等 7 省部分地区仍存在血吸虫病传播风险,应谨慎接触野外水体,下水生产劳动时应穿戴胶靴、胶手套、胶裤等防护用品或涂抹防护油膏。如已接触疫水但未采取防护措施,应主动去血防部门检查,发现感染应尽早治疗。血吸虫病疫区应加强家畜管理,禁止到有螺洲滩放牧。要加强人畜粪便管理,未经无害化处理不得排入水体。

（九）保持乐观心态有助于问题解决

释义:人在洪涝灾害中容易出现焦虑、抑郁、绝望等不良情绪,严重的会引起心理疾病。任何灾难最终都会过去,保持乐观心态,有助于积极应对,重建

家园。

　出处：中华人民共和国国家卫生健康委员会宣传司
　http://www.nhc.gov.cn/xcs/s3582/201707/52337151ffc84bafb537de4679
0f2155.shtml
　时间：2017-07-13

灾区公众抗震救灾健康教育核心信息

一、震后须当心余震引起的意外伤害，管好火源，远离有滑坡或飞石危险的山体，避免触摸电线。

二、外伤须正确止血、消毒、包扎，避免创口被土壤等污染，必要时注射破伤风抗毒素。

三、防止被猫狗咬伤，一旦被咬，立即用肥皂水冲洗伤口，尽快注射狂犬疫苗。

四、野外穿长袖长裤，使用驱蚊剂、蚊帐等，避免蜱、螨、蚊叮咬；床铺离地，防鼠灭鼠。

五、在血吸虫病疫区避免接触疫水，必要时服用预防性药物。

六、确保饮水安全卫生，天然水源须消毒并煮沸 2~3 分钟后再饮用。

七、不吃腐败变质的食品，肉类应煮熟煮透后再吃，避免食用病死禽、畜肉。

八、讲究个人卫生，饭前便后洗手，不随地大小便，不乱扔垃圾，不接触动物尸体，爱护环境，保护水源。

九、多与人交流，多参加有益的社会活动，主动排遣伤心、紧张、焦虑或愤怒等情绪，必要时寻求心理辅导。

十、如出现发热、咳嗽、皮疹、呕吐或腹泻等症状，及时就医。

出处：中华人民共和国国家卫生健康委员会应急办公室

http://www.nhc.gov.cn/yjb/kzkpzq/201408/d649f8d2fe854051aac3e4f2b9cda25f.shtml

时间：2014-08-15

第五篇
其他参考信息

全民健身指南

篇六第

志同乡等州其

一、背景

进入 21 世纪以来,随着我国经济社会的快速发展,人们的工作和生活方式发生改变,居民身体活动量明显减少,身体活动不足是导致人体死亡的第四独立因素。体育活动已经成为增强国民体质、提高健康水平最积极、最有效、最经济的生活方式。

我国政府高度重视体育活动在增强体质、提高健康水平中的重要作用。1995 年,国务院颁布实施《全民健身计划纲要》;2007 年,国务院下发《关于加强青少年体育增强青少年体质的意见》;2014 年,国务院下发《关于加快发展体育产业促进体育消费的若干意见》;2016 年,国务院印发《"健康中国 2030"规划纲要》,对发展群众体育活动、倡导全民健身新时尚、推进健康中国建设做出了明确部署。

自 1995 年实施全民健身计划以来,我国群众体育事业蓬勃发展,各级体育行政部门积极落实《全民健身计划纲要》,青少年体育工作不断推进,体育活动意识明显增强;全国人均体育场馆面积达 $1.57m^2$,经常参加体育活动的人口比例为 33.9%;老年人体育活动形式丰富多彩,生活质量提高。第六次人口普查数据表明,全国人均预期寿命为 74.9 岁。体育活动成为强身健体重要手段的社会氛围已经形成。

然而,我们应当意识到,体育活动在增强国民体质、提高健康水平方面的作用尚未充分发挥,距离健康中国的要求还有较大差距。国家相关调查数据显示,虽然我国经常参加体育活动的人口比例逐年增加,但居民超重率和肥胖率也持续增加,青少年耐力、成年人肌肉力量与耐力、老年人肌肉力量等指标的变化并不乐观,心血管病、糖尿病等慢性非传染性疾病的发病率呈上升趋势,体育活动在促进健康领域的诸多研究成果尚未充分应用于实践,多数居民在参加体育活动时有很大的盲目性。体育健身活动在增强体质、防控疾病方面尚有很大提升空间。因此,亟待从国家层面发布权威性的体育健身活动指南,引导居民科学地从事体育健身活动。

《全民健身指南》针对中国居民参加体育健身活动状况实际,系统归纳、集成国家"十五""十一五""十二五"相关研究成果,基于中国居民运动健身的实测数据编制而成。主要包括体育健身活动效果、运动能力测试与评价、体育健身活动原则、体育健身活动指导方案等内容。

二、体育健身活动效果

我国古代就有通过导引术提高人体健康水平的文字记载。现代大量研究成果证实,经常参加体育健身活动可以有效地增强体质、防治疾病、提高学习和工作效率。

(一) 增强体质,提高健康水平

体质是指在遗传性和获得性基础上表现出来的人体形态结构、生理功能和心理因素综合的、相对稳定的特征。体育健身活动可以提高人体的心肺功能、肌肉力量、柔韧、平衡和反应能力,改善身体成分,从而达到增强体质、提高健康水平的效果。

(1)提高心肺功能

心肺功能是影响体质与健康的核心要素之一。心肺功能低下可导致过早死亡风险增加。有规律的体育活动可以提高心脏收缩力量和肺活量,调节血压,改善血脂,对心肺功能产生良好影响,明显提高青少年、中年人、老年人的心肺功能和健康水平。

(2)改善身体成分

身体成分是指构成身体的各种物质及其比例,一般常用身体脂肪含量和肌肉重量及其比值表示。研究证实,过多的身体脂肪,尤其是腹部脂肪增多可诱发心血管疾病、代谢性疾病等。以有氧运动为主的体育活动可增加脂肪消耗,降低身体脂肪含量,增加肌肉重量,改善身体成分。

(3)增加肌肉力量

力量练习可以提高肌肉力量和肌肉抗疲劳能力,促进青少年成长发育,使体格更加强壮,预防因肌肉力量衰减出现的腰疼、肩颈痛等症状,提高身体平衡能力,防止老年人跌倒,维持骨骼健康,预防和延缓骨质疏松发生。

(4)提高柔韧性

柔韧性既是一种重要的运动技能,也是日常生活中重要的活动能力。有规律的牵拉练习可提高肌肉、韧带弹性,增加青少年身体活动范围,身体姿势优美,减少肌肉拉伤,预防和治疗中老年人关节性疾病。

(5)提高幸福指数

体育健身活动是心理干预的有效手段。体育健身活动可增加人体愉悦感,使人精神放松,缓解压力,形成良好心理状态,获得生理和心理满足感,使青少年充满朝气,中老年人充满活力,提高幸福指数。

(二)防治疾病,提高生活质量

体育活动可以提高人体各器官功能水平,增强机体免疫力,防治疾病,特别是对防治慢性非传染性疾病效果明显。慢性非传染性疾病包括心血管病、糖尿病、骨质疏松症等,是危害我国居民健康的重要疾病。有规律的体育活动可以有效地控制慢性非传染性疾病的诱发因素,预防慢性非传染性疾病的发生,同时也是治疗慢性非传染疾病的有效手段,提高生活质量,减少由于生活方式不当、身体活动不足导致的过早死亡。

1. 心血管病

我国居民心血管病患病率呈持续上升趋势,心血管病死亡列城乡居民总死亡原因的首位。有规律的体育活动可以通过提高心脏功能和血管弹性、降低血压、减少炎症因子、调节血脂等途径,降低心血管病危险因素,有效预防心血管病发生,促进心血管病患者康复。

2. 糖尿病

糖尿病是常见的慢性疾病之一,以 2 型糖尿病最为常见。有规律的体育活动可以调节糖代谢,降低血糖,提高靶细胞对胰岛素的敏感性,有效地预防与治疗 2 型糖尿病,延缓并发症的发生、发展。体育活动可以增强糖尿病患者体质,提高糖尿病患者生活质量。

3. 超重和肥胖

超重和肥胖以体重增加为特征,通常用身体质量指数(又称 BMI,下统称 BMI)表示。超重和肥胖与多种慢性疾病有关,包括高血压、冠心病、糖尿病、某些癌症和多种骨骼肌肉疾病。预防和降低身体肥胖最有效的手段是体育活动和膳食平衡。体育活动是防控肥胖最积极的方法,可以帮助肥胖者控制体重、改善生理功能,防止减重后体重反弹,减少与肥胖相关的慢性疾病发生。

4. 骨质疏松

骨质疏松是以骨密度降低、骨组织微细结构变化,并伴随骨折易感性增加为特征的骨组织疾病。体育活动有助于增加骨量,改善骨骼结构,减缓由于年龄增大引起的骨量丢失,通过增强肌肉力量和平衡能力,预防跌倒,减少骨质疏松性骨折的发生风险。

5. 癌症

癌症,也称恶性肿瘤,位列我国居民总死亡原因的第二位。体育活动可以降低乳腺癌、结肠癌、肺癌和前列腺癌等多种癌症的发病风险,减缓癌症患者术后的治疗疼痛,提高癌症患者的生存率和生活质量。世界卫生组织估计,有超过 30% 的癌症可以通过体育活动干预达到预防效果。

6. 抑郁症

抑郁症,也称抑郁性障碍。近年来,我国抑郁症发病率呈上升趋势。体育健身活动可以改变大脑的化学成分,引起良好的情绪和状态反应,有效地预防抑郁症发生,并对轻度至中度抑郁症患者有积极的干预效果。

(三) 提高学习和工作效率

体育健身活动可以提高人的认知能力,使人集中精力。有规律的体育健身活动可减少抑制性神经递质的释放,延缓中枢疲劳,对神经系统产生良好影响,有助于提高青少年学习效率和学习成绩,延长成年人有效工作时间,提高工作效率。

三、运动能力测试与评价

运动能力是指人体从事体育活动所具备的能力。本指南的运动能力测试与评价包括单项运动能力测试与评价、综合运动能力评价。人体在从事体育活动前,应对运动能力相关指标进行全面测试与评价,以便科学地制订个性化体育活动方案。在从事体育活动的不同阶段,应定期进行运动能力测试,以客观评价体育活动效果,确保体育活动安全有效。

(一) 单项运动能力测试与评价

单项运动能力测试包括有氧运动能力、肌肉力量、柔韧、平衡和反应能力测试等。单项运动能力评价采用 5 分制,5 分为优秀,4 分为良好,3 分为中等,2 分为较差,1 分为差。

1. 有氧运动能力

有氧运动能力是反映人体长时间进行有氧运动的能力,与心肺功能密切相关。有氧运动能力强,表明心肺功能好。良好的有氧运动能力是身体健康的重要标志,经常参加体育活动,可以保持并提高人身体的有氧运动能力。

最大摄氧量是评价有氧运动能力的重要指标,最大摄氧量测试与评价方法见附件 1(略)。

2. 肌肉力量

肌肉力量是肌肉在紧张或收缩时所表现出来的克服或抵抗阻力的能力。肌肉力量测试指标包括握力、背力、俯卧撑、仰卧起坐、纵跳测试等。肌肉力量测试与评价方法见附件 2 至附件 6(略)。

3. 柔韧、平衡与反应能力

(1)柔韧是指身体活动时各个关节的活动幅度以及跨过关节的韧带、肌腱、肌肉、皮肤等组织的弹性、伸展能力。良好的柔韧性可以增加运动幅度,减少运动损伤。柔韧能力测试与评价方法见附件 7(略)。

(2)平衡指维持身体姿势的能力,或控制身体重心的能力。平衡能力是静态与动态活动的基础。良好的平衡能力可以有效地预防因跌倒引起的各种损伤。平衡能力测试与评价方法见附件 8(略)。

(3)反应能力主要是指人体中枢神经系统接受一定指令或刺激后,有意识的控制骨骼肌肉系统的快速运动能力,体现了神经与肌肉系统的协调性。反应能力测试与评价方法见附件 9(略)。

(二) 综合运动能力评价

心肺功能是影响人体健康的最重要因素之一,有氧运动能力与心肺功能密切相关,因此,将有氧运动能力排在综合运动能力评价体系的首位,其权重为 40%。

肥胖可诱发多种慢性疾病,成为公共健康的重要危险因素。BMI 是反映身体肥胖程度的指标。鉴于 BMI 在体质与健康评价体系中的重要作用,且对运动能力有明显影响,因此,将 BMI 列入综合运动能力评价体系中,其权重为 20%。

BMI 计算公式为:体重(千克)除以身高(米)的平方[BMI = 体重(千克)/身高^2(米^2)]。中国人 BMI 的正常范围为大于 18.5,小于 24,BMI 等于或大于 24 为超重,等于或大于 28 为肥胖。BMI 测试与评价方法见附件 10(略)。

肌肉力量与运动能力、生活质量密切相关,其权重为 20%。柔韧能力、平衡能力和反应能力的权重分别为 10%、5% 和 5%。

根据不同单项运动能力指标在综合运动能力评价中的权重与系数,计算综合运动能力得分,计算方法为:

综合运动能力得分 = 有氧运动能力得分 ×8+ 肌肉力量得分 ×4+BMI 得分 ×4+ 柔韧性得分 ×2+ 平衡能力得分 ×1+ 反应能力得分 ×1

综合运动能力评价采用 4 级评定:85 分及以上为优秀、75 分及以上为良好、60 分及以上为合格、小于 60 分为较差。

四、体育健身活动原则

从事体育健身活动,必须遵循以下原则,养成良好的体育健身活动习惯。

(一) 安全性原则

安全性原则是指在体育健身活动过程中,要确保体育活动者不出现或尽量避免发生运动伤害事故,是参加体育健身活动的首要原则。开始体育健身活动前,应进行身体检查,全面评价个人身体状况和运动能力,制订适合自己特点的体育健身活动方案。体育健身活动前要做好充分的准备活动,体育健身活动后要做好整理和放松活动。

(二) 全面发展原则

全面发展原则是指在体育健身活动中,要使身体各部位都参与运动,使各器官系统的功能水平普遍得到提高,既要提高心肺功能和免疫能力,又要提高肌肉力量、柔韧等身体素质。因此,要选择全身主要肌群参与的体育健身活动项目,取得全面发展效果。

(三) 循序渐进原则

循序渐进原则是指科学地、逐步地增加体育健身活动时间和运动强度。循序渐进原则强调要根据自己对体育健身活动的适应程度,逐渐增加运动负荷,使身体功能和运动能力不断提高,以取得最佳体育健身活动效果。

(四) 个性化原则

个性化原则是指根据每个人的遗传特征、功能特点和运动习惯,制订个性化的运动健身方案。在制订运动健身方案时,要进行必要的医学检查和运动能力测试,以便了解每个人的具体情况,使运动健身方案更具个性特征。

五、体育健身活动方案要素

制订体育健身活动方案,主要考虑体育健身活动方式、体育健身活动强度和体育健身活动时间等三个基本要素。

(一) 体育健身活动方式

体育运动方式是体育健身活动者采用的具体健身手段和健身方法。根据不同体育健身活动方式的运动特征,可以将体育健身活动项目归纳为有氧运动、力量练习、球类运动、中国传统运动方式、牵拉练习 5 大类。

1. 有氧运动

有氧运动是指人体在氧气供应充足条件下,全身主要肌肉群参与的节律性周期运动。有氧运动时,全身主要肌肉群参与工作,可以全面提高人体功能,是目前国内外最受欢迎的体育活动方式。有氧运动分为中等强度运动和大强度运动。中等运动强度主要包括健身走、慢跑(6~8km/ 小时)、骑自行车(12~16km/ 小时)、登山、爬楼梯、游泳等;大强度运动主要包括跑步(8km/ 小时以上)、骑自行车(16km/ 小时以上)等。中等强度的有氧运动节奏平稳,是中老年人最安全的体育活动方式。

人们在进行体育健身活动时,应将有氧运动作为基本的体育活动方式,以提高心肺功能、减轻体重、调节血压、改善血脂为主要目的体育锻炼者,可首选有氧运动方式。

2. 力量练习

力量练习是指人体克服阻力,提高肌肉力量的运动方式。力量练习包括非器械力量练习和器械力量练习。非器械练习是指克服自身阻力的力量练习,包括俯卧撑、原地纵跳、仰卧起坐等;器械力量练习是指人体在各种力量练习器械上进行的力量练习。

力量练习可以提高肌肉力量、增加肌肉体积、发展肌肉耐力,促进骨骼发育和骨健康。青少年进行力量练习,可以明显改善自身体质,使身体更加强壮;成年以后,随着年龄的增长,力量练习应逐年增加;老年人进行力量练习,可以提高平衡能力,防止由于身体跌倒导致的各种意外伤害。

3. 球类运动

球类运动包括直接身体接触的球类运动和非直接身体接触的球类运动。前者包括篮球、足球、橄榄球、曲棍球、冰球等;后者包括排球、乒乓球、羽毛球、网球、门球、柔力球等。

球类运动的趣味性强,可通过比赛和对抗提高参与者的运动兴趣。球类运动都具有一定的专项技术要求,需要良好的身体素质作为基础。经常参加球类运动可以提高机体的心肺功能、肌肉力量和反应能力,调节心理状态,是青少年首选的体育活动项目。

4. 中国传统运动方式

中国传统运动方式包括武术、气功等。具体活动形式包括太极拳(剑)、木兰拳(剑)、武术套路、五禽戏、八段锦、易筋经、六字诀等。

中国传统运动健身方式动作平缓,柔中带刚,强调意念与身体活动相结合,具有独特的健身养生效果。可以提高人体的心肺功能、平衡能力,改善神经系统功能,调节心理状态,且安全性好。

以提高身体平衡能力、柔韧性、协调性和改善心肺功能、调节心理状态为主要健身目的人,特别是中老年人群,可以选择中国传统运动健身方式。

5. 牵拉练习

牵拉练习包括静力性牵拉练习和动力性牵拉练习。各种牵拉练习可以增加关节的活动幅度,提高运动技能,减少运动损伤。

静力性牵拉包括正压腿、侧压腿、压肩等;动力性牵拉包括正踢腿、侧踢腿、甩腰等。初参加体育健身活动的人,应以静力性牵拉练习为主,随着柔韧能力的提高,逐渐增加动力性牵拉练习内容。

不同体育活动方式的健身效果见表1。

表 1　体育活动方式与健身效果

体育活动类别	体育活动方式	健身效果
有氧运动（中等强度）	健身走、慢跑(6~8km/小时)、骑自行车(12~16km/小时)、登山、爬楼梯、游泳等	改善心血管功能、提高呼吸功能、控制与降低体重、增强抗疾病能力、改善血脂、调节血压、改善糖代谢
有氧运动（大强度）	快跑(8km/小时以上)、骑自行车(16km/小时以上)	提高心肌收缩力量和心脏功能，进一步改善免疫功能
球类运动	篮球、足球、橄榄球、曲棍球、冰球等排球、乒乓球、羽毛球、网球、门球、柔力球等	提高心肺功能、提高肌肉力量、提高反应能力、调节心理状态
中国传统运动	太极拳(剑)、木兰拳(剑)、武术套路、五禽戏、八段锦、易筋经、六字诀等	提高心肺功能、增强免疫功能、提高呼吸功能、提高平衡能力、提高柔韧性、调节心理状态
力量练习	非器械练习：俯卧撑、原地纵跳、仰卧起坐等器械练习：各类综合力量练习器械、杠铃、哑铃等	增加肌肉体积、提高肌肉力量、提高平衡能力、保持骨健康、预防骨质疏松
牵拉练习	动力性牵拉：正踢腿、甩腰等静力性牵拉：正压腿、压肩等	提高关节活动幅度和平衡能力，预防运动损伤

根据运动健身目的推荐体育活动方式：

——以增强体质，强壮身体为主要目的的体育锻炼者，选择自己喜欢的、可以长期坚持的体育健身活动方式，如有氧运动、球类运动和中国传统健身运动等。

——以提高心肺功能为主要目的的体育锻炼者，应选择有氧运动、球类运动等全身肌肉参与的体育健身活动。

——以减控体重为主要目的的体育锻炼者，应选择长时间的有氧运动。长时间、中等强度的体育健身活动可以增加体内脂肪消耗，减少脂肪含量。长时间快步走、慢跑、骑自行车等是减控体重的理想运动方式。

——以调节心理状态为主要目的的体育锻炼者，应选择各种娱乐性球类运动和太极拳、气功等中国传统运动方式，以缓解心理压力，改善睡眠。

——以增加肌肉力量为主要目的的体育活动者，可根据自身健身需求和健身条件，选择器械性力量练习和非器械性力量练习方式。力量练习的效果与力量负荷和重复次数有关，一般大负荷、少重复次数的力量练习主要发展肌肉力量，小负荷、多重复次数的力量练习主要发展肌肉耐力。

——以提高柔韧性为主要目的的体育锻炼者,可选择各种牵拉练习,特别是在准备活动和放松活动阶段进行牵拉练习,既可以节省体育锻炼时间,又可以取得较好健身效果。各种有氧健身操、健美操、太极拳、健身气功、瑜伽等运动可以提高柔韧性。

——以提高平衡能力为主要目的的体育锻炼者,可选择各种专门平衡训练方法,包括坐位平衡能力练习、站位平衡能力练习和运动平衡能力练习。太极拳(剑)、乒乓球、羽毛球、网球、柔力球等运动也可以提高人体的平衡能力。

——以提高反应能力为主要目的的体育锻炼者,可选择各种球类运动,乒乓球、羽毛球、篮球、足球、网球等均可提高人体反应能力。

根据运动健身目的推荐的体育活动方式见表2。

表2　根据健身目的推荐体育活动方式

健身目的	推荐体育活动方式
增强体质,强壮身体	有氧运动、球类运动和中国传统运动等
提高心肺功能	有氧运动、球类运动等
减控体重	长时间有氧运动
调节心理状态	球类运动、中国传统运动方式
增加肌肉力量	各种力量练习
提高柔韧性	各种牵拉练习
提高平衡能力	中国传统运动方式、球类运动、力量练习
提高反应能力	各种球类运动

(二) 体育健身活动强度

体育健身活动强度是制订体育健身活动方案的重要内容。强度过小,没有明显的健身效果;强度过大,不仅对健身无益,还可能造成运动伤害。

1. 体育健身活动强度划分

体育健身活动强度可划分为小强度、中等强度和大强度三个级别。

小强度运动对身体的刺激作用较小,运动过程中心率一般不超过100次/分,如散步等。

中等强度运动对身体的刺激强度适中,运动过程中心率一般在100~140次/分,如健步走、慢跑、骑自行车、太极拳、网球双打等。

大强度运动对身体的刺激强度较大,可进一步提高健身效果。运动中心率超过140次/分,如跑步、快速骑自行车、快节奏的健身操和快速爬山、登楼梯、网球单打等。

有良好运动习惯、体质好的人,可进行大强度、中等强度运动;具有一定运动习惯、体质较好的人,可采用中等强度运动;初期参加体育健身活动或体质较弱的人,可进行中等或小强度运动。体育锻炼者,在实施体育健身活动方案时,可根据自身情况,科学调整运动强度,以适应个体状况。

2. 体育健身活动强度监测

监测体育健身活动强度的指标有运动中心率、运动中呼吸变化和运动中自我感觉等。

(1)用心率监测体育健身活动强度

体育健身活动强度越大,机体和心脏对运动刺激反应越明显,心率越快。一般常用最大心率百分数和运动中的实测心率监测体育运动强度。

最大心率是指人体运动过程中所能达到的最快心跳频率,用次/分表示。测定最大心率的方法有直接测定法和间接推测法。直接测定要在专门的测试机构采用递增负荷运动测试,需要专门的运动测试仪器和器材。

人体的最大心率与年龄有关,采用下列公式可以推算正常人群的最大心率:最大心率(次/分)=220-年龄(岁)

体育健身活动时,心率在85%或以上最大心率,相当于大强度运动;心率控制在60%~85%最大心率范围,相当于中等强度运动;心率控制在50%~60%最大心率范围,相当于小强度运动。

在体育健身活动过程中,当实测心率达到140次/分以上时,相当于大强度运动;心率在100~140次/分范围,相当于中等强度运动,心率低于100次/分,相当于小强度运动。

(2)用呼吸监测体育健身活动强度

体育健身活动引起人体呼吸频率和呼吸深度变化,可以根据运动中的呼吸变化监测运动强度。

呼吸轻松:与安静状态相比,运动时呼吸频率和呼吸深度变化不大,呼吸平稳,可以唱歌。这种呼吸状态下的运动心率一般在100次/分以下,相当于小强度运动。

呼吸比较轻松:运动中呼吸深度和呼吸频率增加,可以正常语言交流。运动心率相当于100~120次/分,为中小强度运动。

呼吸比较急促:运动中只能讲短句子,不能完整表述长句子。运动心率相当于130~140次/分,为中等强度运动。

呼吸急促:运动中呼吸困难,运动中不能用语言交谈。运动心率一般超过140次/分,为大强度运动。

(3)用主观体力感觉监测体育健身活动强度

人体运动过程中的主观体力感觉可分为6~20个等级(见附件11,略),小强度运动的主观体力感觉为轻松(9~10级),中等强度运动的主观体力感觉为稍累(13~14级),大强度运动的主观体力感觉为累(15~16级)。

主观体力感觉等级与心率密切相关,运动过程中的主观体力感觉等级数乘以10,即相当于运动中的心率(次/分)。如,运动中主观体力感觉等级数为12,即相当于运动中的心率为120次/分。

体育锻炼者可以通过主观体力感觉控制运动强度。一般来讲,在进行中等强度有氧运动时,主观体力感觉为轻松或稍累。

体育健身活动强度划分与监测运动强度指标见表3。

表3　体育健身活动强度划分及其监测指标

运动强度	心率(次/分)	呼吸	主观体力感觉(级)
小强度	<100	平稳	轻松
中等强度	100~140	比较急促	稍累
大强度	>140	急促	累

3. 力量练习强度与健身效果

力量练习的负荷重量越大,表示运动强度越大。在进行力量练习时,常采用最大重复负荷(RM)表示负荷强度的大小。最大重复负荷是指在肌肉力量练习时,采用某种负荷时所能重复的最多力量练习次数。如一个人在做哑铃负重臂屈伸时,其最大负荷为20kg,且只能重复一次,那么,20kg就是他的负重臂屈伸的1次最大重复负荷(1RM)。如果他能以15kg的负荷最多重复8次负重臂屈伸,那么,15kg就是他负重臂屈伸的8次最大重复负荷(8RM)。在非器械力量练习时,一个人可以完成8次俯卧撑,相当于8RM,依次类推。

力量练习负荷强度可划分为小强度、中等强度和大强度三个级别,力量练习强度与健身效果密切相关。

大强度力量练习,相当于1~10RM,每种负荷重量的重复次数为1~10次,每个部位重复2~3组,组与组间歇时间为2~3分钟。大强度力量练习主要用于提高肌肉最大收缩力量。

中等强度力量练习,相当于11~20RM,每种负荷重量的重复次数为10~20次,每个部位重复3组,组与组间歇时间1~2分钟。中等强度力量练习可以用于提高肌肉力量、增加肌肉体积。

小强度力量练习,相当于20RM或以上,每种负荷重量重复20次以上,每个部位重复2组,组与组间歇时间1分钟。小强度力量练习主要用于发展肌肉耐力。

（三）体育健身活动时间

每次体育健身活动时间直接影响体育健身活动效果。运动时间过短，提高身体功能效果甚微；而运动时间过长，则容易造成疲劳累积，也不会进一步增加健身效果。对于经常参加体育锻炼的人，每天有效体育健身活动时间为30~90分钟。在参加体育健身活动的初期，运动时间可稍短；经过一段时间体育健身活动，身体对运动产生适应后，可以延长运动时间。每天体育健身活动可集中一次进行，也可分开多次进行，每次体育健身活动时间应持续10分钟以上。

有体育健身活动习惯的人每周应运动3~7天，每天应进行30~60分钟的中等强度运动，或20~25分钟的大强度运动。为了取得理想的体育健身活动效果，每周应进行150分钟以上的中等强度运动，或75分钟以上的大强度运动；如果有良好的运动习惯，且运动能力测试综合评价为良好以上的人，每周进行300分钟中等强度运动，或150分钟大强度运动，健身效果更佳。

六、一次体育健身活动的内容与安排

一次完整体育健身活动内容应包括准备活动、基本活动和放松活动三部分，见表4。

表4　一次体育健身活动的内容及安排

活动构成	主要活动内容	活动时间（分钟）
准备活动	慢跑，牵拉练习	5~10
基本活动	有氧运动力量练习、球类活动、中国传统健身方式	30~60
放松活动	行走、牵拉练习	5~10

（一）准备活动

准备活动是指主要体育健身活动开始前的各种身体练习。准备活动的主要作用是预先动员心肺、肌肉等器官系统的功能潜力，以适应即将开始的各种健身活动，获得最佳运动健身效果，并有效地预防急性和慢性运动伤害。

准备活动的时间一般为5~10分钟，主要包括两方面内容。一是进行适量的有氧运动，如快走、慢跑等，使身体各器官系统"预热"，提前进入工作状态；二是进行各种牵拉练习，增加关节活动度，提高肌肉、韧带等软组织弹性，预防肌肉损伤。

（二）基本活动

基本活动是体育锻炼的主要运动形式，包括有氧运动、力量练习、球类运动、中国传统运动健身方式等，持续时间一般为30~60分钟。在一次体育健身

活动中,需要选择合适的运动方式、控制适宜的运动强度和运动时间。在一周的体育健身活动安排中,体育健身活动者可以根据自身情况的不同选择体育健身活动方式和运动强度。不同体育健身活动方式的运动强度、持续时间和运动频率安排见表5。

表5　不同体育健身活动方式的运动强度、持续时间和运动频率

运动项目	运动强度	运动时间(分钟)	运动频率(天/周)
快走、慢跑、游泳、自行车、扭秧歌	中	30分钟或以上	5~7
跑步、快节奏健美操	大	20分钟或以上	2~3
太极拳、气功	中	30分钟或以上	3~7
篮球、足球、网球、羽毛球、乒乓球	中、大	30分钟或以上	3
力量练习	中	20分钟或以上	2~3
牵拉练习	-	5~10分钟	5~7

(三) 放松活动

放松活动是指主要运动健身活动后进行的各种身体活动,主要包括行走(或慢跑)等小强度活动和各种牵拉练习。体育健身活动后,做一些适度放松活动,有助于消除疲劳,减轻或避免身体出现一些不舒服症状,使身体各器官系统功能,逐渐从运动状态恢复到安静状态。做一些牵拉性练习,有利于提高身体柔韧性。

七、不同阶段体育健身活动方案

(一) 初期体育健身活动方案

刚参加体育健身活动的人,运动负荷要小,每次体育健身活动的持续时间相对较短,使身体逐渐适应运动负荷,运动能力逐步提高。刚开始体育健身活动计划时,应选择自己喜欢或与健身目的相符的体育健身活动方式。运动后要有舒适的疲劳感,疲劳感觉在运动后第二天基本消失。

体育健身活动初期,增加运动负荷的原则是先增加每天的运动时间,再增加每周运动的天数,最后增加运动强度。

初期体育健身活动的时间约为8周,具体方案为:

——运动方式:中等强度有氧运动、球类运动、中国传统运动方式、柔韧性练习。

——运动强度:55% 最大心率,逐渐增加到60%。

——持续时间:每次运动10~20分钟,逐渐增加到30~40分钟。

——运动频度:3 天 / 周,逐渐增加到 5 天 / 周。

初期体育健身活动方案举例见表 6。

表 6 初期体育健身活动方案举例

活动内容	星期一	星期二	星期三	星期四	星期五	星期六	星期日
有氧运动	休息	走步 1 000m,心率 100 次 / 分以下	休息	蹬车 3 000m,心率 100 次 / 分以下	休息	郊游或登山 30 分钟	休息
力量练习							
基本描述		轻度牵拉		轻度牵拉		轻度牵拉	
基本描述	一般持续时间为 8 周,每周运动 3 天,每次 10~20 分钟有氧运动,3~5 分钟牵拉。每两周运动递增 3~5 分钟。第 8 周时,运动时间增加到 30~40 分钟						
自我感受与评价	运动后有舒适感,精神愉悦						

(二)中期体育健身活动方案

从事 8 周体育健身活动后,人体基本适应运动初期的运动负荷,身体功能和运动能力有所提高,可进入中期体育健身活动阶段。在这一阶段,继续增加运动强度和运动时间,中等强度有氧运动时间逐渐增加到每周 150 分钟或以上,使机体能够适应中等强度有氧运动。中期体育健身活动的时间约为 8 周,具体方案为:

——运动方式:保持初期的体育健身活动方式;适当增加力量练习。

—— 运动强度:有氧运动强度由 60%~65% 最大心率,逐渐增加到 70%~80% 最大心率;每周可安排一次无氧运动,力量练习采用 20RM 以上负荷,重复 6~8 次。

——持续时间:每次运动 30~50 分钟;如安排无氧运动,每次运动 10~15 分钟;每周 1~2 次力量练习,每次 6~8 种肌肉力量练习,各重复 1~2 组,进行 5~10 分钟牵拉练习。

——运动频度:3~5 天 / 周。

在这一阶段,体育健身活动方案基本固定,逐步过渡到长期稳定的体育健身活动方案。中期体育健身活动方案举例见表 7。

表7 中期体育健身活动方案举例

活动内容	星期一	星期二	星期三	星期四	星期五	星期六	星期日
有氧运动	休息	快走1 000m,慢跑2 000m,最大心130~140次/分	快走3 000m,心率110~120次/分		休息	郊游或登山45分钟	快走3 000m或蹬车10km,心率110~120次/分
力量练习				力量练习4个部位20~30RM			
牵拉练习		牵拉练习	牵拉练习	牵拉练习		牵拉练习	牵拉练习
基本描述	一般持续时间为8周,每周3~5天,每次30~40分钟,其中有氧运动2~4天,力量练习1~2天,每次运动后牵拉5~10分钟						
自我感觉与评价	运动后有舒适感,精神愉悦,体力增强。完成同样强度运动,身体感觉轻松						

(三)长期体育健身活动方案

当身体功能达到较高水平、养成良好体育健身活动习惯后,应建立长期稳定、适合自身特点的体育健身活动方案。长期稳定的体育健身活动至少应包括每周进行200~300分钟的中等强度运动,或75~150分钟的大强度运动;每周进行2~3次力量练习,不少于5次的牵拉练习。具体方案为:

——运动方式:保持体育健身活动中期的运动方式。

——运动强度:中等强度运动相当于60%~80%最大心率,大强度运动达到80%以上最大心率;力量练习采用10~20RM负荷,重复10~15次;各种牵拉练习。

——持续时间:每次中等强度运动30~60分钟,或大强度无氧运动15~25分钟,或中等、大强度交替运动方式;8~10种肌肉力量练习,各重复2~3组,每次进行5~10分钟牵拉练习。

——运动频度:运动5~7天/周,大强度运动每周不超过3次。

长期体育健身活动方案举例见表8。

表8 长期体育健身活动方案举例

活动内容	星期一	星期二	星期三	星期四	星期五	星期六	星期日
有氧运动	休息	快走 1 500m,跑 3 000~4 000m,最大心率 140~150 次 / 分		快走 4 000m 或蹬车 15km,心率 100~120 次 / 分	快走 1 000m	郊游或登山 60 分钟	跑步 4 000m 心率 140~150 次 / 分
力量练习			6~8 个部位,20 次 30RM,每个部位 2~3 组		6~8 个部位,12~20RM 每个部位 2~3 组		
牵拉练习		牵拉练习	牵拉练习	牵拉练习	牵拉练习	牵拉练习	牵拉练习
基本描述	相对稳定的长期体育健身活动方案,每周 3~7 天,3~4 天中等强度运动,1~2 天大强度运动 每次运动 30~60 分钟,每周 1~2 次力量练习,每次运动后 10 分钟牵拉						
自我感觉与评价	运动后有舒适感,精神愉悦,体力增强。有氧运动能力、肌肉力量和柔韧能力不同程度提高。完成同样运动,身体感觉轻松						

出处:中华人民共和国国家体育总局

http://www.sport.gov.cn/n316/n340/c819577/content.html

时间:2017-08-11

"同呼吸、共奋斗"公民行为准则

第一部分 "同呼吸、共奋斗"公民行为准则

第一条 关注空气质量。遵守大气污染防治法律法规,参与和监督大气环境保护工作,了解政府发布的环境空气质量信息。

第二条 做好健康防护。重污染天气情况下,响应各级人民政府启动的应急预案,采取健康防护措施。

第三条 减少烟尘排放。不随意焚烧垃圾秸秆,不燃用散煤,少放烟花爆竹,抵制露天烧烤。

第四条 坚持低碳出行。公交优先,尽量合作乘车、步行或骑自行车,不驾驶、乘坐尾气排放不达标车辆。

第五条 选择绿色消费。优先购买绿色产品,不使用污染重、能耗大、过度包装产品。厉行节约,节俭消费,循环利用物品,参与垃圾分类。

第六条 养成节电习惯。适度使用空调,控制冬季室温,夏季室温不低于26度;及时关闭电器电源,减少待机耗电。

第七条 举报污染行为。发现污染大气及破坏生态环境的行为,拨打12369热线电话进行举报。

第八条 共建美丽中国。学习环保知识,提高环境意识,参加绿色公益活动,共建天蓝、地绿、水净的美好家园。

第二部分 "同呼吸、共奋斗"公民行为准则释义

第一条 关注空气质量。遵守大气污染防治法律法规,参与和监督大气环境保护工作,了解政府发布的环境空气质量信息。

我国现有 161 个城市按照空气质量新标准监测并实时发布细颗粒物（PM2.5）等 6 项污染物浓度和空气质量指数等日报和预报信息。公众可通过电视、广播、报纸、网络、手机等查询，及早获取空气质量信息，以便做好出行安排和健康防护措施。

第二条　做好健康防护。重污染天气情况下，响应各级人民政府启动的应急预案，采取健康防护措施。

环境保护部于 2013 年发布了《城市大气重污染应急预案编制指南》，一些重点城市据此制定了《空气重污染应急预案》，将按相应污染级别采取应急措施，如机动车限行等，需要公众及时知晓并配合行动。重污染天气出现时，公众应及时采取健康防护措施，易感人群停止户外活动。

第三条　减少烟尘排放。不随意焚烧垃圾秸秆，不燃用散煤，少放烟花爆竹，抵制露天烧烤。

《大气污染防治法》规定，任何单位和个人都有保护大气环境的义务。露天焚烧沥青、油毡、橡胶、皮革、垃圾、落叶、杂草、秸秆等废物都会产生有毒有害烟尘。散煤的硫分和灰分比较高，不易充分燃烧，污染物排放量较大；大量燃放烟花爆竹、露天烧烤食品产生的烟尘也会加剧大气污染。

第四条　坚持低碳出行。公交优先，尽量合作乘车、步行或骑自行车，不驾驶、乘坐尾气排放不达标车辆。

公共汽车、地铁、火车等公共交通工具载客量大，人均每公里排放的大气污染物少。国家鼓励乘坐公共交通工具、合作乘车、环保驾车，或者步行、骑自行车等绿色出行方式，既有益于健康、节约能源，又减少出行中产生的机动车污染物排放。《大气污染防治法》规定，在用机动车不符合制造当时的在用机动车污染物排放标准的，不得上路行驶。

第五条　选择绿色消费。优先购买绿色产品，不使用污染重、能耗大、过度包装产品。厉行节约，节俭消费，循环利用物品，参与垃圾分类。

国家鼓励和引导公民、法人和其他组织使用有利于保护环境的产品和再生产品，减少废弃物的产生。公民应当遵守环境保护法律法规，配合实施环境保护措施，按照规定对生活废弃物进行分类放置，减少日常生活对环境造成的危害。选购绿色产品，循环利用物品，有助于减少产品生产、流通、消费及处理处置环节的污染和能耗，也有助于减少处理生活垃圾所需的运输、填埋或焚烧需求，从而降低这些过程的大气污染物排放。

第六条　养成节电习惯。适度使用空调，控制冬季室温，夏季室温不低于26 度；及时关闭电器电源，减少待机耗电。

我国是产煤大国，也是耗煤大国。发电、供暖均以燃煤为主，适度使用空调、关闭不用的电器电源等节约用电习惯，意味着减少燃煤，可以间接减少大气污染物排放。《节约能源法》规定,任何单位和个人都应当依法履行节能义务,有权检举浪费能源的行为。

第七条　举报污染行为。发现污染大气及破坏生态环境的行为,拨打12369 热线电话进行举报。

《大气污染防治法》规定,任何单位和个人都有保护大气环境的义务,并有权对污染大气环境的单位和个人进行检举和控告。12369 环保热线为全国统一的环保举报热线电话。根据《环保举报热线工作管理办法》,公民、法人或者其他组织发现环境污染或者生态破坏事项时,可以拨打 12369,向各级环境保护主管部门举报和请求环境保护主管部门依法处理。

第八条　共建美丽中国。学习环保知识,提高环境意识,参加绿色公益活动,共建天蓝、地绿、水净的美好家园。

雾霾的形成是长期积累的结果,必须付出长期艰苦的努力。只要全社会每一个人都自觉行动起来,从自己做起、从点滴做起、从身边的小事做起,在全社会树立起"同呼吸、共奋斗"的行为准则,汇聚起千百万人的行动,就能切实改善空气质量。

出处:中华人民共和国生态环境部　关于发布《"同呼吸、共奋斗"公民行为准则》的公告 2014 年第 53 号

http://www.mee.gov.cn/gkml/hbb/bgg/201408/t20140813_287721.htm

时间:2014-08-11

健康教育中医药基本内容

一、中医药基本知识

（一）中医对生命的认识

介绍中医学天地生人的观念，即中医学认为人的生命来源于自然，是自然的一种现象，生长壮老死是生命的自然过程的观念。

（二）中医对人与自然、社会关系的认识

介绍中医学天人合一的整体观念，即人与自然界的运动变化是息息相应的观念。

（三）中医对健康的认识

介绍中医学天人相应、形神合一、脏腑相关、阴阳平衡的健康观念；介绍法于阴阳，和于术数，食饮有节，起居有常，不妄作劳、恬淡虚无、规避虚邪贼风的健康生活方式。

（四）中医对疾病的认识

介绍中医学对疾病产生的原因和病理变化的认识；介绍病、证、症的关系及中医学分析疾病的基本方法及特点。

（五）中医的诊治手段

介绍中医独特的望、闻、问、切四诊合参的诊断方法和辨证原理，中医治疗疾病的基本原则和方法，中医治未病的思想，中医的内治和外治方法以及中医药在养生保健和疾病防治方面一些具有特色的方法，如针灸、推拿、拔罐、足浴、刮痧、膏方等，着重介绍其使用方法、适用范围、注意事项等。介绍中医学对体质的认识和辨识体质的方法；介绍不同体质（平和、阳虚、阴虚、气虚、痰湿、湿热、血瘀、气郁、特禀等）的特征及其相应的日常养生方法。

二、中医养生保健的理念和方法

（一）中医养生保健的理念和基本原则

介绍中医学的顺应自然、阴阳平衡理念和思想；介绍中医养生保健的基本原则。

（二）中医养生保健常用方法

介绍中医学常用的养生方法，如时令养生、情志养生、饮食养生、运动养生、经穴养生等。

1. 时令养生　介绍中医学按照春夏秋冬四时变化，采用相应的养生方法。

2. 情志养生　介绍中医学对精神情志活动的认识和情志与脏腑的关系以及产生疾病的道理；介绍常用调摄情绪的方法。

3. 饮食养生　介绍中医学饮食养生的常用方法，树立正确的饮食养生理念，采取适宜合理的饮食方式，尤其是适合自己的饮食方式。

4. 运动养生　介绍中医学对运动养生的认识以及动静结合的养生观念；介绍太极拳、八段锦、五禽戏、六字诀等常用的运动养生方法，分别介绍其特点、作用、操作要领及注意事项。

5. 经穴养生　介绍中医学对经络的认识以及经络在人体中的作用；介绍常用穴位的部位、养生保健功效、按压方式以及注意事项。

6. 其他养生　介绍中医学有关起居、房事、气功等养生方法。

三、常见疾病的中医药预防和保健

重点介绍中医药对常见病、多发病如冠心病、高血压、高血脂、糖尿病、恶性肿瘤、慢性支气管炎、哮喘、结核病、肝炎、风湿性关节炎、颈椎病、骨质疏松症、流行性感冒、失眠、便秘等疾病的认识和预防保健方法。

四、重点人群的中医药养生保健

（一）老年人的基本特点及中医养生保健

介绍中医学对老年人的生理特点、病理特点、常见疾病的认识，着重介绍中医学针对老年人（尤其是 65 岁以上）生理、病理特点所采取的养生保健方法和常见疾病的预防保健方法。

（二）女性的基本特点及中医养生保健

介绍中医学对女性的生理特点、病理特点、常见疾病的认识，着重介绍中医学针对女性各个生理阶段的生理、病理特点所采取的养生保健方法和常见疾病的预防保健方法。介绍针对孕产妇常用的中医药养生保健方法。

（三）儿童的基本特点及中医养生保健

介绍中医学对儿童的生理特点、病理特点、常见疾病的认识,着重介绍中医学针对儿童(尤其是 0~3 岁儿童)生理、病理特点所采取的养生保健方法和常见疾病的预防保健方法。

五、中医药常识

（一）一般常识

介绍中医诊治疾病的基本特点和找中医看病应注意的基本事项。

（二）中药常识

介绍中药的基本知识;简要介绍中药炮制方法和目的(炮制减毒增效的知识),介绍中药简单的加工炮制、中药的煎煮方法,服用中药的注意事项以及常用中药的鉴别知识等。

（三）家庭常备中成药

介绍家庭常备中成药的主治、功效、适应证,以及使用方法、注意事项、服用禁忌等。

（四）应急知识

介绍在突发公共卫生事件、自然灾害、疾病暴发流行、家庭急救时,中医药应急处置的知识和技能等。

附篇

（一）政策法规

介绍国家有关中医药的法律法规和方针政策、中医药服务体系、中医药工作管理体制以及中医药在国家卫生事业中的地位和作用等。

（二）中医药科学内涵、发展简史、代表人物和代表著作

介绍中医药的科学内涵、发展简史以及各个历史发展阶段的代表人物和代表著作。

（三）亚健康

介绍中医学对亚健康状态的认识,着重介绍中医学对亚健康状态预防和养生保健方法。

（四）民族医药

介绍具有特色、有影响的民族医药。

出处:中华人民共和国国家中医药管理局办公室　关于印发《健康教育中医药基本内容》的通知国中医药办新发〔2014〕7 号

http://bgs.satcm.gov.cn/zhengcewenjian/2018-03-24/895.html

时间:2014-03-07

中国公众心肺复苏卫生健康指南

　　心脏，生命动力之源，一刻不歇地推动血液在全身流动。一旦心脏跳动异常而导致泵血功能丧失(通常我们称为心跳骤停)，生命就会受到严重威胁，数秒内患者会出现意识丧失(没有反应)，60秒就呼吸停止，4分钟就会出现脑细胞死亡，超过10分钟被抢救存活的可能性几乎为零。目前，中国每年有超过54万人会出现心跳骤停，相当于大约每1分钟就有人因为心跳骤停而突然倒下。国内外大量的研究和实践已经证实：当有人突然倒下，目击者(或第一反应人)立即识别并进行高质量的心肺复苏(按压、通气和电除颤)是成功救命的关键。为帮助公众掌握应对心跳骤停的防治方法，中国公众卫生健康指南编写委员会特颁布本健康指南，以期为我国公众心肺复苏的健康教育和普及培训提供重要的参考和指导。

　　心跳骤停预判把握"三停"

　　由于心脏停搏的发生具有起病骤急、进展飞快、死亡率高等特点，所以公众在第一时间识别心跳骤停的发生就显得尤为重要。在确保周围环境安全的前提下，预先识别倒地患者是否发生心跳骤停的关键点主要是"三停"，即意识停止、呼吸停止、心跳停止。①意识停止：面对突然倒地或不动的患者，首先要判断的就是患者的意识状态，一般常用的方法为用力拍打呼叫患者是否有反应。②呼吸停止：如果患者意识停止，要迅速判断患者是否有呼吸，一般常用的方法为用手指置于患者鼻前感受是否有气流，侧头平视患者胸廓是否有起伏变化。③心跳停止：心跳停止是心跳骤停发生最为重要的一点，判断是否有心跳一般常用的方法为一手食指与中指并拢伸直，其余手指弯曲，置于患者气管正中部(相当于喉结的位置)，旁开两指的凹陷处，判断时间6~10秒，用指腹感受是否有搏动。

心跳骤停预警重视"三痛"

各种意外、毒物接触、过劳激动等都可能导致心跳骤停的发生。对于我们每个人、各年龄段都有出现猝死的风险和可能。我们无法预知心跳骤停何时发生,但某些心跳骤停发生前会给我们一些信号,那就是"三痛",即胸痛、腹痛、头痛。①胸痛是一种常见而又能危及生命的疾病症状,造成胸痛的原因复杂多样,其中就包括了冠心病、肺栓塞和心肌梗死等能诱发心跳骤停的一些心血管疾病。②腹痛这一症状在我们日常生活中比较常见,容易被忽视,腹腔血管及脏器疾病易诱发心跳骤停,同时它也是某些心肌梗死患者的起病表现。③剧烈的头痛常常是脑出血、脑梗死等脑部血管疾病的主要起病表现,这种情况下极易发生心跳骤停。

心跳骤停救治突出"三法"

诞生于1960年的现代心肺复苏术(CPR),在其核心技术基础上不断优化和发展,现需要公众掌握使用"三法",即胸外按压CPR、腹部提压CPR、海姆立克急救法。①胸外按压CPR操作方法:在患者胸骨下半部,即两乳头连线中点,用左手掌根紧贴患者的胸部,两手重叠,左手五指翘起,双臂伸直,用上身力量连续用力按压30次(按压频率为100~120次/min,按压深度为胸骨下陷5~6cm,按压后保证胸骨完全回弹,胸外按压时最大限度地减少中断)。②腹部提压CPR是基于胸外按压CPR使用禁忌证而诞生的、具有中国自主知识产权的、避免按压导致胸肋骨骨折的心肺复苏方法。其操作方法为施救者双手紧握腹部提压心肺复苏仪的提压手柄将提压板平放在被救者的中上腹部,提压板上方的三角形顶角放在肋缘和剑突下方,负压装置的开口与被救者的皮肤紧密接触,快速启动负压装置,使患者的腹部和提压板紧密贴合。施救者于患者侧方通过提压手柄以100次/分钟的频率连续交替向下按压与向上提拉,按压与提拉的时间比为1:1,上下提拉按压时垂直用力,按压力度控制在50kg左右,提拉力度控制在30kg左右。③海姆立克急救法是能够为气道阻塞(食物嵌顿或窒息)的人员进行现场急救的有效方法。其操作方法为急救者首先以前腿弓后腿蹬的姿势站稳,然后使患者坐在自己弓起的大腿上,并让其身体略前倾。然后将双臂分别从患者两腋下前伸并环抱患者。左手握拳,右手从前方握住左手手腕,使左拳虎口贴在患者胸部下方,肚脐上方的上腹部中央,形成"合围"之势,然后突然用力收紧双臂,用左拳虎口向患者上腹部内上方猛烈施压,迫使其上腹部下陷。

心跳骤停救治突出"三法"

诞生于1960年的现代心肺复苏术(CPR),在其核心技术基础上不断优化和发展,现需要公众掌握使用"三法",即胸外按压CPR、腹部提压CPR、海姆立克急救法。①胸外按压CPR操作方法:在患者胸骨下半部,即两乳头连线中点,用左手掌根紧贴患者的胸部,两手重叠,左手五指翘起,双臂伸直,用上身力量连续用力按压 30 次(按压频率为 100~120 次 / 分钟,按压深度为胸骨下陷 5~6 cm,按压后保证胸骨完全回弹,胸外按压时最大限度地减少中断)。②腹部提压 CPR 是基于胸外按压 CPR 使用禁忌证而诞生的、具有中国自主知识产权的、避免按压导致胸肋骨骨折的心肺复苏方法。其操作方法为施救者双手紧握腹部提压心肺复苏仪的提压手柄将提压板平放在被救者的中上腹部,提压板上方的三角形顶角放在肋缘和剑突下方,负压装置的开口与被救者的皮肤紧密接触,快速启动负压装置,使患者的腹部和提压板紧密贴合。施救者于患者侧方通过提压手柄以 100 次 / 分钟的频率连续交替向下按压与向上提拉,按压与提拉的时间比为 1 : 1,上下提拉按压时垂直用力,按压力度控制在 50kg 左右,提拉力度控制在 30kg 左右。③海姆立克急救法是能够为气道阻塞(食物嵌顿或窒息)的人员进行现场急救的有效方法。其操作方法为急救者首先以前腿弓后腿登的姿势站稳,然后使患者坐在自己弓起的大腿上,并让其身体略前倾。然后将双臂分别从患者两腋下前伸并环抱患者。左手握拳,右手从前方握住左手手腕,使左拳虎口贴在患者胸部下方、肚脐上方的上腹部中央,形成"合围"之势,然后突然用力收紧双臂,用左拳虎口向患者上腹部内上方猛烈施压,迫使其上腹部下陷。

心跳骤停技术掌握"三器"

心肺复苏的成功有时需要特殊装备的协助,适合于公众使用的心肺复苏装备主要有"三器",即体外自动除颤器(AED)、腹部提压心肺复苏器、口咽通气器。①大多数成人突发非创伤性心跳骤停的原因是心室纤颤,电除颤是救治心室纤颤最为有效的方法。AED 能够自动识别可除颤心律,如果施救现场有 AED,施救者应从胸外按压开始 CPR,并尽快使用 AED。②腹部提压心肺复苏采用腹部提压心肺复苏仪对腹部进行提拉与按压,通过使膈肌上下移动改变胸腹内压力,建立有效的循环和呼吸支持。对于老龄化社会的今天,老年人的心跳骤停的心肺复苏成功率依然很低,主要原因是传统的胸外按压心肺复苏方法使老年人几乎无例外地出现胸肋骨骨折,严重影响了心肺复苏的成功率,胸路不通走腹路的腹部提压心肺复苏术就派上了用场。③口咽通气器适用于 a. 意识不清的患者因呕吐反射减弱或颈部肌肉松弛引起的气道梗阻;b. 头后仰,抬下颏或抬下颌法等其他方式开放气道无效时;c. 经口插管者放置口咽通气管,作为牙垫的作用,可防止患者咬气管导管;d. 呼吸道分泌物增多时,便于更易更快吸出患者口咽部的分泌物。

心跳骤停防控牢记"三步"

为了避免心跳骤停事件的发生,从根本上解决心跳骤停这一世界难题,最关键的还是要改变不良的健康习惯,倡导健康的生活方式,因此我们大众应该主动做到"一戒、二控、三调"。一戒,戒烟。吸烟是心脑血管疾病的重要危险因素,对于吸烟者和被动吸入者都产生显著危害。二控,控体重、控"三高"。肥胖同样是心脑血管疾病的好伙伴,有效控制体重,适量参加体育锻炼,是促进心血管健康的重要基础。"三高"(高血压、高血糖、高血脂)已被证明是心脑血管疾病的重要危险因素,及时筛查发现可能的"三高",并通过综合措施有效控制血压、血糖和血脂的水平,能够有效降低发生心脑血管疾病的风险。三调,调饮食、调心理、调节奏。近年来很多行业大量出现的心跳骤停事件多是因为长期连续加班或劳累,忽视身体的亚健康所致,也就是我们经常说到的"过劳死"。这应该值得大家警惕,并应该及时调整、纠正。

心跳骤停公益完善"三表"

人的生命发生危急时,经过积极救治没能成功,或经过一系列生命支持也无生还可能而注定即将死亡;那么在死亡之后适当的时间内把尚有足够活力的器官(心脏)"嫁接"到其他人的身上,死亡者的生命将会借助别人的身体得到不同程度的延续。生命的"延续"可以通过填写"三表"实现,即遗体捐献表、器官捐赠表、慈善捐报表。①遗体捐献一般是捐献者遗体捐给医疗单位或者医学院校进行科研教学之用。凡在本省居住、无偿的志愿捐献遗体者,可直接到登记接受站登记填写遗体捐献表,也可与省红十字会联系介绍到就近的登记接受站办理登记,也可要求上门登记。②器官捐献是把具有良好功能的器官完整保存下来治病救人,挽救他人的生命,改善其生活质量。有器官捐献者可以通过家属联系红十字会或者登录中国人体器官捐献管理中心进行相关手续的填报。③心肺复苏的普及需要公益慈善的参与,公众捐赠钱财器具一定要通过正规机构进行捐赠,希望公众可以力所能及地献出爱心参与到拯救生命的活动中去。

几千年来,"见义勇为,救人于危难"一直是中华民族传统美德"仁爱、义利"的重要体现,也是社会主义核心价值观的重要组成部分。而掌握基本的科学急救技能,在他人出现危难之时挺身而出,也是身处新时代的个人应该具备的基本公民素质之一。因此,我们倡导大家都应学会心肺复苏的基本技能,在遇到心跳骤停的患者时,大家都能科学施救,挽救生命。我们更建议大家从此纠正不良生活习惯,以健康的生活方式预防心脑血管疾病的发生,真正实现全民健康。

(摘自《中华医学信息导报》2018 年第 33 卷第 21 期)

出处:中华医学会
https://www.cma.org.cn/art/2018/11/16/art_68_24361.html
时间:2018-11-16

关于抑郁症您应当了解什么

一、什么是抑郁症

1. 抑郁症是一种疾病,主要特点是持续悲伤,对通常喜欢的活动失去兴趣,同时没有能力从事日常活动,并且这些现象持续至少两周。

2. 此外,抑郁症患者通常还具有以下一些状况:精力减退;食欲改变;睡眠更多或更少;焦虑;注意力下降;犹豫不决;躁动;感到一无是处、内疚或绝望;以及有自残或自杀念头。

3. 抑郁症可能发生在任何人身上。

4. 这不是一种软弱的表现。

5. 抑郁症可以得到治疗,办法包括谈话疗法或抗抑郁药物,也可两种办法兼用。

二、如果认为自己患有抑郁症,您可采取以下行动

1. 同您信赖的人谈论自己的感受。多数人在与关心他们的人交谈后都会感觉好一些。

2. 寻求专业人员帮助。首先应当去找当地的卫生保健工作者或医生。

3. 请记住,在正确的帮助下您能够好转。

4. 继续从事您健康时通常喜欢的活动。

5. 保持联系。常与家人和朋友联系。

6. 经常运动,哪怕只是短距离散步。

7. 坚持规律的饮食和睡眠习惯。

8. 接受自己可能患有抑郁症的事实并调整自己的期望。您可能无法完成与往常一样多的事情。

9. 避免或限制酒精摄入并避免使用非法药物；这些都可能加重抑郁症。

10. 如果有自杀念头，请立即联系他人寻求帮助。

请记住：抑郁症可以治疗。如果您认为自己有抑郁症，请寻求帮助。

出处：世界卫生组织

https://www.who.int/campaigns/world-health-day/2017/handouts-depression/what-you-should-know/zh/

时间：2017 年

关于免疫和疫苗安全的问答

1. 如果卫生状况、卫生设施和清洁饮用水达到适当水准,是否依然需要接种疫苗

仍有必要接种疫苗,因为良好的卫生状况、卫生设施、清洁饮用水和营养并不能完全阻止传染病的发生。如果我们不保持最佳免疫接种率或"群体免疫力",那么疫苗接种可预防疾病就会卷土重来。虽然卫生状况、卫生设施和清洁饮用水的改善会有助于保护人们远离传染病,但无论我们身体的洁净程度如何,许多传染病都会发生传播。如果人们没有接种疫苗,像是百日咳、脊髓灰质炎和麻疹等罕见病就会迅速再次出现。

2. 疫苗是否安全

疫苗是安全的。任何获得许可的疫苗在准予使用之前都会经过多个试验阶段的严格检测,并且一旦投放市场,还会定期重新评估。科学家还在不断监测来自多方面的信息,以了解疫苗可能导致的任何不良事件。对疫苗的大多数反应,如胳膊酸痛或轻度发热,通常都较轻微且持续时间短。报告出现严重副作用的情况十分罕见,一旦出现会立即得到调查。

疫苗可预防疾病产生严重危害的概率要远远大于疫苗产生危害的概率。例如,脊灰可导致瘫痪,麻疹可导致脑炎和盲症,一些疫苗可预防疾病甚至会导致死亡。疫苗不但几乎不会导致任何严重伤害或死亡,它所带来的益处也远远大于其风险。没有疫苗,会发生更多的疾病和死亡。

3. 疫苗产生的免疫力比自然感染更好吗

疫苗与免疫系统相互作用产生的免疫反应与通过自然感染产生的免疫类似,但疫苗不会导致疾病,也不会使接种者受到潜在并发症的威胁。相反,通过自然感染获得的免疫力可能会付出高昂代价,例如,b型流感嗜血杆菌(Hib)感染会导致认知障碍,风疹会导致出生缺陷,乙肝病毒会导致肝癌,麻疹则会

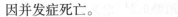

因并发症死亡。

4. 我是否需要针对自己所在的社区或国家没有的疾病接种疫苗

尽管疫苗可预防疾病在许多国家已经不常见，但引发这些疾病的传染性病原体依然在世界某些地方传播。在相互联系极为密切的当今世界，这些病原体可以跨越地理疆界，感染缺乏保护的人群。例如，麻疹疫情就曾发生在奥地利、比利时、保加利亚、丹麦、法国、德国、希腊、意大利、俄罗斯联邦、塞尔维亚、西班牙、瑞士、塔吉克斯坦和英国等欧洲国家，以及美国的未接种人群中。

选择疫苗接种的两个主要原因是要保护我们自己和我们身边的人。疫苗接种规划的成功实施离不开每个人的合作，以确保所有人的福祉。我们不应依赖身边的人来阻止疾病传播；我们也必须各尽所能。

5. 孩子可以一次接受多种疫苗吗

科学证据表明，同时接种几种疫苗不会对儿童的免疫系统带来不良影响。儿童每天接触数百种异物，这些异物都能诱发免疫反应。进食这个简单的动作，也能将新的抗原带入体内，而且人的口腔和鼻腔内就有无数细菌。一名儿童因患普通感冒或咽喉痛而接触到的抗原数量远远超过疫苗接种本身。

一次接种几种疫苗的一大好处是可以少去医院，从而节省时间和金钱。此外，当能够进行疫苗联合接种时（例如，白喉、百日咳和破伤风），就会减少注射次数，同时减少对儿童带来的不适。还可以采取多种措施来缓解疫苗接种时的疼痛。

6. 我需要通过疫苗接种来防患流感吗

流感是一种严重疾病，每年在全球导致 30 万~50 万人死亡。孕妇、幼童、健康状况欠佳的老人以及患有哮喘或心脏病等慢性病的人群受严重感染和死亡威胁的风险更高。为孕妇接种的另一个好处是能为新生儿提供保护（目前还没有针对 6 个月以下婴儿的疫苗）。

季节性流感疫苗能使人们对在任何季节都流行且流行性最高的三种毒株产生免疫。它是帮助人们减少染上严重感冒和传染概率的最好方式，且这类疫苗的使用已经超过 60 年。避免感冒意味着能节省由其带来的额外医疗费用，也能避免因请病假产生的收入损失。

7. 对疫苗使用何种防腐剂

硫柳汞是一种含汞的有机化合物，被作为防腐剂添加到某些疫苗中。在多剂量瓶疫苗中，硫柳汞是安全的，且是使用最为广泛的一种防腐剂。没有证据表明疫苗中的硫柳汞用量会对健康构成威胁。

8. 疫苗和自闭症有关吗

1998 年的一项研究引发了人们对麻疹 - 腮腺炎 - 风疹（MMR）疫苗与自闭症之间可能存在联系的关切，这项研究后来被证实有严重错误且具欺骗性，发表该研究论文的杂志后来采取了撤回行动。遗憾的是,论文的发表引发了恐慌,导致疫苗接种率下降,并随之出现了相关疫情。没有证据表明 MMR 疫苗与自闭症之间存在关联。

出处:世界卫生组织

https://www.who.int/features/qa/84/zh/

时间:2018-03

有关预防接种知识科普材料

1. 我国预防接种工作取得哪些成效

预防接种工作是卫生事业成效最为显著、影响最为广泛的工作之一，也是各国预防控制传染病最主要的手段。通过预防接种，全球已经成功消灭了天花；大多数国家和地区已经实现无脊髓灰质炎(小儿麻痹)野病毒传播；全球因白喉、百日咳、破伤风和麻疹导致的发病、致残与死亡也显著下降。

我国 1978 年开始实施免疫规划以来，通过普及儿童免疫，减少麻疹、百日咳、白喉、脊髓灰质炎、结核、破伤风等疾病发病和死亡。2000 年我国实现了无脊髓灰质炎目标。实施乙肝疫苗接种后，小于 5 岁儿童乙肝病毒表面抗原携带率从 1992 年的 9.67% 降至 2014 年的 0.32%，因接种疫苗减少乙肝病毒慢性感染者 3 000 多万人。乙脑、流脑等发病人数降至历史最低水平。乙脑、流脑等发病人数降至历史最低水平。

2. 我国有关预防接种的法律制度有哪些

为了保障预防接种工作科学、规范、有序地开展，国家相继出台了一系列的法律、法规和规章。目前我国预防接种工作管理的法律制度依据有《疫苗流通和预防接种管理条例》(以下简称《条例》)《疫苗储存和运输管理规范》《预防接种工作规范》《预防接种异常反应鉴定办法》等。《条例》对疫苗流通、疫苗接种、保障措施、预防接种异常反应处理等做出了明确规定；确定了政府对预防接种工作的保障机制；明确了卫生行政部门以及医疗卫生机构的职责；规范了接种单位的接种行为。

3. 国家免疫规划疫苗如何分类

按《疫苗流通和预防接种管理条例》疫苗分为两类。第一类疫苗，是指政府免费向公民提供，公民应当依照政府的规定受种的疫苗，包括国家免疫规划确定的疫苗，省、自治区、直辖市人民政府在执行国家免疫规划时增加的疫苗，以及县级以上人民政府或者其卫生主管部门组织的应急接种或者群体性预防接种所使用的疫苗;第二类疫苗,是指由公民自费并且自愿受种的其他疫苗。

目前第一类疫苗以儿童常规免疫疫苗为主,包括乙肝疫苗、卡介苗、脊髓灰质炎减毒活疫苗、无细胞百白破疫苗、白破疫苗、麻疹疫苗、麻腮风疫苗、甲肝疫苗、A群流脑疫苗、A+C群流脑疫苗和乙脑疫苗等,此外还包括对重点人群接种的出血热疫苗和应急接种的炭疽疫苗、钩体疫苗。

4. 疫苗有什么特性,预防接种不良反应发生率多高

疫苗对于人体毕竟是异物,在诱导人体免疫系统产生对特定疾病的保护力的同时,由于疫苗的生物学特性和人体的个体差异(健康状况、过敏性体质、免疫功能不全、精神因素等),有少数接种者会发生不良反应,其中绝大多数可自愈或仅需一般处理,如局部红肿、疼痛、硬结等局部症状,或有发热、乏力等症状。不会引起受种者机体组织器官、功能损害。仅有很少部分人可能出现异常反应,但发生率极低。异常反应是指合格的疫苗在实施规范接种过程中或接种后造成受种者机体组织器官、功能损害。异常反应的发生率极低,病情相对较重,多需要临床处置。近几年,我国每年预防接种大约10亿剂次,但是经过调查诊断与接种疫苗有关且较为严重的异常反应很少,发生率很低。

5. 接种疫苗安全吗

免疫规划的对象是健康人群,其安全性历来受到各国和世界卫生组织的重视。疫苗在获得注册前都须经过严格的动物实验和临床研究;疫苗在上市使用前都要实施严格的批签发制度。在接种前、接种中、接种后都有完整的、科学的、规范的要求,保证预防接种的安全性。

预防接种是指根据疾病预防控制规划,利用疫苗,按照国家规定的免疫程序,由合格的接种技术人员,给适宜的接种对象进行接种,提高人群免疫水平,以达到预防和控制针对传染病发生和流行的目的。

从表面上看,预防接种主要是对易感者进行预防接种,其实在提高个体免疫水平的同时,必然会提高整个人群的免疫水平,有助于群体免疫屏障的形成。当疫苗接种率达到一定水平时,即使有传染源侵入,由于大部分易感者接种了疫苗,得到了免疫保护,人与人之间辗转传播的机会大大减少,传染病的传播链已被人为阻断,传播的范围受到限制,减少了传染病扩散和蔓延的可能性。

6. 预防接种服务有哪些管理要求

国务院2005年颁布的《疫苗流通和预防接种管理条例》规定,经县级人民政府卫生主管部门依照本条例规定指定的医疗卫生机构,承担预防接种工作。接种单位要求具有医疗机构执业许可证件,具有经过县级人民政府卫生主管部门组织的预防接种专业培训并考核合格的执业医师、执业助理医师、护

士或者乡村医生,具有符合疫苗储存、运输管理规范的冷藏设施、设备和冷藏保管制度。

为了规范预防接种管理,原卫生部颁布了《预防接种工作规范》,并会同国家食品药品监管总局颁布了《疫苗储存运输管理规范》,另外还制定一系列规章制度,对疫苗计划制订、出入库管理、冷链管理和预防接种服务等方面提出了明确的技术要求。地方卫生行政部门根据当地需要,制定了相应的工作细则,并组织开展日常工作考核。

各级疾控中心负责预防接种和免疫规划的技术指导,承担疫苗针对疾病的监测和控制、国家免疫规划疫苗需求计划制订、冷链管理与维护、疫苗分发与指导使用、疑似预防接种异常反应监测、接种率监测、人员培训和社会宣传动员等工作。基层接种单位负责本单位疫苗和冷链管理,为适龄儿童建立预防接种证和预防接种卡,按照国家制定的免疫程序提供预防接种服务。

7. 疫苗是如何供应和分发的

第一类疫苗,是由省级卫生计生行政部门根据政府采购的有关法规,通过省级集中招标采购,并逐级进行配送,或者通过有资质的第三方物流企业进行配送,冷链条件完全能够得到保障。

第二类疫苗由省级疾病预防控制机构组织在省级公共资源交易平台集中采购,由县级疾病预防控制机构向疫苗生产企业采购后供应给本行政区域的接种单位。疫苗生产企业应当直接向县级疾病预防控制机构配送第二类疫苗,或者委托具备冷链储存、运输条件的企业配送。接受委托配送第二类疫苗的企业不得委托配送。县级疾病预防控制机构向接种单位供应第二类疫苗可以收取疫苗费用以及储存、运输费用。疫苗费用按照采购价格收取,储存、运输费用按照省、自治区、直辖市的规定收取。收费情况应当向社会公开。

第一类疫苗和第二类疫苗均要遵循相同的冷链储存运输标准和要求。目前我国已经建立了相对完善的冷链系统,覆盖全国各级疾控机构和接种单位。疫苗一般储存在冷库、冰箱中,运输则使用冷藏车或冷藏箱。无论是疫苗储存还是运输,都要求记录温度状态,来证明疫苗处于适当的冷链温度条件下。疫苗的冷链储运温度记录数据,要求保存至该疫苗超出有效期后 2 年备查。

8. 既然接种疫苗是有风险的,那么为什么国家还要下那么大的力气推进预防接种工作

接种疫苗后出现不良反应的风险远远小于不开展预防接种而造成的传染病传播的风险。实施免疫前,我国疫苗针对传染病发病率非常高。自实施免疫规划以来,通过接种疫苗,减少大量儿童因麻疹、百日咳、白喉、脊髓灰质炎、结核、破伤风等疾病发病,避免成千上万名儿童的死亡。

用脊灰和麻疹发病来说明这一情况:20 世纪 60 年代初期,全国每年约报

告 20 000~43 000 例脊髓灰质炎病例,实施计划免疫后,发病率逐年下降,自 1994 年 10 月以来未发现本土脊髓灰质炎野病毒病例。1950—1965 年,我国年平均麻疹发病率为 590/10 万,其中 1959 年发生全国范围内的麻疹大流行,发病率高达 1 433/10 万,并且每 100 例麻疹患者中有 3 人死亡,自 1965 年广泛使用疫苗以来,麻疹流行强度大为减弱。通过实施儿童计划免疫和免疫规划工作,近几年麻疹发病率一直控制在很低的水平。

9. 乙肝防控工作成效显著体现在什么地方

通过乙肝免疫预防策略的实施,新生儿乙肝疫苗全程接种率得到了大幅度提高,由 1992 年的不到 40% 上升至 2014 年的 95% 以上。2014 年全国乙型肝炎血清流行病学调查结果显示:我国 1~4 岁儿童 HBsAg 携带率为 0.32%,与 1992 年的 9.67% 相比下降了 97%。通过实施新生儿乙肝疫苗接种,2012 年 5 月,我国正式通过了世界卫生组织西太区的认证,实现了将 5 岁以下儿童慢性 HBV 感染率降至 2% 以下的目标。这是我国公共卫生领域取得的伟大成就,为其他发展中国家树立了典范。据推算 1992 年以来儿童乙肝表面抗原携带者减少了 3 000 万人。

10. 乙脑、流脑、百日咳和白喉等传染病控制情况如何

随着乙脑疫苗的广泛应用和卫生条件改善等,乙脑发病率大幅下降,目前全国乙脑报告发病率降至 0.1/10 万以下的水平。流脑疫苗纳入国家免疫规划后,发病率亦是逐年降低,2014 年全国流脑报告发病率仅为 0.01/10 万。20 世纪 50 年代和 60 年代初期,每年我国报告白喉病例上万例,自 1978 年实施计划免疫后,白喉发病率大幅度下降,目前我国已连续多年无白喉病例报告,近年全国也无白喉病例报告。在未使用疫苗前,百日咳是儿童常见疾病和死亡原因,我国 20 世纪 50—70 年代百日咳发病率均在 100/10 万以上,在 1959 年和 1963 年出现的大流行中有近万名儿童死于百日咳,而目前,百日咳的发病率已降至 1/10 万以下。

11. 关于疑似预防接种异常反应怎么监测

目前,在我国已建立了疑似预防接种异常反应监测系统。对疫苗接种后出现的怀疑与预防接种有关的不良反应均需要报告和监测,责任报告单位和报告人为各级各类医疗机构、疾病预防控制机构和接种单位及其执行职务的人员,发现疑似预防接种异常反应均要进行报告,必要时进行调查处理。报告和处理按照原卫生部制定的《预防接种工作规范》和《预防接种异常反应鉴定办法》等规定进行。

按照相关规定,医疗机构、接种单位、疾控机构、药品不良反应监测机构、疫苗生产企业、疫苗批发企业及其执行职务的人员为疑似预防接种异常反应的责任报告单位和报告人。责任报告单位和报告人发现属于报告范围的疑似

预防接种异常反应(包括接到受种者或其监护人的报告)后应当按照要求及时向受种者所在地的县级卫生行政部门、药品监督管理部门报告,同时向县级疾控机构报告,县级疾控机构收到报告信息后,要通过网络上报至国家"疑似预防接种异常反应信息管理系统"。各级疾控机构和药品不良反应监测机构可通过该系统对报告信息进行实时监控。

2010年12月和2014年4月,世界卫生组织分别对我国国家疫苗监管体系进行了正式评估。评估认为我国预防接种不良反应监测工作达到了世界卫生组织的相关要求。

12. 怎样开展预防接种异常反应的调查诊断

对疑似预防接种异常反应的监测、报告和处理,在《预防接种工作规范》(以下简称《工作规范》)和《预防接种异常反应鉴定办法》(以下简称《鉴定办法》)中都有明确的规定。

关于异常反应的调查诊断,由于造成预防接种异常反应的因素非常复杂,所以在国家《工作规范》和《鉴定办法》中明确规定,在省、市、县级疾病预防控制机构成立预防接种异常反应调查诊断专家组,负责开展预防接种异常反应的调查诊断,专家组由临床、流行病、医学检验、药学、法医等相关学科的专家组成。受种方、接种单位、疫苗生产企业对预防接种异常反应调查诊断结论有争议时,可以在收到预防接种异常反应调查诊断结论之日起60日内向接种单位所在地市级医学会申请进行预防接种异常反应鉴定(申请预防接种异常反应鉴定,由申请鉴定方预交鉴定费。经鉴定属于一类疫苗引起的异常反应,鉴定费由国家支付,由二类疫苗引起的异常反应,鉴定费用由相关疫苗的生产企业承担。不属于异常反应的鉴定费用由提出鉴定的申请方承担)。需要说明的是,鉴于预防接种异常反应的原因很复杂,对预防接种异常反应进行调查诊断需要时间,不会马上得出结论。任何医疗机构和个人不能对预防接种异常反应做出调查诊断结论。对于疑似预防接种异常反应引起的死亡事件,需要进行尸检才能得出结论,而尸检一般需要2个月左右时间。

13. 我国近年来报告的预防接种异常反应发生率如何

对近年来全国疑似预防接种异常反应报告数据分析,未发现预防接种异常反应的数量异常增多,异常反应发生率与世界卫生组织公布的其他国家发生率基本持平,没有超出世界卫生组织公布的预期发生率范围。

不同品种的疫苗预防接种异常反应的发生率不一样。世界卫生组织对部分疫苗的异常反应研究显示,卡介苗引起的淋巴结炎、骨髓炎、播散症发生率分别为100~1 000/100万剂次、0.01~300/100万剂次、0.19~1.56/100万剂次;乙肝疫苗引起的过敏性休克为1~2/100万剂次;麻疹/麻风/麻腮风疫苗引起的热性惊厥、血小板减少、过敏反应(非休克性)、过敏性休克、脑病分别为330/100

万剂次、30/100 万剂次、10/100 万剂次、1/100 万剂次、<1/100 万剂次；破伤风疫苗引起的臂丛神经炎、过敏性休克分别为 5~10/100 万剂次、0.4~10/100 万剂次；全细胞百白破疫苗引起的癫痫、过敏性休克、脑病分别为 80~570/100 万剂次、20/100 万剂次、0~1/100 万剂次。

14. 哪些情形不属于预防接种异常反应

一是因疫苗本身特性引起的接种后一般反应；二是因疫苗质量不合格给受种者造成的损害；三是因接种单位违反预防接种工作规范、免疫程序、疫苗使用指导原则、接种方案给受种者造成的损害；四是受种者在接种时正处于某种疾病的潜伏期，接种后偶合发病；五是受种者有疫苗说明书规定的接种禁忌，在接种前受种者或者其监护人未如实提供受种者的健康状况和接种禁忌等情况，接种后受种者原有疾病急性复发或者病情加重；六是因心理因素发生的个体或者群体的心因性反应。

15. 预防接种后偶合症是什么

不属于预防接种异常反应的六种情况中，偶合症是最容易出现的，也是最容易造成误解的。偶合症是指受种者正处于某种疾病的潜伏期，或者存在尚未发现的基础疾病，接种后巧合发病（复发或加重），因此偶合症的发生与疫苗本身无关。疫苗接种率越高、品种越多，发生的偶合率越大。

16. 预防接种有哪些禁忌证

目前，除接种狂犬疫苗外，接种其他任何疫苗都有禁忌证，通常的禁忌证有正在患有严重器官疾病，尤其是处于活动期的疾病；急性感染性疾病正在发热；对疫苗成分过敏等，免疫缺陷儿童不能接种活疫苗。在有明确禁忌证的时候，确实不能接种疫苗，应待患儿病好后再接种。

17. 接种疫苗就能保证不发病吗

疫苗均具有一定的保护率，但由于受种者个体的差异，少数人接种后不产生保护作用，仍有可能会发病。另外一种情况为偶合发病，如果接种疫苗时受种者恰好已处在该疫苗所针对疾病的潜伏期，接种后疫苗还未产生保护作用仍会发病。

18. 预防接种异常反应如何补偿

预防接种是一项公共卫生措施，在保护绝大多数人群健康的同时，极个别人承担了发生异常反应的风险。充分考虑到受种者的权益，《疫苗流通和预防接种管理条例》中规定，对因异常反应引起的严重损害者给予一次性补偿，具体补偿办法由省、自治区、直辖市人民政府制定，属于一类疫苗引起的预防接种异常反应的补偿费用由省级财政安排，属于二类疫苗（自费接种）引起的预防接种异常反应的补偿费用由生产企业承担。

异常反应它是疫苗本身固有特性引起的，是不可避免的；异常反应的发生

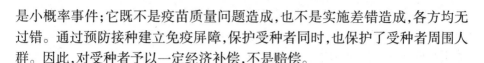

是小概率事件;它既不是疫苗质量问题造成,也不是实施差错造成,各方均无过错。通过预防接种建立免疫屏障,保护受种者同时,也保护了受种者周围人群。因此,对受种者予以一定经济补偿,不是赔偿。

19. 预防接种前需要进行常规筛查

每种疫苗的禁忌不尽相同,并有其特殊禁忌;接种时只能通过询问或简单体检判断一般禁忌,不可能对所有禁忌进行筛查,而且筛查费用昂贵;国际上不推荐接种前对所有禁忌进行常规筛查。

20. 公众对疫苗安全疑虑会产生什么影响

2003 年 8 月在尼日利亚,有人毫无根据地宣称,接种脊髓灰质炎疫苗(OPV)不安全,而且会导致儿童成年后不育。这导致了尼日利亚北部两个州停止接种脊髓灰质炎疫苗,其他州接种脊髓灰质炎疫苗者的比例也大大下降。后果是脊髓灰质炎在尼日利亚北部发生大暴发,波及了该国其他多个以前没有脊髓灰质炎病例的地区。这次大暴发最终导致尼日利亚成千上万的儿童发生瘫痪,并且导致该疾病向其他 19 个无脊髓灰质炎病例的国家传播。很多孩子不得不面对终身残疾的悲剧,这原本接种疫苗就能避免的。

日本、英国等国家也曾发生过因预防接种不实信息散播导致预防接种工作无法开展的案例,其后果就是造成免疫空白,人群免疫屏障有漏洞,可能引起疫苗针对传染病的暴发。

21. 儿童在预防接种前,家长应当注意哪些问题

家长的作用不容忽视。家长应带孩子到政府部门认定的合格预防接种门诊进行预防接种,在接种前应向接种人员如实提供受种者的健康状况,以便工作人员判断是否可以接种。如发现接种后出现可疑情况,应立即咨询接种工作人员,必要时就医,以便得到及时正确处理。在接种疫苗之前,家长应特别注意孩子儿童有无急性疾病、过敏体质、免疫功能不全、神经系统疾患等情形,并在接种人员的指导下进行接种。例如,在新生儿接种疫苗前,家长需配合接种人员,做好对新生儿健康状况的问诊和一般健康检查,提供新生儿的健康状况,包括出生时是否足月顺产、出生体重多少,新生儿出生评分情况,有无先天性出生缺陷,是否现患某种疾病,等等,以便接种人员正确掌握疫苗接种的禁忌证,并决定是否接种疫苗。

22. 哪些情况下儿童不适宜接种疫苗

急性疾病:如果家长发现孩子正在发热,特别是发热在 37.6 ℃ 以上者,或同时伴有其他明显症状的儿童,应暂缓接种疫苗。孩子康复并经过一段时间调养后再接种疫苗。此外,如果孩子处于某种急性疾病的发病期或恢复期,或处于某种慢性疾病的急性发作期,均应推迟疫苗的接种,待孩子康复以后再接种疫苗。

过敏体质:个别儿童有过敏体质,容易被家长忽视,有过敏体质的儿童接种疫苗后偶可引起过敏反应,造成发生不良反应的后果。所谓过敏体质,是指儿童反复接触某种物质,容易发生机体过敏反应,出现相应症状,其中以过敏性皮疹最为常见。如果发现过去接种某种疫苗曾发生过敏反应,则应停止接种。

免疫功能不全:一般认为,儿童免疫功能不全,不仅预防接种后效果较健康人差,而且容易引起不良反应,特别是接种活疫苗时。比较严重的免疫功能不全包括免疫缺陷(例如无/低丙种球蛋白血症)、白血病、淋巴瘤、恶性肿瘤等。如果儿童容易反复发生细菌或病毒感染,感染后常常伴有发热、皮疹及淋巴结肿大等症状,应怀疑存在免疫功能不全的可能性,接种疫苗时需特别小心。

神经系统疾患:有神经系统疾患的人接种某些疫苗具有一定的危险性,因此已明确患有神经系统疾患的儿童,例如患有癫痫、脑病、癔症、脑炎后遗症、抽搐或惊厥等疾病,应在医生的指导下,谨慎接种疫苗。

23. 预防接种过程中的偶合症发生概率有多大

以儿童偶合发病为例。我国卫生服务需求调查结果显示,0~4 岁儿童两周患病率为 17.4%,因此儿童接种疫苗后,即使接种是安全的,在未来两周内,每 100 名接种疫苗的儿童中仍会有约 17 名儿童由于患其他疾病,尽管所患疾病与疫苗接种无关,但由于时间上与接种有密切关联,非常容易被误解为预防接种异常反应。再以新生儿接种乙肝疫苗偶合死亡为例。我国新生儿(0~28 天)死亡率为 10.7‰,全国每年出生儿童约为 1 600 万;据此推算,全国每年约有 17 万名新生儿死亡,即每天约有 466 名新生儿死亡。按照我国乙肝疫苗免疫程序规定,乙肝疫苗在儿童出生后 24 小时内接种,以全国新生儿乙肝疫苗首针及时(出生后 24 小时内)接种率 75% 计算,则每天约 350 名新生儿死亡者接种了乙肝疫苗,即全国每天新生儿接种乙肝疫苗可能出现偶合死亡 350 起。

24. 疫苗的热挑战性试验指什么

疫苗挑战性试验,就是让疫苗接受温度、光照、振动、反复冰冻和融解,甚至氧化等各种苛刻的挑战,判断在什么条件范围内仍然能够保持合格,疫苗对环境有多大的适应能力。

为了保证疫苗的质量,对疫苗开展挑战性试验,贯穿于整个药品研发阶段和药品上市及上市后研究。获批注册上市后,大部分疫苗每批出厂前,还要按《中国药典》进行 37℃加速稳定性试验检测。即疫苗在出厂上市前,放置在37℃环境下一段时间(2 天~4 周不等),如果有效成分含量(如活菌数、病毒滴度或效价)下降值在可接受范围内,并且疫苗整体仍然合格,才能判定该疫苗是合格的产品。

根据不同疫苗的特性,疫苗接受37℃挑战的时间也有所不同。《中国药典》

（三部2015版）对疫苗37℃加速稳定性的检测时间要求划分如下：进行48小时试验的有口服脊髓灰质炎减毒活疫苗、脊髓灰质炎减毒活疫苗糖丸，进行72小时试验的有冻干甲型肝炎减毒活疫苗，进行7天试验的有乙型脑炎减毒活疫苗、冻干乙型脑炎灭活疫苗（Vero细胞）、森林脑炎灭活疫苗、双价肾综合征出血热灭活疫苗、麻疹减毒活疫苗、腮腺炎减毒活疫苗、风疹减毒活疫苗（人二倍体细胞）、水痘减毒活疫苗、麻疹腮腺炎联合减毒活疫苗、麻疹风疹联合减毒活疫苗、麻腮风联合减毒活疫苗，进行28天试验的有皮内注射用卡介苗、冻干人用狂犬病疫苗（Vero细胞）。口服轮状病毒活疫苗也需要进行7天热稳定性试验。

出处：中国疾病预防控制中心免疫规划中心
http://nip.chinacdc.cn/zstd/aqjz/201901/t20190110_198768.htm
时间：2019-01-10

防蚊灭蚊宣传知识要点

一、蚊子可传播哪些传染病

蚊子可传播疟疾、乙脑、黄热病、登革热、基孔肯雅热、寨卡病毒病等多种疾病,其中寨卡病毒病主要是由埃及伊蚊和白纹伊蚊传播。埃及伊蚊分布于我国海南省、台湾南部、广东省雷州半岛、云南省的西双版纳州、德宏州及临沧市等地区;白纹伊蚊分布于北至辽宁省沈阳市、大连市,西至陕西省陇县和宝鸡市,西南至西藏墨脱一线及其东南侧大部分地区。

二、如何使用驱蚊剂

将驱蚊剂喷、涂抹在头部、四肢等裸露皮肤处,特别是耳后、颈部等部位,要避免药物进入眼睛和嘴里。一般室外环境间隔 2~4 个小时涂抹一次驱蚊剂。一般具有我国农药登记证的商品驱蚊剂可以用于婴儿,但不要用于小于 2 个月婴儿。

三、蚊虫叮咬后如何处理

一般蚊虫叮咬的处理主要是止痒,可外涂清凉油、风油精等止痒、抗炎。如果发生局部肿胀、感染,及发热、皮疹等症状,须及时去医院就诊。

四、感染蚊媒传染病后,如何避免传染给家人和朋友

若被蚊虫叮咬并出现不适症状,应及时就医,并主动采取防蚊隔离措施,避免蚊虫叮咬,以防家人和朋友感染;尽量避免外出活动,如外出必须使用驱蚊剂,穿浅颜色的长袖衣裳和长裤;住所要安装纱门和纱窗,避免蚊虫入内。

五、居民家庭如何防制蚊虫

家庭灭蚊可采用物理、化学方法综合治理,在采用清除积水、安装纱门纱窗、电蚊拍灭蚊的同时,可使用蚊香、杀虫气雾剂驱蚊灭蚊,对无法清除的积水用灭蚊幼剂处理。

加装纱门纱窗:房间可安装纱门、纱窗以阻止蚊虫长驱直入,在高发期可用滞留喷洒的杀虫剂涂抹纱窗,效果更好。休息时使用蚊帐减少人蚊接触。

清除孳生地:居民家庭花瓶和水养植物至少每星期彻底换水一次,要彻底清理空调托盘、花盆底碟(托盘儿)积水,有盖子的盖上。每周检查卫生间和厨房的地漏或者更换具有防渗等功能的安全地漏,保持地漏处无积水,并时常喷洒杀虫剂,不给蚊子生存空间,垃圾桶应加盖。

正确使用各类卫生杀虫剂:可使用蚊香,按使用说明驱蚊灭蚊,将蚊香放在通风处上风向。还可使用杀虫气雾剂灭蚊,使用杀虫气雾剂时尽量不要朝衣物、床单、家具、皮肤上直接喷洒,喷洒之前要收藏好食品和餐具,喷洒完毕后最好关闭门窗半小时到 1 小时,然后再开窗通风。杀虫气雾剂喷洒过量对人体会有一定的毒性,所以在家中使用杀虫气雾剂时一定要注意安全,不要让婴幼儿接触,如果不慎将药液喷到皮肤上,要及时清洗。

六、企事业单位、社区如何防制蚊虫

孳生地处理是防制蚊虫重要的基础,需要广泛开展清除蚊虫孳生地的群众性爱国卫生运动。在全面治理孳生地的基础上,合理使用各类生物及化学杀虫剂。

清除孳生地:主要包括清除各种废旧杂物,将房前屋后所有可能积水的瓶子、水桶、水盆等容器进行彻底清理,将空容器倒置存放,防止蚊虫孳生。盆景、喷水池、养鱼池等各种社区室外景观水体要全面清理垃圾漂浮物,并经常换水。要定期疏通社区内的沟渠、沙井,排水沟保持不积水,水井要密封,下水井盖可使用防蚊贴,定期检查地下室,及时排除积水,防止蚊虫孳生。要定期疏通居民楼天台等处排水孔及管道,雨后应及时清疏,避免积水。

生物防制:喷泉、水池等不能排放的大型水体可采用生物灭蚊方式,饲养如柳条鱼、金鱼、鲤鱼、鲤鲫鱼、中华斗鱼、非洲鲫鱼等能够吞食蚊幼虫的鱼种,达到灭蚊目的。也可以使用苏云金杆菌或球形芽孢杆菌等生物灭蚊幼剂。

化学防制:在专业技术人员指导下,对重点部位进行滞留喷洒杀灭成蚊。对无法清除的积水或水体,不能密封的水井、下水道、喷水池等室外景观水体,投放灭蚊幼剂杀灭蚊幼虫。对成蚊密度较高的场所,可在成蚊活动高峰时间用超低容量喷雾或热烟雾作空间喷雾处理,快速杀灭成蚊。

七、外出旅行如何避免蚊虫叮咬

外出旅行特别是有寨卡病毒病、登革热、基孔肯雅热和黄热病流行的地区旅行,应避免蚊虫叮咬而感染。要穿浅颜色的长袖衣裳和长裤,裸露皮肤涂抹驱蚊剂,特别是耳后、颈部等部位;有条件可穿戴应用菊酯类杀虫剂处理过(如浸泡)的长袖衣裳、长裤和袜子,可更有效保护;租住卫生条件好、最好有空调的宾馆。

出处:中华人民共和国国家卫生健康委员会疾病预防控制局
http://www.nhc.gov.cn/jkj/s5899/201602/e9f1d8a4612c4aa3abf5f6fcc727f66f.
shtml
时间:2016-02-18

关于甲型 H7N9 禽流感病毒引起的人类感染的常见问题

1. 什么是甲型 H7N9 禽流感病毒

甲型禽流感的 H7 病毒是一组通常在鸟类中传播的流感病毒。甲型 H7N9 禽流感病毒属于 H7 病毒大类下的一个亚群。虽然偶尔发现某些 H7 病毒(H7N2、H7N3 和 H7N7)感染人类,但在最近中国报告出现了这种病例之前,没有人类感染 H7N9 病毒的报告。

2. 由甲型 H7N9 禽流感病毒引起的人类感染有何主要症状

到目前为止,感染这一病毒的大多数患者会出现重症肺炎。症状包括:发热、咳嗽及气短。不过,有关感染甲型 H7N9 禽流感病毒后可能出现的全部症状的信息仍有限。

3. 到目前为止中国已报告了多少例人类感染甲型 H7N9 禽流感病毒病例

现正在汇总新报告病例并每日发布。最新的病例信息可见:https://www.who.int/influenza/human_animal_interface/avian_influenza/archive/zh/

4. 这种病毒为何现在开始感染人类

由于人类获得这类感染的暴露源尚不清楚,因此我们不清楚这一问题的答案。但对这些病毒的基因作出的分析表明,尽管病毒是从鸟类演变而来,但其与其他禽类病毒相比可能会更易感染哺乳动物。

5. 我们对全球曾发生过的人类感染 H7 流感病毒的情况知道多少

自 1996 年至 2012 年,加拿大、意大利、墨西哥、荷兰、英国和美国曾报告发生过人类感染 H7 流感病毒(H7N2、H7N3 及 H7N7)的情况。所发生的大部分感染与家禽疫情相关。这些感染主要导致结膜炎和轻微上呼吸道症状。唯一一例死亡病例发生在荷兰。在此之前,没有关于中国发生人类感染 H7 流感病毒的报告。

6. 甲型 H7N9 禽流感病毒与甲型 H1N1 和甲型 H5N1 流感病毒不同吗

是的,这三种病毒都是甲型流感病毒,但它们各不相同。H7N9 和 H5N1 被认为是动物流感病毒,有时会感染人类。H1N1 病毒可以分为通常感染人类与通常感染动物的两种。

7. 人是如何感染甲型 H7N9 禽流感病毒的

现在尚不知人类是如何获得感染的。有些确诊患者曾经与动物或者动物所处的环境有过接触。在离报告病例不远的活禽市场的鸡、鸭和人工圈养鸽子中已经发现了该病毒。正在调查存在动物传染源的可能性,以及存在人传人的可能性。

8. 如何才能预防甲型 H7N9 禽流感病毒感染

尽管感染源和传播模式尚不确定,但为谨慎起见,应遵循以下基本卫生做法来预防感染。这包括手部卫生、呼吸卫生和食品安全措施。

手部卫生:

● 在准备食物期间和前后、饭前、便后、处理动物或动物排泄物后、手脏时、照顾家中患者时都要洗手。讲究手部卫生还将防止(因接触受污染的表面)自己受到感染,并防止在医院传染患者、卫生保健工作者和其他人。

● 当手部明显较脏时,用肥皂和流水清洗。如手脏不够明显时,用肥皂和水洗手或者使用酒精洁手液洗手。

呼吸卫生:

● 在咳嗽或打喷嚏时,用医用口罩、纸巾或者袖子或者弯曲肘部来遮住口鼻,用过的纸巾应立刻扔入有盖垃圾桶,接触呼吸道分泌物后应采取手部卫生措施。

9. 吃肉类产品(如禽肉和猪肉产品)安全吗

吃煮熟的食物不会传播流感病毒。烹调时使用的正常温度能够使流感病毒灭活(食物所有部分达到 70℃—"滚烫"—没有粉色的半生部分),因此吃正确制备及烹饪的肉是安全的,这包括家禽和猎鸟。

不应食用患病和因病死亡的动物。

在出现疫情的地方,只要肉类产品在制备过程中是经过适当烹调和处理的,便可安全食用。食用生肉和未经烹调的含血食物是高危行为,不鼓励食用这类食物。

10. 如何才能安全制备肉类产品

始终将生肉与熟食或直接入口食品分开,以免发生污染。针对生肉和其他食物,不要使用同一个菜板或者同一把刀具。中间过程中如不洗手,就不要既处理生食又处理熟食。不要将烹调过的肉类放回烹调前曾经用过的同一个盘子或者表面。不要在不需加热处理或者烹调的制备食品中使用生的或者半生鸡蛋。处理生肉之后,要用肥皂和水彻底洗手。要对与生肉有过接触的所有表面和餐具进行清洗和消毒。

11. 到报告出现人感染病例地区的活禽市场和农场安全吗

到活禽市场时,应避免直接接触活的动物和动物接触过的表面。如果你住在农场并且饲养食用动物(如猪和家禽),要确保儿童远离病死动物;尽量将不同种类的动物隔开;如出现动物患病或死亡情况应立即向当地行政部门报告。不应宰杀和制备病、死动物供食用。

12. 家禽和活禽市场属于感染源吗

虽然有些证据表明活禽为感染源,但尚不能确定活禽属于首要或者唯一的感染源。同样,也没有足够的证据来排除其他方面的动物或者环境可能感染源。

13. 关闭活禽市场可对这一病毒的传播产生影响吗

应当定期短暂关闭活禽市场,进行彻底清理并在清理过程中暂时撤走所有鸟类。对每批新进入活禽市场的鸟类实施定期采样和检测,可有助于确保较早发现受感染的鸟类并将其剔除。

对活禽市场实施定期维护,还可确保最大限度地降低经济动荡以及对消费者获得蛋白质资源造成的影响,同时确保鸟类贸易不会转向不受控制的分销和销售渠道。

14. 有针对甲型 H7N9 禽流感病毒的疫苗吗

目前尚没有预防甲型 H7N9 禽流感病毒感染的疫苗。不过,已从最初的病例中分离到了病毒并且做了定性。研发疫苗的第一步是选择可以制成疫苗的候选病毒。世界卫生组织将与合作伙伴继续确定现有甲型 H7N9 禽流感病毒的特性以确定最佳的候选病毒。如有必要,就可进而使用这些候选疫苗病毒来生产疫苗。

15. 有治疗甲型 H7N9 禽流感感染的方法吗

在病程早期使用被称为神经氨酸酶抑制剂的流感抗病毒药物,对于季节性流感病毒和甲型 H5N1 流感病毒感染具有效果。目前,将这类药物用于治疗 H7N9 感染方面的经验很少。此外,流感病毒可能对这类药物产生耐药性。

16. 普通民众面临感染甲型 H7N9 禽流感病毒的风险吗

我们对这类感染的了解程度尚不足以确定是否存在发生社区人与人传播的重大风险。这正是目前开展的流行病学调查的课题。

17. 卫生保健工作者有感染甲型 H7N9 禽流感病毒的风险吗

卫生保健工作者经常接触传染病患者。因此,世界卫生组织建议医疗机构应当持续采取适当的感染预防和控制措施,并对卫生保健工作者的健康状况进行密切监控。处理甲型 H7N9 禽流感感染的疑似或确诊病例的卫生保健工作者除采取标准防护措施外,还应采取更多防护做法。

18. 已开始哪些调查

国家和地方卫生行政部门正在采取多项措施,其中包括:

● 加强对不明原因肺炎病例的监控以确保新病例的早发现和实验室确诊;

● 开展流行病学调查,包括对疑似病例和已知病例接触者的评估;

● 与动物卫生部门密切合作以确定传染源。

19. 此流感病毒是否构成疾病大流行威胁

从理论上说,具备感染人类能力的动物流感病毒就具有引起疾病大流行的危险。不过,甲型 H7N9 禽流感病毒是否会真正造成疾病大流行还是一个未知数。其他动物流感病毒被发现可偶尔感染人类,但并没有进而造成大流行。

20. 到中国旅行安全吗

在中国发现的病例数不多,世界卫生组织不建议对进出中国的人员实施任何旅行限制措施。

21. 中国产品安全吗

没有证据说明目前的病例与中国任何产品有关联。世界卫生组织建议目前不应采取任何贸易限制措施。

22. 台北疾控中心最近确诊了一个病例。此人从江苏省出发,途经上海;乘飞机时他有症状吗

没有。他在乘飞机之后三天才开始出现症状。

23. 这一确诊病例对同一航班的其他乘客是否造成了感染

该病例对其他乘客造成感染的可能性极小。对其他确诊病例的 1 000 多名接触者所作的检测并没有发现该病毒在社区出现人传人的任何证据。

24. 世界卫生组织对乘飞机旅行有何建议

就此事件而言,世界卫生组织并不建议采取任何旅行限制。世卫组织将继续提供所获得的最新情况。

25. 世界卫生组织在这一事件中发挥的作用如何

出现这一病毒以来,世界卫生组织一直按照《国际卫生条例》的要求工作,向各会员国提供信息。世界卫生组织还与国际伙伴合作,协调全球卫生应对事务,包括开展风险评估,提供最新疫情信息,围绕暂行检测建议、实验室病例检测、感染控制和临床管理问题向卫生行政部门和卫生技术机构提供指导。

世界卫生组织将继续与各会员国和国际卫生伙伴合作,并分享所获得的

最新信息。

出处：世界卫生组织
https://www.who.int/influenza/human_animal_interface/faq_H7N9/zh/
时间：2013-04-30

如何避免感染流感

1. 季节性流感是什么

季节性流感(即"流感")最常由甲型或乙型流感病毒引起。症状包括突然发热、咳嗽(通常是干咳)、头痛、肌肉和关节疼痛、喉咙痛和流鼻涕。咳嗽可能很严重,可持续 2 周或更长时间。大多数人在一周内从发热和其他症状中恢复,不需要进行医疗。然而,流感可导致高危群体的严重疾病或死亡。

季节性流行主要发生在冬季,北半球从 10 月至 3 月,南半球从 4 月至 9 月。在热带和亚热带国家,季节性流感可以全年发生。

2. 如何避免感染流感

避免感染流感的最好办法是每年接种流感疫苗。流感病毒不断演变,所以世界卫生组织每年两次提出更新疫苗成分的建议。对于 2016—2017 年北半球流感季节,疫苗配方于 2016 年 2 月更新,含有两种甲型病毒(H1N1 和 H3N2)以及一种乙型病毒。

世界卫生组织建议对包括卫生保健工作者在内的高危群体每年接种疫苗。人们最好在流感季节即将开始之前接种疫苗,以获得最有效的保护,但在流感季节期间的任何时候接种疫苗仍能帮助预防感染流感。

3. 谁的危险最大

最容易患严重季节性流感的人群包括:

- 处在孕期任何阶段的孕妇;
- 5 岁以下儿童;
- 65 岁以上的老年人;
- 艾滋病病毒 / 艾滋病、哮喘、心脏和肺部疾病以及糖尿病等慢性病患者;
- 流感接触风险较高的人群,其中包括卫生保健工作者。

4. 如何治疗

流感患者应该大量喝水并休息。大多数人会在一个星期内恢复。用于流感的抗病毒药物可以减少严重的并发症和死亡，但流感病毒可以对药物产生耐药性。药物对高危群体尤其重要。这些药物最好尽早使用(在症状发作的48小时内)。抗生素对流感病毒无效。

5. 如何阻止流感传播

当感染者咳嗽或打喷嚏，将带病毒的飞沫喷洒到空气中时，流感可以在人与人之间迅速传播。它也可以通过被病毒污染的手传播。

应采取预防措施限制传播。人们在咳嗽时应该用纸巾捂住嘴巴和鼻子，然后扔掉，并经常彻底洗手。

6. 季节性流感是否与大流行性流感相关

季节性流感暴发是由已经在流行且许多人具有一定免疫力的病毒发生小的变化引起的。

发生大流行时，大多数人对出现的流感病毒没有免疫力，因为它与以前的任何人间菌株差别很大。这使得这种菌株很容易在人与人之间传播。

季节性流感病毒可能会推动大流行性病毒的出现；大流行性病毒一旦扎根，如同2009年的甲型H1N1流感大流行，它就可以成为一种季节性病毒。

出处：世界卫生组织

https://www.who.int/features/qa/seasonal-influenza/zh/

时间：2017-01

中东呼吸综合征冠状病毒常见问题

1. 何谓中东呼吸综合征

中东呼吸综合征是一种由新型冠状病毒（中东呼吸综合征冠状病毒）引起的病毒性呼吸道疾病。该病毒于 2012 年首次在沙特阿拉伯得到确认。冠状病毒为一类大型家族病毒，可在人类引起从感冒到严重急性呼吸综合征等一系列疾病。

2. 何处发生中东呼吸综合征

自 2012 年以来，27 个国家报告了中东呼吸综合征病例，这些国家是：阿尔及利亚、奥地利、巴林、中国、埃及、法国、德国、希腊、伊朗、意大利、约旦、科威特、黎巴嫩、马来西亚、荷兰、阿曼、菲律宾、卡塔尔、韩国、沙特阿拉伯、泰国、突尼斯、土耳其、阿联酋、英国、美国和也门。沙特阿拉伯报告了约 80% 的人类感染病例。

在中东之外确认的病例系在中东遭受感染之后前往中东以外地区者。中东以外地区只偶尔发生过小规模疫情。

3. 人们如何染上中东呼吸综合征冠状病毒

中东呼吸综合征冠状病毒主要由动物传给人类，但也可能人传人。

动物传人　中东呼吸综合征冠状病毒是一种人兽共患病毒，这意味着在动物与人之间传播。科学证据表明，人们通过与受到感染的单峰骆驼直接或间接接触而遭受感染。在埃及、阿曼、卡塔尔和沙特阿拉伯等一些国家的单峰骆驼中发现了中东呼吸综合征冠状病毒。有进一步证据表明，中东呼吸综合征冠状病毒在中东、非洲和南亚部分地区的单峰骆驼中普遍存在。可能还存在其他动物宿主，但对山羊、牛、绵羊、水牛、猪和野生鸟类等动物进行的检测未发现中东呼吸综合征冠状病毒。

人传人　除非发生密切接触(例如在未采取严格的个人卫生措施的情况下为被感染患者提供临床护理),否则,该病毒不容易在人际传播。迄今只在家庭成员、患者和卫生保健工作者中发现人传人情况。目前为止报告的绝大多数中东呼吸综合征病例发生在卫生保健机构中,至今,世界任何地方均未记录持续的人传人情况。

4. 中东呼吸综合征有何症状

中东呼吸综合征冠状病毒疾病的典型表现为发热、咳嗽和／或气短。肺炎是检查时的常见发现。腹泻等胃肠症状也有过报告。疾病严重时会引起呼吸衰竭,需要在重症监护室得到人工通气和支持。

有些患者出现过器官衰竭(尤其是肾脏)或感染性休克。该病毒似在免疫系统功能脆弱人员、老年人和患有糖尿病、癌症和慢性肺部疾病等慢性病人员中所造成的疾病更为严重。中东呼吸综合征冠状病毒感染者的死亡率约为35%,该数字可能被高估,因为现有监测系统可能会忽略轻微病例。

5. 是否有针对中东呼吸综合征冠状病毒的疫苗,有何治疗方法

目前尚没有疫苗或者特异治疗方法。治疗属于支持性质,且要根据患者的临床状况进行。

6. 人们是否可能感染中东呼吸综合征冠状病毒但不生病

是的,感染中东呼吸综合征冠状病毒可能无症状。被病毒感染而没有引起症状的人之所以被发现,就是因为在对与已知中东呼吸综合征冠状病毒感染者的接触者调查中,对其做了中东呼吸综合征冠状病毒检测。

7. 是否容易发现感染中东呼吸综合征冠状病毒的人

中东呼吸综合征冠状病毒感染者不总能得到识别,因为早期症状不具特异性,往往被误诊为其他呼吸系统疾病。为此,各卫生保健设施应实行标准的传染病感染预防和控制措施。对那些呈现呼吸系统感染症状者的旅行史也必须进行调查,以确定其近期是否访问过存在中东呼吸综合征冠状病毒活跃传播的国家或是否曾与单峰骆驼有过接触。

8. 中东呼吸综合征冠状病毒是否传染

是的,但人际传播有限。除非存在密切接触,比如在没有防护的情况下向患者提供治疗,否则该病毒似不易在人际间出现传播。在医疗保健机构中曾经出现过聚集性病例,尤其是当感染防控措施不够到位时似乎更有可能出现人际间传播。沙特阿拉伯和韩国发生过最大规模的卫生保健相关疫情。

9. 什么是追踪接触者,为什么这很重要

与中东呼吸综合征冠状病毒患者有密切接触的人面临较高的感染风险,而且,如果他们开始出现症状,就有可能传染他人。从接触的最后一天起算密切观察接触者 14 天,将有助于为接触者提供护理和治疗,并防止其将此病毒

进一步传给他人。

这一监测程序称作追踪接触者程序,可分为以下三个基本步骤:

查明接触者:病例确诊后,即可通过询问患者的活动情况以及自其发病后周围人的活动和作用,查明接触者。接触者可能是家庭成员或与病例有过接触的任何人,例如在工作中、社交活动中或保健设施中遇到的人。

编列接触者名单:被认为与确诊病例接触过的所有人员均应被列为接触者。应努力查明所列每位接触者,并告知其接触状态、可能造成的影响、接着将采取的行动以及在出现症状后接受早期治疗的重要性。还应向接触者提供预防疾病的信息。在一些情况下,还须在家中或在医院对高风险的接触者进行隔离。

随访接触者:从与已确诊的中东呼吸综合征患者最后一次接触起,在14天内每天对列明的所有接触者进行随访,查看是否出现体征和症状并进行中东呼吸综合征冠状病毒检测。

10. 如果接触了中东呼吸综合征冠状病毒患者,应该怎么办

如果您在过去14天曾在未采取所推荐的感染控制防范措施的情况下密切接触中东呼吸综合征冠状病毒确诊患者,应与医疗服务机构联系,以便评估。

11. 中东呼吸综合征冠状病毒的来源是什么

在埃及、阿曼、卡塔尔和沙特阿拉伯等一些国家的单峰骆驼中发现了中东呼吸综合征冠状病毒。有可能存在其他宿主。对山羊、牛、绵羊、水牛、猪和野生鸟类等其他动物开展了中东呼吸综合征冠状病毒检测,尚未发现病毒。这些研究共同支持这样一种假设,即单峰骆驼可能是人类的一个感染源,但研究和调查尚未确定人类如何感染中东呼吸综合征冠状病毒。

对病毒的来源尚无充分了解,但根据对不同病毒基因组的分析,认为中东呼吸综合征冠状病毒可能起源于蝙蝠,并在很久以前传给了骆驼。

12. 人们是否应当避免与骆驼或骆驼制品接触,前往农场、市场或者骆驼集市是否安全

就一般性防护而言,前去参观有动物的农场、市场、粮仓或其他地方的人员应当采取一般性个人卫生措施,包括接触动物前后定期洗手,并且应当避免与染病动物接触。

食用奶和肉类等生的或者没有煮熟的动物产品,面临着较高的各类生物体感染危险。食用经过适当烹饪或者巴氏灭菌法处理的动物产品较为安全,但也应当谨慎操作,避免与没有烹饪的食物出现交叉污染。骆驼肉或骆驼奶属于可在经过巴氏消毒法、烹饪或其他加热方法处理后继续食用的营养产品。

在中东呼吸综合征冠状病毒得到更好认识之前,糖尿病、肾衰竭、慢性肺

部疾病和免疫受损者被认为属于中东呼吸综合征冠状病毒感染严重病症的高危人员。因此,这类人员应当避免与骆驼接触,避免饮用生鲜骆驼奶、接触骆驼尿或者食用未经过适当烹饪的肉类。

骆驼农场和屠宰场工人应当践行良好个人卫生做法,包括接触动物后经常洗手,在可行情况下采取面部防护,并穿戴防护服,且这些用品应在下班后脱掉并每天清洗。工人们还应当避免使家庭成员接触到脏工作服、鞋子或者可能与骆驼或者骆驼排泄物存在接触的其他用品。绝不应将染病动物宰杀后用于食用目的。人们应当避免与已经确认感染中东呼吸综合征冠状病毒的动物发生直接接触。

13. 医务人员是否面临中东呼吸综合征冠状病毒感染危险

是的。在若干国家,尤其是沙特阿拉伯、阿联酋和韩国的卫生保健机构内曾发生过中东呼吸综合征冠状病毒传播情况。

由于症状可能比较温和以及其他临床特征可能没有特异性,所以并不总是能够在早期或者在没有经过检测的情况下确定中东呼吸综合征冠状病毒患者。因此,重要的是医务人员要确保针对所有患者始终如一地采取标准防护措施。

在向出现急性呼吸道感染症状的所有患者提供医护时,应当增加飞沫防护措施。在向中东呼吸综合征冠状病毒感染疑似或者确诊病例提供医护时,应当另外采取接触防护措施和眼睛保护措施。在进行可产生气溶胶的操作程序时,应当采用空气防护措施。

14. 世界卫生组织在如何应对中东呼吸综合征冠状病毒疫情

世界卫生组织正在与学术界和公共卫生专业人员合作,为更好地了解病毒情况及所致疾病收集和分享科学证据,并确定疫情应对重点、治疗策略和临床处置方法。世界卫生组织还与疫情国家和国际伙伴(例如联合国粮农组织和国际兽疫局)一道,协调开展全球卫生应对,这包括:提供最新疫情信息;开展风险评估并与国家当局开展联合调查;召集科学会议;以及制定技术指南并就监测、实验室病例检测、感染预防和控制以及临床管理开展培训。

世界卫生组织还在与受影响国家和国际卫生伙伴进行协调,以确认关于病毒传播的风险因素的现有知识差距,并制定医疗对策。中东呼吸综合征冠状病毒是世界卫生组织研发蓝图所涵盖的高威胁病原体之一,该蓝图为研究和开发诊断、预防和治疗产品提供了路线图,旨在促进预防、早期发现和应对由 11 个优先病原体导致的威胁。

总干事按照《国际卫生条例(2005)》召集了一个突发事件委员会,以就这一事件是否构成国际关注的突发公共卫生事件以及应当采取的公共卫生措施问题向其提出建议。可在此查阅该委员会的最新辩论情况:https://www.who.

int/ihr/ihr_ec_2013/zh/

15. 世界卫生组织有何建议

针对各国:世界卫生组织鼓励所有会员国加强对严重急性呼吸道感染(SARI)的监控,并认真检查 SARI 或肺炎病例的任何异常情形。应尽早隔离患者,并应查明和监控密切接触者。

世界卫生组织敦促会员国向世界卫生组织通报或核实所有中东呼吸综合征冠状病毒感染可能或确诊病例。

世界卫生组织还敦促会员国及时了解该疾病的演变情况,并根据当前风险调整其干预措施。

针对医务人员:感染预防和控制措施对于防止中东呼吸综合征冠状病毒在卫生保健机构的可能蔓延至关重要。向中东呼吸综合征冠状病毒疑似或者确诊患者提供医护的卫生保健机构应当采取适当措施,减少感染者将病毒传给其他患者、医务人员和探访者的危险。

应当针对医务人员开展感染防控技能教育和培训并定期更新知识。

16. 一般旅行建议

鉴于中东呼吸综合征冠状病毒目前的传播模式,世界卫生组织并不建议就此疾病采取旅行或贸易限制措施。但国家当局可根据其对当地风险的评估结果采取防范措施,提高往返疫区的旅行者对中东呼吸综合征冠状病毒及其症状的认识。

按《国际卫生条例(2005)》的要求,各国应确保有常规措施评估在交通工具(如飞机和船舶)中以及在入境口岸检出的患病旅行者,并采取措施安全运送有生病症状的旅行者到医院或指定的设施进行临床评估和治疗。若患病旅行者为飞机乘客,可以使用乘客行踪表格。可通过这一表格收集乘客的联系信息,以便必要时随访。

17. 前往中东旅行

世界卫生组织不建议在入境口岸进行特别筛查,目前也不建议采用任何旅行或贸易限制。建议的措施包括:

(1)建议旅行者避免与中东和其他已确认有被感染的单峰骆驼的国家中的此类骆驼接触。

(2)提醒专业人员和卫生设施注意从中东返回的患有急性呼吸系统疾病的、尤其是伴有发热和咳嗽以及肺实质病变(如肺炎或急性呼吸窘迫综合征)的旅行者,他们可能已感染中东呼吸综合征冠状病毒。若有中东呼吸综合征冠状病毒临床征兆,应按世界卫生组织的病例定义进行实验室检测,并采取感染预防和控制措施。还应提醒临床医生注意免疫功能低下患者出现非典型症状的可能性。

(3)在对中东呼吸综合征冠状病毒有更多了解之前,糖尿病、肾衰竭、慢性肺部疾病患者和免疫功能低下者被认为有因中东呼吸综合征冠状病毒感染而罹患严重疾病的高风险。因此,这些人应该在访问农场、市场或已知可能有病毒传播的谷仓时避免与动物,特别是单峰骆驼密切接触。应遵守一般个人卫生措施,如触摸动物前后例行洗手,以及避免与患病动物接触等。

(4)向出行者和旅行机构通报一般旅行卫生预防措施,可降低一般感染(包括罹患流感和旅途腹泻等疾病)的风险。应特别强调采取以下措施:经常用肥皂和水洗手(如双手看来并不脏,则可用洁手液);坚持良好的食品安全方法,例如不食用未煮熟的肉类或在不卫生条件下制备的食物,以及在适当清洗后食用水果和蔬菜;并保持良好的个人卫生习惯。

(5)与旅行和旅游部门合作,将相关材料放在关键地点(如旅行社或机场离境点等),以便向所有离境前往中东的旅行者提供健康忠告。还可通过各种方式向旅行者发布消息,例如在飞机和船舶上发布健康警告,以及通过在国际入境点悬挂横幅、分发小册子以及广播等方式发布健康警报。应在旅游忠告中提供中东呼吸综合征冠状病毒的最新信息,并指导如何预防在旅行期间生病。

(6)建议伴有发热和咳嗽的、严重到足以干扰日常活动的显著急性呼吸系统疾病的旅行者:尽量减少与他人接触,以防感染他人;在咳嗽或打喷嚏时用纸巾掩住口鼻,然后将纸巾丢入垃圾桶并洗手,若无可能,可对着本人衣袖上部咳嗽或打喷嚏,而不要对着手咳嗽或打喷嚏;并尽快报告医务人员。

(7)建议从中东返回的旅行者注意,在返回两周内若出现严重到足以干扰日常活动的显著急性呼吸系统疾病并伴有发热和咳嗽,应就医并立即通知当地卫生当局。

(8)建议曾与患有严重到足以干扰日常活动的显著急性呼吸系统疾病并伴有发热和咳嗽的旅行者有过密切接触而且本人也已患这类疾病的人向当地卫生部门报告,以便当地卫生部门监测中东呼吸综合征冠状病毒。

(9)提醒专业人员和卫生设施注意从中东返回的患有急性呼吸系统疾病的、尤其是伴有发热和咳嗽以及肺实质病变(如肺炎或急性呼吸窘迫综合征)的旅行者已感染中东呼吸综合征冠状病毒的可能性。若有中东呼吸综合征冠状病毒临床征兆,应按世界卫生组织的病例定义进行实验室检测,并实行感染预防和控制措施。还应提醒临床医生注意免疫功能低下患者出现非典型症状的可能性。

出处:世界卫生组织

http://www.who.int/csr/disease/coronavirus_infections/faq/zh/

时间:2017-05-15

附　录

健康中国行动(2019—2030 年)

目　录

每个人是自己健康的第一责任人。世界卫生组织研究发现,个人行为与生活方式因素对健康的影响占到 60%。本行动旨在帮助每个人学习、了解、掌握有关预防疾病、早期发现、紧急救援、及时就医、合理用药等维护健康的知识与技能,增强自我主动健康意识,不断提高健康管理能力。

(二)合理膳食行动

合理膳食是健康的基础。研究结果显示,饮食风险因素导致的疾病负担占到 15.9%,已成为影响人群健康的主要危险因素。本行动旨在对一般人群、超重和肥胖人群、贫血与消瘦等营养不良人群、孕妇和婴幼儿等特定人群,分别给出膳食指导建议,并提出政府和社会应采取的主要举措。

(三)全民健身行动

生命在于运动,运动需要科学。我国城乡居民经常参加体育锻炼的比例为 33.9%,缺乏身体活动成为慢性病发生的主要原因之一。本行动主要对健康成年人、老年人、单纯性肥胖患者以及以体力劳动为主的人群，分别给出身体活动指导建议，并提出政府和社会应采取的主要举措。

（四）控烟行动

烟草严重危害人民健康。根据世界卫生组织报告，每 3 个吸烟者中就有 1 个死于吸烟相关疾病，吸烟者的平均寿命比非吸烟者缩短 10 年。本行动针对烟草危害，提出了个人和家庭、社会、政府应采取的主要举措。

（五）心理健康促进行动

心理健康是健康的重要组成部分。近年来，我国以抑郁障碍为主的心境障碍和焦虑障碍患病率呈上升趋势，抑郁症患病率为 2.1%，焦虑障碍患病率达 4.98%。本行动给出正确认识、识别、应对常见精神障碍和心理行为问题，特别是抑郁症、焦虑症的建议，并提出社会和政府应采取的主要举措。

（六）健康环境促进行动

良好的环境是健康的保障。世界卫生组织研究发现，环境因素对健康的影响占到 17%。爱国卫生运动是促进健康环境的有效手段。本行动主要针对影响健康的空气、水、土壤等自然环境问题，室内污染等家居环境风险，道路交通伤害等社会环境危险因素，分别给出健康防护和应对建议，并提出政府和社会应采取的主要举措。

（七）妇幼健康促进行动

妇幼健康是全民健康的基础。我国出生缺陷多发，妇女"两癌"高发，严重影响妇幼的生存和生活质量，影响人口素质和家庭幸福。本行动主要针对婚前和孕前、孕期、新生儿和儿童早期各阶段分别给出妇幼健康促进建议，并提出政府和社会应采取的主要举措。

（八）中小学健康促进行动

中小学生正处于成长发育的关键阶段。我国各年龄阶段学生肥胖检出率持续上升，小学生、初中生、高中生视力不良检出率分别为 36.0%、71.6%、81.0%。本行动给出健康行为与生活方式、疾病预防、心理健康、生长发育与青春期保健等知识与技能，并提出个人、家庭、学校、政府应采取的举措。

（九）职业健康保护行动

劳动者依法享有职业健康保护的权利。我国接触职业病危害因素的人群约 2 亿，职业病危害因素已成为影响成年人健康的重要因素。本行动主要依据《中华人民共和国职业病防治法》和有关职业病预防控制指南，分别提出劳动者个人、用人单位、政府应采取的举措。

（十）老年健康促进行动

我国是世界上老年人口最多的国家。60 岁及以上老年人口达 2.49 亿，占总人口的 17.9%。近 1.8 亿老年人患有慢性病。本行动针对老年人膳食营养、体育锻炼、定期体检、慢病管理、精神健康以及用药安全等方面,给出个人和家庭行动建议,并分别提出促进老有所医、老有所养、老有所为的社会和政府主要举措。

(十一) 心脑血管疾病防治行动

心脑血管疾病是我国居民第一位死亡原因。全国现有高血压患者 2.7 亿、脑卒中患者 1 300 万、冠心病患者 1 100 万。高血压、血脂异常、糖尿病以及肥胖、吸烟、缺乏体力活动、不健康饮食习惯等是心脑血管疾病主要的且可以改变的危险因素。本行动主要针对一般成年人、心脑血管疾病高危人群和患者,给出血压监测、血脂检测、自我健康管理、膳食、运动的建议,提出急性心肌梗死、脑卒中发病的自救措施,并提出社会和政府应采取的主要举措。

(十二) 癌症防治行动

癌症严重影响人民健康。目前,我国每年新发癌症病例约 380 万,死亡约 229 万,发病率及死亡率呈逐年上升趋势,已成为城市死因的第一位、农村死因的第二位。本行动主要针对癌症预防、早期筛查及早诊早治、规范化治疗、康复和膳食指导等方面,给出有关建议,并提出社会和政府应采取的主要举措。

(十三) 慢性呼吸系统疾病防治行动

慢性呼吸系统疾病以哮喘、慢性阻塞性肺疾病等为代表,患病率高,严重影响健康水平。我国 40 岁及以上人群慢性阻塞性肺疾病患病率为 13.6%,总患病人数近 1 亿。本行动主要针对慢阻肺、哮喘的主要预防措施和膳食、运动等方面,给出指导建议,并提出社会和政府应采取的主要举措。

(十四) 糖尿病防治行动

我国是全球糖尿病患病率增长最快的国家之一,目前糖尿病患者超过 9 700 万,糖尿病前期人群约 1.5 亿。本行动主要针对糖尿病前期人群和糖尿病患者,给出识别标准、膳食和运动等生活方式指导建议以及防治措施,并提出社会和政府应采取的主要举措。

(十五) 传染病及地方病防控行动

传染病、地方病严重威胁人民健康。我国现有约 2 800 万慢性乙肝患者,每年约 90 万例新发结核病患者,且地方病、部分寄生虫病防治形势依然严峻。本行动针对艾滋病、病毒性肝炎、结核病、流感、寄生虫病、地方病,分别提出了个人、社会和政府应采取的主要举措。

四、保障措施

(一) 加强组织领导

(二) 开展监测评估

（三）建立绩效考核评价机制

（四）健全支撑体系

（五）加强宣传引导

引　言

人民健康是民族昌盛和国家富强的重要标志。党的十八大以来,我国卫生健康事业取得新的显著成绩,医疗卫生服务水平大幅提高,居民主要健康指标总体优于中高收入国家平均水平。随着工业化、城镇化、人口老龄化发展及生态环境、生活行为方式变化,慢性非传染性疾病(以下简称慢性病)已成为居民的主要死亡原因和疾病负担。心脑血管疾病、癌症、慢性呼吸系统疾病、糖尿病等慢性病导致的负担占总疾病负担的 70% 以上,成为制约健康预期寿命提高的重要因素。同时,肝炎、结核病、艾滋病等重大传染病防控形势仍然严峻,精神卫生、职业健康、地方病等问题不容忽视,重大安全生产事故和交通事故时有发生。党的十九大作出了实施健康中国战略的重大决策部署,充分体现了对维护人民健康的坚定决心。为积极应对当前突出健康问题,必须关口前移,采取有效干预措施,努力使群众不生病、少生病,提高生活质量,延长健康寿命。这是以较低成本取得较高健康绩效的有效策略,是解决当前健康问题的现实途径,是落实健康中国战略的重要举措。为此,特制定《健康中国行动(2019—2030 年)》(以下简称《健康中国行动》)。

一、总体要求

(一) 指导思想

以习近平新时代中国特色社会主义思想为指导,全面贯彻党的十九大和十九届二中、三中全会精神,认真落实党中央、国务院决策部署,坚持以人民为中心的发展思想,牢固树立"大卫生、大健康"理念,坚持预防为主、防治结合的原则,以基层为重点,以改革创新为动力,中西医并重,把健康融入所有政策,针对重大疾病和一些突出问题,聚焦重点人群,实施一批重大行动,政府、社会、个人协同推进,建立健全健康教育体系,引导群众建立正确健康观,形成有利于健康的生活方式、生态环境和社会环境,促进以治病为中心向以健康为中心转变,提高人民健康水平。

(二) 基本路径

——普及健康知识。把提升健康素养作为增进全民健康的前提,根据不同人群特点有针对性地加强健康教育与促进,让健康知识、行为和技能成为全民普遍具备的素质和能力,实现健康素养人人有责。

　　——参与健康行动。倡导每个人是自己健康第一责任人的理念,激发居民热爱健康、追求健康的热情,养成符合自身和家庭特点的健康生活方式,合理膳食、科学运动、戒烟限酒、心理平衡,实现健康生活少生病。

　　——提供健康服务。推动健康服务供给侧结构性改革,完善防治策略、制度安排和保障政策,加强医疗保障政策与公共卫生政策衔接,提供系统连续的预防、治疗、康复、健康促进一体化服务,提升健康服务的公平性、可及性、有效性,实现早诊早治早康复。

　　——延长健康寿命。强化跨部门协作,鼓励和引导单位、社区、家庭、居民个人行动起来,对主要健康问题及影响因素采取有效干预,形成政府积极主导、社会广泛参与、个人自主自律的良好局面,持续提高健康预期寿命。

　　(三)总体目标

　　到 2022 年,覆盖经济社会各相关领域的健康促进政策体系基本建立,全民健康素养水平稳步提高,健康生活方式加快推广,心脑血管疾病、癌症、慢性呼吸系统疾病、糖尿病等重大慢性病发病率上升趋势得到遏制,重点传染病、严重精神障碍、地方病、职业病得到有效防控,致残和死亡风险逐步降低,重点人群健康状况显著改善。

　　到 2030 年,全民健康素养水平大幅提升,健康生活方式基本普及,居民主要健康影响因素得到有效控制,因重大慢性病导致的过早死亡率明显降低,人均健康预期寿命得到较大提高,居民主要健康指标水平进入高收入国家行列,健康公平基本实现,实现《"健康中国 2030" 规划纲要》有关目标。

　　二、主要指标

健康中国行动主要指标

领域	序号	指标	基期水平	2022年目标值	2030年目标值	指标性质
(一)健康知识普及行动	1	结果性指标				
		居民健康素养水平(%)	14.18	≥ 22	≥ 30	预期性
		说明:健康素养是指个人获取和理解基本健康信息和服务,并运用这些信息和服务作出正确决策,以维护和促进自身健康的能力。健康素养水平是指具备健康素养的人在监测总人群中所占的比例。 计算方法:具备基本健康素养的人数 / 监测人群总数 ×100%				

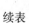

续表

领域	序号	指标	基期水平	2022 年目标值	2030 年目标值	指标性质
(一) 健康知识普及行动		**个人和社会倡导性指标**				
	2	个人定期记录身心健康状况				倡导性
	3	个人了解掌握基本中医药健康知识				倡导性
	4	居民掌握基本的急救知识和技能				倡导性
		说明:基本的急救知识和技能包括心肺复苏术、急救包扎和固定搬运、海姆立克急救法(对气管被异物堵塞的患者,通过向其上腹部施压,促进异物排出)等				
	5	医务人员掌握与岗位相适应的健康科普知识,并在诊疗过程主动提供健康指导				倡导性
		政府工作指标				
	6	建立并完善健康科普专家库和资源库,构建健康科普知识发布和传播机制	—	实现		约束性
		说明:建立并完善国家和省级健康科普专家库,组织专家开展健康科普活动;建立并完善国家级健康科普资源库,出版、遴选、推介一批健康科普读物和科普材料;构建健康科普知识发布和传播的机制				
	7	建立医疗机构和医务人员开展健康教育和健康促进的绩效考核机制	—	实现		约束性
	8	中医医院设置治未病科室比例(%)	—	90	100	预期性

续表

领域	序号	指标	基期水平	2022 年目标值	2030 年目标值	指标性质
(二) 合理膳食行动		结果性指标				
	9	成人肥胖增长率(%)	2002—2012 年平均每年增长约 5.3%	持续减缓		预期性
		说明:体重指数(BMI)为体重(kg)/身高的平方(m²),按照中国成人体重判定标准,体重指数 ≥ 28kg/m² 即为肥胖。成人肥胖增长率是指 18 岁及以上居民肥胖率的年均增长速度。2012 年与 2002 年相比,我国成人肥胖率上升了 67.6%				
	10	居民营养健康知识知晓率(%)	—	比 2019 年提高 10%	比 2022 年提高 10%	预期性
		计算方法:具备基本营养健康知识的人数 / 监测人群总人数 ×100%				
	11	孕妇贫血率(%)	2013 年为 17.2	<14	<10	预期性
		说明:孕妇血红蛋白 <110g/L 诊断为贫血,此指标是衡量营养状况的重要指标 计算方法:监测孕妇贫血人数 / 监测孕妇总人数 ×100%。				
	12	5 岁以下儿童生长迟缓率(%)	2013 年为 8.1	<7	<5	预期性
		说明:儿童生长迟缓是指儿童年龄别身高低于标准身高中位数两个标准差 计算方法:某地区当年 5 岁以下儿童年龄别身高 <(中位数 –2 个标准差)人数 / 某地区当年 5 岁以下儿童身高(长)体重检查人数 ×100%				
		个人和社会倡导性指标				
	13	人均每日食盐摄入量(g)	2012 年为 10.5	≤ 5		倡导性
		说明:2013 年,世界卫生组织建议人均每日食盐摄入量不高于 5g				
	14	成人人均每日食用油摄入量(g)	2012 年为 42.1	25~30		倡导性
		说明:监测人群的每日食用油总消耗量与监测人群总人数之比。《中国居民膳食指南》建议成人每日食用油摄入量不高于 25~30g				

续表

领域	序号	指标	基期水平	2022 年目标值	2030 年目标值	指标性质
(二) 合理膳食行动	15	人均每日添加糖摄入量(g)	30	≤ 25		倡导性
		说明:添加糖指人工加入食品中的、具有甜味特征的糖类,以及单独食用的糖,常见有蔗糖、果糖、葡萄糖等 计算方法:监测人群的每日添加糖总消耗量 / 监测人群总人数				
	16	蔬菜和水果每日摄入量(g)	2012 年为 296	≥ 500		倡导性
		说明:《中国居民膳食指南》建议餐餐有蔬菜,保证每天摄入 300~500g 蔬菜,深色蔬菜应占 1/2;天天吃水果,保证每天摄入 200~350g 新鲜水果,果汁不能代替鲜果				
	17	每日摄入食物种类(种)	—	≥ 12		倡导性
		说明:《中国居民膳食指南》建议平均每天摄入 12 种及以上食物,每周 25 种以上				
	18	成年人维持健康体重	2012 年 BMI 在正常范围内的比例为 52%	18.5 ≤ BMI<24		倡导性
		说明:体重指数(BMI),2012 年成人健康体重指数在正常范围内的比例为 52%				
	政府工作指标					
	19	每万人营养指导员(名)	—	1		预期性
		说明:营养指导员是指可以为居民提供合理膳食、均衡营养指导的人员。合理膳食、均衡营养可以有效减少相关慢性病的发生,还可有效促进患者康复				
(三) 全民健身行动	结果性指标					
	20	城乡居民达到《国民体质测定标准》合格以上的人数比例(%)	2014 年为 89.6	≥ 90.86	≥ 92.17	预期性

续表

领域	序号	指标	基期水平	2022年目标值	2030年目标值	指标性质
	20	说明:《国民体质测定标准》由国家体育总局等11个部门在2003年发布				
	21	经常参加体育锻炼人数比例(%)	2014年为33.9	≥37	≥40	预期性
		说明:经常参加体育锻炼是指每周参加体育锻炼频度3次及以上,每次体育锻炼持续时间30分钟及以上,每次体育锻炼的运动强度达到中等及以上。中等运动强度是指在运动时心率达到最大心率的64%~76%运动强度(最大心率等于220减去年龄)				
		个人和社会倡导性指标				
	22	机关、企事业单位积极开展工间操				倡导性
	23	鼓励个人至少有1项运动爱好或掌握一项传统运动项目,参加至少1个健身组织,每天进行中等强度运动至少半小时				倡导性
(三)全民健身行动	24	鼓励医疗机构提供运动促进健康的指导服务,鼓励引导社会体育指导员在健身场所等地方为群众提供科学健身指导服务,提高健身效果,预防运动损伤				倡导性
		说明:社会体育指导员是指不以收取报酬为目的,向公众提供传授健身技能、组织健身活动、宣传科学健身知识等全民健身志愿服务,并获得技术等级称号的人员				
	25	鼓励公共体育场地设施更多更好地提供免费或低收费开放服务,符合条件的企事业单位体育场地设施全部向社会开放				倡导性
		政府工作指标				
	26	城市慢跑步行道绿道的人均长度(m/万人)	—	持续提升		预期性
	27	每千人拥有社会体育指导员(人)	1.6	1.9	2.3	预期性
	28	农村行政村体育设施覆盖率(%)	88	基本实现全覆盖	100	预期性

续表

领域	序号	指标	基期水平	2022年目标值	2030年目标值	指标性质
(四)控烟行动		结果性指标				
	29	15岁以上人群吸烟率(%)	2015年为27.7	<24.5	<20	预期性
	30	全面无烟法规保护的人口比例(%)	10左右	≥30	≥80	预期性
		说明:全面无烟法规保护的人口是指通过无烟立法而受到保护,避免在室内公共场所、室内工作场所和公共交通工具遭受烟草烟雾危害的人群数量 计算方法:全面无烟法规覆盖人群总人数/全国人口人数×100%				
		个人和社会倡导性指标				
	31	个人戒烟越早越好,什么时候都不晚。创建无烟家庭,保护家人免受二手烟危害				倡导性
	32	领导干部、医务人员和教师发挥在控烟方面的引领作用				倡导性
	33	鼓励企业、单位出台室内全面无烟政策,为员工营造无烟工作环境,为吸烟员工戒烟提供必要的帮助				倡导性
		政府工作指标				
	34	建设成无烟党政机关	—	基本实现	持续保持	约束性
		说明:中共中央办公厅、国务院办公厅《关于领导干部带头在公共场所禁烟有关事项的通知》要求把各级党政机关建成无烟机关,各级领导干部模范遵守公共场所禁烟规定,以实际行动作出表率				
(五)心理健康促进行动		结果性指标				
	35	居民心理健康素养水平(%)	12	20	30	预期性
		说明:根据国家卫生健康委发布的《心理健康素养十条》,居民对心理健康核心知识的知晓情况、认可程度、行为改变等				
	36	失眠现患率(%)	2016年为15	上升趋势减缓		预期性

续表

领域	序号	指标	基期水平	2022年目标值	2030年目标值	指标性质
(五)心理健康促进行动	36	说明:失眠现患率指用反映睡眠情况的相关量表检测出的失眠人数占调查人数的比例。据预测,我国睡眠问题和睡眠障碍患病率将呈上升趋势 计算方法:通过定期开展专项调查获得相关结果				
	37	焦虑障碍患病率(%)	2014年为4.98	上升趋势减缓		预期性
		说明:焦虑障碍是以焦虑综合征为主要临床表现的一组精神障碍。焦虑综合征包括精神症状和躯体症状两个方面。精神症状指提心吊胆、恐惧和忧郁的内心体验,常伴有紧张不安;躯体症状指心悸气短、胸闷、口干、出汗、肌紧张性震颤、颤抖或颜面潮红、苍白等。焦虑障碍患病率美国为18.2%(2003年)、澳大利亚14.4%(2007年)、巴西为19.9%(2007年)。专家预测,我国焦虑障碍患病率将呈上升趋势				
	38	抑郁症患病率(%)	2014年为2.1	上升趋势减缓		预期性
		说明:抑郁症是一种常见疾病,指情绪低落、兴趣丧失、精力缺乏持续2周以上,有显著情感、认知和自主神经功能改变并在发作间歇期症状缓解。抑郁症患病率美国2003年为6.6%、法国2002年为5.9%、巴西2007年为9.4%、澳大利亚2007年为4.1%。专家预测,我国抑郁症患病率将呈上升趋势				
	个人和社会倡导性指标					
	39	成人每日平均睡眠时间(小时)	6.5	7~8		倡导性
		说明:长期的睡眠不足会加大患心脑血管疾病、抑郁症、糖尿病和肥胖的风险,损害认知功能、记忆力和免疫系统				
	40	鼓励个人正确认识抑郁和焦虑症状,掌握基本的情绪管理、压力管理等自我心理调适方法				倡导性
	41	各类临床医务人员主动掌握心理健康知识和技能,应用于临床诊疗活动中				倡导性
	政府工作指标					
	42	精神科执业(助理)医师(名/10万人)	2.55	3.3	4.5	预期性
		说明:2015年,中高收入国家精神科医师6.6名/10万 计算方法:我国精神科执业(助理)医师人数/人口总数×10万				

续表

领域	序号	指标	基期水平	2022 年目标值	2030 年目标值	指标性质
(六)健康环境促进行动		结果性指标				
	43	居民饮用水水质达标情况	—	明显改善	持续改善	预期性
		说明:指当地居民饮用水的水质达标情况,包括出厂水和末梢水水质达标状况				
	44	居民环境与健康素养水平(%)	2018 年为 12.5	≥ 15	≥ 25	预期性
		说明:环境与健康素养是指个人获取并理解环境与健康基本知识,同时运用这些知识对常见的环境与健康问题做出正确判断,树立科学观念并具备采取行动保护环境、维护自身健康的能力 环境与健康素养水平是指具备环境与健康素养的人数占监测人群总数的百分比 计算方法:具备该素养的人数 / 监测人群总人数 ×100%				
		个人和社会倡导性指标				
	45	积极实施垃圾分类并及时清理,将固体废弃物主动投放到相应的回收地点及设施中				倡导性
	46	防治室内空气污染,提倡简约绿色装饰,做好室内油烟排风,提高家居环境水平				倡导性
	47	学校、医院、车站、大型商场、电影院等人员密集的地方应定期开展火灾、地震等自然灾害及突发事件的应急演练				倡导性
	48	提高自身健康防护意识和能力,学会识别常见的危险标识、化学品安全标签及环境保护图形标志				倡导性
(七)妇幼健康促进行动		结果性指标				
	49	婴儿死亡率(‰)	6.8	≤ 7.5	≤ 5	预期性
	50	5 岁以下儿童死亡率(‰)	9.1	≤ 9.5	≤ 6	预期性

续表

领域	序号	指标	基期水平	2022年目标值	2030年目标值	指标性质
(七)妇幼健康促进行动	51	孕产妇死亡率(1/10万)	19.6	≤18	≤12	预期性
		说明:从国内外经验和发展规律看,我国妇幼健康主要指标下降到较低水平后,下降速率趋缓并进入平台期。今后一段时期,我国孕产妇死亡率、婴儿死亡率和5岁以下儿童死亡率等主要指标将呈现基本平稳态势,省以下范围内可能会出现小幅波动				
		个人和社会倡导性指标				
	52	主动学习掌握出生缺陷防治和儿童早期发展知识				倡导性
		说明:出生缺陷严重危害儿童生存和生活质量,对家庭带来很大影响。根据2016年调查,全球每33个婴儿就有1个有出生缺陷。学习出生缺陷防治知识可以有效降低出生缺陷的发生概率。同时,学习科学育儿和儿童早期发展知识,有助于提高养育照护能力,充分开发儿童潜能,促进儿童体格、心理、认知、情感和社会适应能力的全面发展				
	53	主动接受婚前医学检查和孕前优生健康检查				倡导性
	54	倡导0~6个月婴儿纯母乳喂养,为6个月以上婴儿适时合理添加辅食				倡导性
		说明:世界卫生组织认为母乳喂养可以降低儿童的死亡率,对健康带来的益处可以延续到成人期,也有利于母亲防治相关疾病。母乳无法满足6个月以上婴儿的营养需求,需要适时合理添加辅食,达到营养均衡搭配				
		政府工作指标				
	55	产前筛查率(%)	61.1	≥70	≥80	预期性
	56	新生儿遗传代谢性疾病筛查率(%)	97.5	≥98		预期性
	57	新生儿听力筛查率(%)	—	≥90		预期性
	58	农村适龄妇女宫颈癌和乳腺癌筛查覆盖率(%)	52.6	≥80	≥90	预期性
		说明:覆盖率以县为单位统计				

续表

领域	序号	指标	基期水平	2022 年目标值	2030 年目标值	指标性质
(八)中小学健康促进行动		结果性指标				
	59	国家学生体质健康标准达标优良率(%)	31.8	≥ 50	≥ 60	预期性
		说明:《国家学生体质健康标准》是测量学生体质健康状况和锻炼效果的评价标准,实施这一评价标准有利于促进学生积极参加体育锻炼,养成良好的锻炼习惯,提高体质健康水平 计算方法:学年体质综合评定总分 80 分及以上学生数 / 参加评定学生总人数 ×100%				
	60	全国儿童青少年总体近视率(%)	—	力争每年降低 0.5 个百分点以上	新发近视率明显下降	约束性
		个人和社会倡导性指标				
	61	中小学生每天在校外接触自然光时间 1 小时以上				倡导性
	62	小学生、初中生、高中生每天睡眠时间分别不少于 10、9、8 个小时				倡导性
	63	中小学生非学习目的使用电子屏幕产品单次不宜超过 15 分钟,每天累计不宜超过 1 小时				倡导性
	64	学校鼓励引导学生达到《国家学生体质健康标准》良好及以上水平				倡导性
		政府工作指标				
	65	符合要求的中小学体育与健康课程开课率(%)	—	100		约束性
	66	中小学生每天校内体育活动时间(小时)	—	≥ 1		约束性
	67	学校眼保健操普及率(%)	接近 100	100		约束性

续表

领域	序号	指标	基期水平	2022年目标值	2030年目标值	指标性质
（八）中小学健康促进行动	68	寄宿制中小学校或600名学生以上的非寄宿制中小学校配备专职卫生专业技术人员、600名学生以下的非寄宿制中小学校配备专兼职保健教师或卫生专业技术人员的比例(%)	—	≥70	≥90	约束性
	69	配备专兼职心理健康工作人员的中小学校比例(%)	—	80	90	约束性
（九）职业健康保护行动		结果性指标				
	70	工伤保险参保人数(亿人)	2018年为2.36	稳步提升	实现工伤保险法定人群参保全覆盖	预期性
		说明:工伤保险作为社会保险制度的一个组成部分,是国家通过立法强制实施的,是国家对职工履行的社会责任,也是职工应当享受的基本权利				
	71	接尘工龄不足5年的劳动者新发尘肺病报告例数占年度报告总例数比例(%)	—	明显下降	持续下降	预期性
		说明:该指标提及的尘肺病是指经职业病诊断机构依据《中华人民共和国职业病防治法》和《职业性尘肺病的诊断》(GBZ 70—2015)诊断的职业性尘肺病				

续表

领域	序号	指标	基期水平	2022 年目标值	2030 年目标值	指标性质
(九)职业健康保护行动		个人和社会倡导性指标				
	72	重点行业劳动者对本岗位主要危害及防护知识知晓率(%)	—	≥ 90	持续保持	倡导性
	73	鼓励各用人单位做好员工健康管理、评选"健康达人",国家机关、学校、医疗卫生机构、国有企业等用人单位应支持员工率先树立健康形象,并给予奖励				倡导性
	74	对从事长时间、高强度重复用力、快速移动等作业方式以及视屏作业的人员,采取推广先进工艺技术、调整作息时间等措施,预防和控制过度疲劳和工作相关肌肉骨骼系统疾病的发生				倡导性
	75	采取综合措施降低或消除工作压力				倡导性
		政府工作指标				
	76	辖区职业健康检查和职业病诊断服务覆盖率(%)	—	≥ 80	≥ 90	预期性
		说明:《职业病防治规划(2016—2020 年)》规定,各级政府部门应健全职业病防治服务网络,显著提高职业病防治的服务水平。该指标指设区的市至少有 1 家医疗卫生机构承担本辖区内职业病诊断工作,县级行政区域原则上至少有 1 家医疗卫生机构承担本辖区职业健康检查工作,实现"地市能诊断,县区能体检"				
(十)老年健康促进行动		结果性指标				
	77	65~74 岁老年人失能发生率(%)	2015 年为 18.3	有所下降		预期性
		说明:降低 65~74 岁老年人失能发生率,将失能的发生尽可能延迟至生命的终末期,维持老年人的功能发挥,是世界卫生组织提倡的健康老龄化目标之一 计算方法:65~74 岁失能老年人数 /65~74 岁老年总人数 × 100%				

领域	序号	指标	基期水平	2022 年目标值	2030 年目标值	指标性质
（十）老年健康促进行动	78	65 岁及以上人群老年期痴呆患病率(%)	5.56	增速下降		预期性
		说明:据预测,随着老龄化发展,老年痴呆患者绝对数量将呈上升趋势,我国老年期痴呆患病率将略有上升。美国老年期痴呆患病率 2012 年为 11.6%,日本 2001 年为 8.8%,韩国 2008 年为 8.1% 计算方法:抽样调查 65 岁及以上人群中,过去一年符合老年期痴呆诊断标准的人数 / 调查人群总人数 ×100%				
		个人和社会倡导性指标				
	79	老年健康核心信息知晓率(%)	—	不断提高		倡导性
		说明:引导老年人掌握正确的健康知识和理念,掌握自我保健和促进健康的基本技能,增强老年群体的健康生活意识,可以强化老年人自身的健康管理意识				
	80	提倡老年人参加定期体检,经常监测呼吸、脉搏、血压、大小便情况,接受家庭医生团队的健康指导				倡导性
	81	鼓励和支持老年大学、老年活动中心、基层老年协会、有资质的社会组织等为老年人组织开展健康活动				倡导性
	82	鼓励和支持社会力量参与、兴办居家养老服务机构				倡导性
		政府工作指标				
	83	二级以上综合性医院设老年医学科比例(%)	—	≥ 50	≥ 90	预期性
		说明:设置老年医学科的二级以上综合性医院比例 计算方法:设置老年医学科的二级以上综合性医院数 / 二级以上综合性医院数 ×100%				

续表

领域	序号	指标	基期水平	2022 年目标值	2030 年目标值	指标性质
（十）老年健康促进行动	84	养老机构以不同形式为入住老年人提供医疗卫生服务比例（%）	93	100	持续改善	预期性
		说明:以不同形式为入住老年人提供医疗卫生服务的养老机构比例 计算方法:以不同形式为入住老年人提供医疗卫生服务的养老机构数/养老机构数×100%				
	85	三级中医医院设置康复科比例（%）	—	75	90	约束性
（十一）~（十四）心脑血管疾病、癌症、慢性呼吸系统疾病、糖尿病防治行动		结果性指标				
	86	心脑血管疾病死亡率（1/10 万）	2015 年为238.4	≤ 209.7	≤ 190.7	预期性
	87	总体癌症 5 年生存率（%）	2015 年为40.5	≥ 43.3	≥ 46.6	预期性
	88	70 岁及以下人群慢性呼吸系统疾病死亡率（1/10 万）	2015 年为10.2	≤ 9.0	≤ 8.1	预期性
	89	30~70 岁人群因心脑血管疾病、癌症、慢性呼吸系统疾病和糖尿病导致的过早死亡率（%）	2015 年为18.5	≤ 15.9	≤ 13.0	预期性
		说明:指 30~70 岁人群因心脑血管疾病、癌症、慢性呼吸系统疾病和糖尿病死亡的概率。根据世界卫生组织及各国统计数据,美国为14.3%,英国为 12%,俄罗斯为 29.9%,印度为 26.2%				

续表

领域	序号	指标	基期水平	2022年目标值	2030年目标值	指标性质
(十一)~(十四)心脑血管疾病、癌症、慢性呼吸系统疾病、糖尿病防治行动		个人和社会倡导性指标				
	90	人群健康体检率(%)	—	持续提高		倡导性
	91	18 岁及以上成人定期自我监测血压,血压正常高值人群和其他高危人群经常测量血压				倡导性
		说明:血压正常高值在医学上是指收缩压介于 120~139mmHg 和 / 或舒张压介于 80~89mmHg 的情况				
	92	40 岁以下血脂正常人群每 2~5 年检测 1 次血脂,40 岁及以上人群至少每年检测 1 次血脂,心脑血管疾病高危人群每 6 个月检测 1 次血脂				倡导性
	93	基本实现 40 岁及以上人群每年至少检测 1 次空腹血糖,糖尿病前期人群每 6 个月检测 1 次空腹或餐后 2 小时血糖				倡导性
		说明:糖尿病前期人群是指空腹血糖受损或糖耐量异常,但未达到糖尿病诊断标准的人群,血糖轻微升高,无明显症状,但存在糖尿病高患病风险的人群				
	94	基本实现癌症高危人群定期参加防癌体检				倡导性
	95	40 岁及以上人群或慢性呼吸系统疾病高危人群每年检查肺功能 1 次				倡导性
		政府工作指标				
	96	30 岁及以上居民高血压知晓率(%)	2012 年为 47	≥ 55	≥ 65	预期性
		说明:该指标是指调查确定的 30 岁及以上高血压人群中,在测量血压之前即知道自己患有高血压者(经过有资质的医疗机构或医生诊断)所占比例				
	97	高血压患者规范管理率(%)	2015 年为 50	≥ 60	≥ 70	预期性
		说明:按照国家基本公共卫生服务规范要求进行高血压患者健康管理的人数占年内已管理的高血压患者人数的比例				

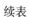

续表

领域	序号	指标	基期水平	2022 年目标值	2030 年目标值	指标性质
（十一）~（十四）心脑血管疾病、癌症、慢性呼吸系统疾病、糖尿病防治行动	98	高血压治疗率(%)	2012 年为 41.1	持续提高		预期性
		说明:调查的 18 岁及以上高血压人群中,近两周内服用降压药物者所占的比例				
	99	高血压控制率(%)	2012 年为 13.8	持续提高		预期性
		说明:调查的 18 岁及以上高血压人群中,通过治疗将血压水平控制在 140/90mmHg 以下者所占的比例				
	100	静脉溶栓技术开展情况	—	所有二级及以上医院卒中中心均开展		预期性
	101	35 岁及以上居民年度血脂检测率(%)	2012 年为 19.4	≥ 27	≥ 35	预期性
		说明:该指标是指 35 岁及以上居民中每年对自身血液中所含脂类进行定量测定的人群比例。主要是测定血清中的总胆固醇、甘油三酯、低密度脂蛋白胆固醇和高密度脂蛋白胆固醇的水平等				
	102	18 岁及以上居民糖尿病知晓率(%)	2012 年为 36.1	≥ 50	≥ 60	预期性
		说明:该指标是指调查确定的 18 岁及以上糖尿病人群中,在测量血糖之前即知道自己患有糖尿病者(经过有资质的医疗机构或医生诊断)所占比例				
	103	糖尿病患者规范管理率(%)	2015 年为 50	≥ 60	≥ 70	预期性
		说明:按照国家基本公共卫生服务规范要求进行糖尿病患者健康管理的人数占年内已管理的糖尿病患者人数的比例				
	104	糖尿病治疗率(%)	2012 年为 33.4	持续提高		预期性
		说明:调查的 18 岁及以上糖尿病人群中,采取控制和治疗措施(包括生活方式改变和 / 或药物)者所占的比例 计算方法:采取控制和治疗措施(包括生活方式改变和 / 或药物)者 / 调查确定的糖尿病人群患者数 ×100%				

续表

领域	序号	指标	基期水平	2022年目标值	2030年目标值	指标性质
(十一)~ (十四) 心脑血管疾病、癌症、慢性呼吸系统疾病、糖尿病防治行动	105	糖尿病控制率(%)	2012年为30.6	持续提高	预期性	
		说明:调查的18岁及以上糖尿病人群中,空腹血糖控制在7.0mmol/L及以下或糖化血红蛋白控制在7%及以下者所占的比例				
	106	癌症防治核心知识知晓率(%)	66.4	≥70	≥80	预期性
	107	高发地区重点癌种早诊率(%)	2015年为48	≥55	持续提高	预期性
		说明:高发地区主要指癌症早诊早治项目覆盖的项目地区;重点癌种是指肺癌、肝癌、胃癌、食管癌、大肠癌、乳腺癌、宫颈癌;该指标是指发现的癌症患者中患早期癌的比例 计算方法:高发地区所有重点癌症筛查发现的癌症患者中患早期癌的例数/筛查发现的患者总人数×100%				
	108	乡镇卫生院、社区卫生服务中心提供中医非药物疗法的比例(%),村卫生室提供中医非药物疗法的比例(%)	—	100 70	100 80	约束性
	109	鼓励开展群众性应急救护培训,取得培训证书的居民比例(%)	—	≥1	≥3	预期性
		说明:依托红十字会等社会组织和急救中心等医疗机构开展心肺复苏、止血包扎等应急救护培训,合格者颁发相应资格证书				
	110	40岁及以上居民慢阻肺知晓率(%)	2012年为2.6	≥15	≥30	预期性
		说明:该指标是指调查确定的40岁及以上慢阻肺人群中,在测量肺功能之前即知道自己患有慢阻肺者(经过有资质的医疗机构或医生诊断)所占比例				

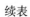

续表

领域	序号	指标	基期水平	2022年目标值	2030年目标值	指标性质
	结果性指标					
（十五）传染病及地方病防控行动	111	艾滋病全人群感染率(%)	2018年 <0.1	<0.15	<0.2	预期性
		说明:基于2018年的感染水平测算。近几年艾滋病新发感染人数基本平稳,随着抗病毒覆盖面的扩大和治疗效果的提升,感染者存活时间延长,病死率降低,一段时间内,感染者总数仍将持续增加,但总体处于低流行水平 计算方法:估计存活艾滋病感染者数/全国人口数 ×100%				
	112	5岁以下儿童乙型肝炎病毒表面抗原流行率(%)	—	<1	<0.5	预期性
		说明:指5岁以下儿童中乙型肝炎病毒表面抗原携带者的比例 计算方法:5岁以下儿童中表面抗原阳性的儿童/5岁以下儿童总数 ×100%				
	113	肺结核发病率(1/10万)	—	<55	有效控制	预期性
		说明:有效控制是指我国肺结核疫情呈稳定下降趋势 计算方法:指一定地区、一定人群,在一定时间内(通常为1年)估算新发活动性肺结核患者人数/该地区总人数 ×10万				
	114	达到基本控制要求的包虫病流行县比例(%)	—	≥70#	100	预期性
		说明:基本控制包虫病是指流行县人群患病率小于1%,犬及家畜感染率小于5%				
	115	疟疾本地感染病例数(例)	40	消除#		预期性
		说明:是由疟原虫引起的,以按蚊为媒介传播的全球性急性寄生虫传染病				

领域	序号	指标	基期水平	2022年目标值	2030年目标值	指标性质
（十五）传染病及地方病防控行动	116	血吸虫病防治	3.76万患者	有效控制和消除危害[#]	消除	预期性
		说明：由裂体吸虫属血吸虫引起的一种寄生虫病，主要流行于亚、非、拉美73个国家。血吸虫病是全球第二大寄生虫病，2017年感染人数2.3亿人。有效控制和消除血吸虫病危害，即现症晚期血吸虫病人数全部得到有效救治，防治措施全面落实，防控体系得到稳固加强。消除血吸虫病，指达到传播阻断要求后，连续5年未发现当地感染的血吸虫病患者、病畜和感染性钉螺				
	117	燃煤污染型氟砷中毒、大骨节病和克山病危害	—	保持基本消除[#]		预期性
		说明：保持基本消除燃煤污染型地方性氟砷中毒、大骨节病、克山病危害指全国95%以上的病区县达到控制或消除水平				
	118	饮水型氟砷中毒、饮茶型地氟病和水源性高碘危害	—	有效控制[#]		预期性
		说明：有效控制饮水型地方性氟砷中毒危害是指90%以上氟（砷）超标村饮用水氟（砷）含量符合国家卫生标准，70%以上的病区县饮水型氟中毒达到控制水平，90%以上的病区县饮水型砷中毒达到消除水平。有效控制饮茶型地氟病危害是指在内蒙古、四川、西藏、甘肃、青海、宁夏、新疆等7个省（自治区）大力推广氟含量合格的砖茶，逐步降低人群砖茶氟摄入水平。有效控制水源性高碘危害是指水源性高碘病区和地区95%以上的县居民户无碘盐食用率达到90%以上，水源性高碘病区落实改水措施				
个人和社会倡导性指标						
	119	提倡负责任和安全的性行为，鼓励使用安全套				倡导性
	120	咳嗽、打喷嚏时用胳膊或纸巾掩口鼻，正确、文明吐痰				倡导性
	121	充分认识疫苗对预防疾病的重要作用，积极接种疫苗				倡导性
政府工作指标						

续表

领域	序号	指标	基期水平	2022 年目标值	2030 年目标值	指标性质
(十五)传染病及地方病防控行动	122	以乡(镇、街道)为单位适龄儿童免疫规划疫苗接种率(%)	90	>90		预期性
		说明:以乡(镇、街道)为单位,免疫规划内适龄儿童的疫苗接种率 计算方法:免疫规划内接种疫苗适龄儿童数 / 适龄儿童数 ×100%				
健康水平	123	人均预期寿命(岁)	76.7	77.7	79.0	预期性
		说明:指在一定死亡水平下,预期每个人出生时平均可存活的年数; 根据寿命表法计算所得;根据世界银行数据,2016 年中高收入国家 平均为 75 岁,高收入国家平均为 80 岁				
	124	人均健康预期寿命(岁)	2016 年为 68.7	提高	显著 提高	预期性
		说明:是一个相对数据,估算的是一个人在完全健康状态下生存的平 均年数,这一数据是基于现在人口的死亡率和普遍的健康状况。根 据《世界卫生统计 2018》数据,2016 年中国的人均健康预期寿命为 68.7 岁,高于美国的 68.5 岁				

注:①本文件中的有关调查数据,未特别说明的,主要为官方抽样调查统计数据;②本主要指标表中,未写明年份的基线水平值,均为 2017 年数值;③ # 为 2020 年目标值。

三、重大行动

(一) 健康知识普及行动

每个人是自己健康的第一责任人,对家庭和社会都负有健康责任。普及健康知识,提高全民健康素养水平,是提高全民健康水平最根本最经济最有效的措施之一。当前,我国居民健康素养水平总体仍比较低。2017 年居民健康素养水平只有 14.18%。城乡居民关于预防疾病、早期发现、紧急救援、及时就医、合理用药、应急避险等维护健康的知识和技能比较缺乏,不健康生活行为方式比较普遍。科学普及健康知识,提升健康素养,有助于提高居民自我健康管理能力和健康水平。《中国公民健康素养——基本知识与技能》界定了现阶段健康素养的具体内容,是公民最应掌握的健康知识和技能。

行动目标：

到 2022 年和 2030 年，全国居民健康素养水平分别不低于 22% 和 30%，其中：基本知识和理念素养水平、健康生活方式与行为素养水平、基本技能素养水平分别提高到 30%、18%、20% 及以上和 45%、25%、30% 及以上，居民基本医疗素养、慢性病防治素养、传染病防治素养水平分别提高到 20%、20%、20% 及以上和 28%、30%、25% 及以上；人口献血率分别达到 15‰ 和 25‰；建立并完善健康科普专家库和资源库，构建健康科普知识发布和传播机制；中央广电总台对公益性健康节目和栏目，在时段、时长上给予倾斜保障；建立医疗机构和医务人员开展健康教育和健康促进的绩效考核机制；医务人员掌握与岗位相适应的健康科普知识，并在诊疗过程中主动提供健康指导；中医医院设置治未病科室比例分别达到 90% 和 100%。鼓励各主要媒体网站和商业网站开设健康科普栏目。提倡个人定期记录身心健康状况；了解掌握基本中医药健康知识；掌握基本的急救知识和技能。

——个人和家庭：

1. 正确认识健康。健康包括身体健康、心理健康和良好的社会适应能力。遗传因素、环境因素、个人生活方式和医疗卫生服务是影响健康的主要因素。每个人是自己健康的第一责任人，提倡主动学习健康知识，养成健康生活方式，自觉维护和促进自身健康，理解生老病死的自然规律，了解医疗技术的局限性，尊重医学和医务人员，共同应对健康问题。

2. 养成健康文明的生活方式。注重饮食有节、起居有常、动静结合、心态平和。讲究个人卫生、环境卫生、饮食卫生，勤洗手、常洗澡、早晚刷牙、饭后漱口，不共用毛巾和洗漱用品，不随地吐痰，咳嗽、打喷嚏时用胳膊或纸巾遮掩口鼻。没有不良嗜好，不吸烟，吸烟者尽早戒烟，少喝酒，不酗酒，拒绝毒品。积极参加健康有益的文体活动和社会活动。关注并记录自身健康状况，定期健康体检。积极参与无偿献血，健康成人每次献血 400ml 不影响健康，还能帮助他人，两次献血间隔不少于 6 个月。

3. 关注健康信息。学习、了解、掌握、应用《中国公民健康素养——基本知识与技能》和中医养生保健知识。遇到健康问题时，积极主动获取健康相关信息。提高理解、甄别、应用健康信息的能力，优先选择从卫生健康行政部门等政府部门及医疗卫生专业机构等正规途径获取健康知识。

4. 掌握必备的健康技能。会测量体温、脉搏；能够看懂食品、药品、化妆品、保健品的标签和说明书；学会识别常见的危险标识，如高压、易燃、易爆、剧毒、放射性、生物安全等，远离危险物。积极参加逃生与急救培训，学会基本逃生技能与急救技能；需要紧急医疗救助时拨打 120 急救电话；发生创伤出血量较多时，立即止血、包扎；对怀疑骨折的伤员不要轻易搬动；遇到呼吸、心脏骤停的伤病员,会进行心肺复苏;抢救触电者时,首先切断电源,不能直接接触触电者;发生火灾时,会拨打火警电话 119,会隔离烟雾、用湿毛巾捂住口鼻、低姿逃生。应用适宜的中医养生保健技术方法,开展自助式中医健康干预。

5. 科学就医。平时主动与全科医生、家庭医生联系,遇到健康问题时,及时到医疗机构就诊,早诊断、早治疗,避免延误最佳治疗时机。根据病情和医生的建议,选择合适的医疗机构就医,小病诊疗首选基层医疗卫生机构,大病到医院。遵医嘱治疗,不轻信偏方,不相信"神医神药"。

6. 合理用药。遵医嘱按时、按量使用药物,用药过程中如有不适及时咨询医生或药师。每次就诊时向医生或药师主动出示正在使用的药物记录和药物过敏史,避免重复用药或者有害的相互作用等不良事件的发生。服药前检查药品有效期,不使用过期药品,及时清理家庭中的过期药品。妥善存放药品,谨防儿童接触和误食。保健食品不是药品,正确选用保健食品。

7. 营造健康家庭环境。家庭成员主动学习健康知识,树立健康理念,养成良好生活方式,互相提醒定期体检,优生优育,爱老敬老,家庭和谐,崇尚公德,邻里互助,支持公益。有婴幼儿、老人和残疾人的家庭主动参加照护培训,掌握有关护理知识和技能。提倡有经消化道传播疾病的患者家庭实行分餐制。有家族病史的家庭,有针对性地做好预防保健。配备家用急救包(含急救药品、急救设备和急救耗材等)。

——社会和政府:

1. 建立并完善健康科普"两库、一机制"。建立并完善国家和省级健康科普专家库,开展健康科普活动。中央级媒体健康科普活动的专家应从国家科普专家库产生,省级媒体应从省级以上科普专家库产生。建立并完善国家级健康科普资源库,出版、遴选、推介一批健康科普读物和科普材料。针对重点人群、重点健康问题组织编制相关知识和信息指南,由专业机构向社会发布。构建全媒体健康科普知识发布和传播的机制,加强对健康教育内容的指导和监管,依托专业力量,加强电视、报刊健康栏目和健康医疗广告的审核和监管,以及对互联网新媒体平台健康科普信息的监测、评估和通报。对于出现问题较多的健康信息平台要依法依规勒令整改,直至关停。对于科学性强、传播效果好的健康信息,予以推广。对于传播范围广、对公众健康危害大的虚假信息,组织专家予以澄清和纠正。(卫生健康委牵头,中央宣传部、中央网信办、科技部、市场监管总局、广电总局、中医药局、药监局、中国科协按职责分工负责)

2. 医务人员掌握与岗位相适应的健康科普知识,并在诊疗过程中主动提供健康指导。各医疗机构网站要根据本机构特色设置健康科普专栏,为社区居民提供健康讲座和咨询服务,三级医院要组建健康科普队伍,制订健康科普工作计划,建设微博微信新媒体健康科普平台。开发健康教育处方等健康科普材料,定期面向患者举办针对性强的健康知识讲座。完善全科医生、专科医生培养培训课程和教材内容,显著提高家庭医生健康促进与教育必备知识与技能。深入实施中医治未病健康工程,推广普及中医养生保健知识和易于掌握的中医养生保健技术和方法。鼓励健康适龄的公民定期参加无偿献血。(卫生健康委牵头,教育部、中医药局按职责分工负责)

3. 建立鼓励医疗卫生机构和医务人员开展健康促进与教育的激励约束机制,调动医务人员参与健康促进与教育工作的积极性。将健康促进与教育工作纳入各级各类医疗机构绩效考核,纳入医务人员职称评定和绩效考核。完善医保支付政策,鼓励基层医疗机构和家庭签约医生团队开展健康管理服务。鼓励和引导个人践行健康生活方式,加强个人健康管理。(人力资源社会保障部、卫生健康委牵头,医保局按职责负责)

4. 鼓励、扶持中央广电总台和各省级电台、电视台在条件成熟的情况下开办优质健康科普节目。中央广电总台对公益性健康节目和栏目,在时段、时长上给予倾斜保障,继续办好现有数字付费电视健康频道。报刊推出一批健康专栏。运用“两微一端”(指微信、微博、移动客户端)以及短视频等新媒体,推动“互联网＋精准健康科普”。(中央宣传部、中央网信办、卫生健康委、广电总局、中央广电总台、中医药局按职责分工负责)

5. 动员更多的社会力量参与健康知识普及工作。鼓励卫生健康行业学会、协会组织专家开展多种形式的、面向公众的健康科普活动和面向机构的培训工作。各社区和单位要将针对居民和职工的健康知识普及作为一项重要工作,结合居民和职工的主要健康问题,组织健康讲座等健康传播活动。加强贫困地区人口的健康素养促进工作。(卫生健康委牵头,中医药局、全国总工会、全国妇联、中国科协按职责分工负责)

6. 开发推广健康适宜技术和支持工具。发挥市场机制作用,鼓励研发推广健康管理类人工智能和可穿戴设备,充分利用互联网技术,在保护个人隐私的前提下,对健康状态进行实时、连续监测,实现在线实时管理、预警和行为干预,运用健康大数据提高大众自我健康管理能力。(卫生健康委、科技部、工业和信息化部按职责分工负责)

7. 开展健康促进县(区)建设,着力提升居民健康素养。国家每年选择一个与群众密切相关的健康主题开展“健康中国行”宣传教育活动。开展“中医中药中国行”活动,推动中医药健康文化普及,传播中医养生保健知识。推进全民健康生活方式行动,强化家庭和高危个体健康生活方式指导和干预。(卫生健康委、中医药局牵头,中国科协按职责负责)

(二) 合理膳食行动

合理膳食是保证健康的基础。近年来,我国居民营养健康状况明显改善,但仍面临营养不足与过剩并存、营养相关疾病多发等问题。2012 年调查显示,我国居民人均每日食盐摄入量为 10.5g(世界卫生组织推荐值为 5g);居民家庭人均每日食用油摄入量 42.1g(《中国居民膳食指南》(以下简称《膳食指南》)推荐标准为每天 25~30g);居民膳食脂肪提供能量比例达到 32.9%(《膳食指南》推荐值上限为 30.0%)。目前我国人均每日添加糖(主要为蔗糖即"白糖""红糖"等)摄入量约 30g,其中儿童、青少年摄入量问题值得高度关注。2014 年调查显示,3~17 岁常喝饮料的儿童、青少年,仅从饮料中摄入的添加糖提供的能量就超过总能量的 5%,城市儿童远远高于农村儿童,且呈上升趋势(世界卫生组织推荐人均每日添加糖摄入低于总能量的 10%,并鼓励控制到 5% 以下或不超过 25g)。与此同时,2010—2012 年,我国成人营养不良率为 6%;2013 年,5 岁以下儿童生长迟缓率为 8.1%,孕妇、儿童、老年人群贫血率仍较高,钙、铁、维生素 A、维生素 D 等微量营养素缺乏依然存在,膳食纤维摄入明显不足。

高盐、高糖、高脂等不健康饮食是引起肥胖、心脑血管疾病、糖尿病及其他代谢性疾病和肿瘤的危险因素。2016 年全球疾病负担研究结果显示,饮食因素导致的疾病负担占到 15.9%,已成为影响人群健康的重要危险因素。2012 年全国 18 岁及以上成人超重率为 30.1%,肥胖率为 11.9%,与 2002 年相比分别增长了 32.0% 和 67.6%;6~17 岁儿童青少年超重率为 9.6%,肥胖率为 6.4%,与 2002 年相比分别增加了 1 倍和 2 倍。合理膳食以及减少每日食用油、盐、糖摄入量,有助于降低肥胖、糖尿病、高血压、卒中、冠心病等疾病的患病风险。

行动目标:

到 2022 年和 2030 年,成人肥胖增长率持续减缓;居民营养健康知识知晓率分别在 2019 年基础上提高 10% 和在 2022 年基础上提高 10%;5 岁以下儿童生长迟缓率分别低于 7% 和 5%、贫血率分别低于 12% 和 10%,孕妇贫血率分别低于 14% 和 10%;合格碘盐覆盖率均达到 90% 及以上;成人脂肪供能比下降到 32% 和 30%;每 1 万人配备 1 名营养指导员;实施农村义务教育学生营养改善计划和贫困地区儿童营养改善项目;实施以食品安全为基础的营养健康标准,推进营养标准体系建设。

提倡人均每日食盐摄入量不高于 5g,成人人均每日食用油摄入量不高于 25~30g,人均每日添加糖摄入量不高于 25g,蔬菜和水果每日摄入量不低于 500g,每日摄入食物种类不少于 12 种,每周不少于 25 种;成年人维持健康体重,将体重指数(BMI)控制在 18.5~24 kg/ ㎡;成人男性腰围小于 85cm,女性小于 80cm。

——个人和家庭：

1. 对于一般人群。学习中国居民膳食科学知识，使用中国居民平衡膳食宝塔、平衡膳食餐盘等支持性工具，根据个人特点合理搭配食物。每天的膳食包括谷薯类、蔬菜水果类、畜禽鱼蛋奶类、大豆坚果类等食物，平均每天摄入 12 种以上食物，每周 25 种以上。不能生吃的食材要做熟后食用；生吃蔬菜水果等食品要洗净。生、熟食品要分开存放和加工。日常用餐时宜细嚼慢咽，保持心情平和，食不过量，但也要注意避免因过度节食影响必要营养素摄入。少吃肥肉、烟熏和腌制肉制品，少吃高盐和油炸食品，控制添加糖的摄入量。足量饮水，成年人一般每天 7~8 杯（1 500~1 700ml），提倡饮用白开水或茶水，少喝含糖饮料；儿童少年、孕妇、乳母不应饮酒。

2. 对于超重（24kg/m^2 ≤ BMI<28kg/m^2）、肥胖（BMI ≥ 28kg/m^2）的成年人群。减少能量摄入，增加新鲜蔬菜和水果在膳食中的比重，适当选择一些富含优质蛋白质（如瘦肉、鱼、蛋白和豆类）的食物。避免吃油腻食物和油炸食品，少吃零食和甜食，不喝或少喝含糖饮料。进食有规律，不要漏餐，不暴饮暴食，七八分饱即可。

3. 对于贫血、消瘦等营养不良人群。建议要在合理膳食的基础上，适当增加瘦肉类、奶蛋类、大豆和豆制品的摄入，保持膳食的多样性，满足身体对蛋白质、钙、铁、维生素 A、维生素 D、维生素 B$_{12}$、叶酸等营养素的需求；增加含铁食物的摄入或者在医生指导下补充铁剂来纠正贫血。

4. 对于孕产妇和家有婴幼儿的人群。建议学习了解孕期妇女膳食、哺乳期妇女膳食和婴幼儿喂养等相关知识，特别关注生命早期 1 000 天（从怀孕开始到婴儿出生后的 2 周岁）的营养。孕妇常吃含铁丰富的食物，增加富含优质蛋白质及维生素 A 的动物性食物和海产品，选用碘盐，确保怀孕期间铁、碘、叶酸等的足量摄入。尽量纯母乳喂养 6 个月，为 6~24 个月的婴幼儿合理添加辅食。

5. 对于家庭。提倡按需购买食物，合理储存；选择新鲜、卫生、当季的食物，采取适宜的烹调方式；按需备餐，小份量食物；学会选购食品看标签；在外点餐根据人数确定数量，集体用餐时采取分餐、简餐、份饭；倡导在家吃饭，与家人一起分享食物和享受亲情，传承和发扬我国优良饮食文化。

——社会：

1. 推动营养健康科普宣教活动常态化，鼓励全社会共同参与全民营养周、"三减三健"（减盐、减油、减糖，健康口腔、健康体重、健康骨骼）等宣教活动。推广使用健康"小三件"（限量盐勺、限量油壶和健康腰围尺），提高家庭普及率，鼓励专业行业组织指导家庭正确使用。尽快研究制定我国儿童添加蔗糖摄入的限量指导，倡导天然甜味物质和甜味剂饮料替代饮用。

2. 加强对食品企业的营养标签知识指导,指导消费者正确认读营养标签,提高居民营养标签知晓率。鼓励消费者减少蔗糖摄入量。倡导食品生产经营者使用食品安全标准允许使用的天然甜味物质和甜味剂取代蔗糖。科学减少加工食品中的蔗糖含量。提倡城市高糖摄入人群减少食用含蔗糖饮料和甜食,选择天然甜味物质和甜味剂替代蔗糖生产的饮料和食品。

3. 鼓励生产、销售低钠盐,并在专家指导下推广使用。做好低钠盐慎用人群(高温作业者、重体力劳动强度工作者、肾功能障碍者及服用降压药物的高血压患者等不适宜高钾摄入人群)提示预警。引导企业在食盐、食用油生产销售中配套用量控制措施(如在盐袋中赠送 2g 量勺、生产限量油壶和带刻度油壶等),鼓励有条件的地方先行试点。鼓励商店(超市)开设低脂、低盐、低糖食品专柜。

4. 鼓励食堂和餐厅配备专兼职营养师,定期对管理和从业人员开展营养、平衡膳食和食品安全相关的技能培训、考核;提前在显著位置公布食谱,标注分量和营养素含量并简要描述营养成分;鼓励为不同营养状况的人群推荐相应食谱。

5. 制定实施集体供餐单位营养操作规范,开展示范健康食堂和健康餐厅创建活动。鼓励餐饮业、集体食堂向消费者提供营养标识。鼓励发布适合不同年龄、不同地域人群的平衡膳食指导和食谱。鼓励发展传统食养服务,推进传统食养产品的研发以及产业升级换代。

——政府:

1. 全面推动实施《国民营养计划(2017—2030 年)》,因地制宜开展营养和膳食指导。实施贫困地区重点人群营养干预,将营养干预纳入健康扶贫工作。继续推进实施农村义务教育学生营养改善计划和贫困地区儿童营养改善项目。(卫生健康委牵头,教育部、国务院扶贫办按职责分工负责)

2. 推动营养立法和政策研究。研究制定实施营养师制度,在幼儿园、学校、养老机构、医院等集体供餐单位配备营养师,在社区配备营养指导员。强化临床营养工作,不断规范营养筛查、评估和治疗。(卫生健康委、民政部、司法部、财政部按职责分工负责)

3. 完善食品安全标准体系,制定以食品安全为基础的营养健康标准,推进食品营养标准体系建设。发展营养导向型农业和食品加工业。政府要加快研究制定标准限制高糖食品的生产销售。加大宣传力度,推动低糖或无糖食品的生产与消费。实施食品安全检验检测能力达标工程,加强食品安全抽检和风险监测工作。(卫生健康委、农业农村部、市场监管总局按职责分工负责)

4. 加快修订预包装食品营养标签通则,增加蔗糖等糖的强制标识,鼓励企业进行"低糖"或者"无糖"的声称,积极推动在食品包装上使用"包装正面标识(FOP)"信息,帮助消费者快速选择健康食品,加强对预包装食品营养标签的监督管理。研究推进制定特殊人群集体用餐营养操作规范,探索试点在餐饮食品中增加"糖"的标识。研究完善油、盐、糖包装标准,在外包装上标示建议每人每日食用合理量的油盐糖等有关信息。(卫生健康委牵头,市场监管总局、工业和信息化部按职责负责)

(三) 全民健身行动

生命在于运动,运动需要科学。科学的身体活动可以预防疾病,愉悦身心,促进健康。根据国家体育总局 2014 年全民健身活动状况调查,我国城乡居民经常参加体育锻炼的比例为 33.9%,其中 20~69 岁居民经常锻炼率仅为 14.7%,成人经常锻炼率处于较低水平,缺乏身体活动成为多种慢性病发生的重要原因。同时,心肺耐力、柔韧性、肌肉力量、肌肉耐力、身体成分等指标的变化不容乐观,多数居民在参加体育活动时还有很大的盲目性。定期适量进行身体活动有助于预防和改善超重和肥胖及高血压、心脏病、卒中、糖尿病等慢性病,并能促进精神健康、提高生活质量和幸福感,促进社会和谐。

行动目标:

到 2022 年和 2030 年,城乡居民达到《国民体质测定标准》合格以上的人数比例分别不少于 90.86% 和 92.17%;经常参加体育锻炼(每周参加体育锻炼频度 3 次及以上,每次体育锻炼持续时间 30 分钟及以上,每次体育锻炼的运动强度达到中等及以上)人数比例达到 37% 及以上和 40% 及以上;学校体育场地设施开放率超过 70% 和 90%;人均体育场地面积分别达到 1.9m² 及以上和 2.3m² 及以上;城市慢跑步行道绿道的人均长度持续提升;每千人拥有社会体育指导员不少于 1.9 名和 2.3 名;农村行政村体育设施覆盖率基本实现全覆盖和覆盖率 100%。

提倡机关、企事业单位开展工间操;鼓励个人至少有 1 项运动爱好或掌握 1 项传统运动项目,参加至少 1 个健身组织,每天进行中等强度运动至少半小时;鼓励医疗机构提供运动促进健康的指导服务,鼓励引导社会体育指导人员在健身场所等地方为群众提供科学健身指导服务,提高健身效果,预防运动损伤;鼓励公共体育场地设施更多更好地提供免费或低收费开放服务,确保符合条件的企事业单位体育场地设施全部向社会开放。

——个人:

1. 了解运动对健康的益处。建议个人提高身体活动意识,培养运动习惯。了解和掌握全民健身、身体活动相关知识,将身体活动融入日常生活中,掌握运动技能,少静多动,减少久坐,保持健康体重;科学运动避免运动风险。

2. 动则有益,贵在坚持。运动前需了解患病史及家族病史,评估身体状态,鼓励在家庭医生或专业人士指导下制订运动方案,选择适合自己的运动方式、强度和运动量,减少运动风险。鼓励每周进行 3 次以上、每次 30 分钟以上中等强度运动,或者累计 150 分钟中等强度或 75 分钟高强度身体活动。日常生活中要尽量多动,达到每天 6 000~10 000 步的身体活动量。吃动平衡,让摄入的多余能量通过运动的方式消耗,达到身体各功能的平衡。一次完整的运动包括准备活动、正式运动、整理活动。一周运动健身包括有氧运动、力量练习、柔韧性练习等内容。提倡家庭配备适合家庭成员使用的小型、便携、易操作的健身器材。

3. 老年人运动有助于保持身体功能,减缓认知功能的退化。提倡老年人量力而行,选择与自身体质和健康相适应的运动方式。在重视有氧运动的同时,重视肌肉力量练习和柔韧性锻炼,适当进行平衡能力锻炼,强健骨骼肌肉系统,预防跌倒。提倡老年人参加运动期间定期测量血压和血糖,调整运动量。

4. 特殊人群,如孕妇、慢性病患者、残疾人等,建议在医生和运动专业人士的指导下进行运动。单纯性肥胖患者至少要达到一般成年人的运动推荐量。控制体重每天要进行 45 分钟以上的中低强度的运动。在减低体重过程中,建议强调肌肉力量锻炼,以避免肌肉和骨骼重量的下降。提倡运动与饮食控制相结合来减低体重。

5. 以体力劳动为主的人群,要注意劳逸结合,避免"过劳",通过运动促进身体的全面发展。可在工作一段时间后换一种放松的运动方式,减轻肌肉的酸痛和僵硬,消除局部的疲劳,但运动量和强度都不宜过大。

——社会:

1. 建立健全群众身边的健身组织,体育总会在地市、县、乡实现全覆盖,单项体育协会延伸到群众身边,让想健身的群众加入体育组织中。

2. 举办各类全民健身赛事,实施群众冬季运动推广普及计划。发展中国特色健身项目,开展民族、民俗、民间体育活动。推广普及太极拳、健身气功等传统体育项目。推进全民健身进家庭。推广普及广播体操等工间操。推行国家体育锻炼标准和运动水平等级标准。

3. 弘扬群众身边的健身文化,制作体育题材的影视、动漫作品,鼓励开展全民健身志愿服务,普及体育健身文化知识,增强健身意识。

4. 鼓励将国民体质测定纳入健康体检项目。各级医疗卫生机构开展运动风险评估,提供健身方案或运动促进健康的指导服务。

——政府:

1. 推进基本公共体育服务体系建设,统筹建设全民健身场地设施,建设一批体育公园、社区健身中心等全民健身场地设施,推进建设城市慢跑步行道绿道,努力打造百姓身边"15分钟健身圈",让想健身的群众有适当的场所。完善财政补助、服务收费、社会参与管理运营、安全保障等措施,推行公共体育设施免费或低收费开放,确保公共体育场地设施和符合开放条件的企事业单位体育场地设施全部向社会开放。鼓励社会力量举办或参与管理运营体育场地设施。(体育总局牵头,发展改革委、教育部、财政部、住房城乡建设部按职责分工负责)

2. 构建科学健身体系。建立针对不同人群、不同环境、不同身体状况的运动促进健康指导方法,推动形成"体医结合"的疾病管理与健康服务模式。构建运动伤病预防、治疗与急救体系,提高运动伤病防治能力。鼓励引导社会体育指导人员在健身场所等地方为群众提供科学健身指导服务,提高健身效果,预防运动损伤。(体育总局牵头,卫生健康委按职责负责)

3. 制订实施特殊人群的体质健康干预计划。鼓励和支持新建工作场所建设适当的健身活动场地。强化对高校学生体质健康水平的监测和评估干预,把高校学生体质健康水平纳入对高校的考核评价。确保高校学生体育课时,丰富高校学生体育锻炼的形式和内容。(体育总局牵头,教育部、全国总工会等按职责分工负责)

(四)控烟行动

烟草烟雾中含有多种已知的致癌物,有充分证据表明吸烟可以导致多种恶性肿瘤,还会导致呼吸系统和心脑血管系统等多个系统疾病。根据世界卫生组织报告,每3个吸烟者中就有1个死于吸烟相关疾病,吸烟者的平均寿命比非吸烟者缩短10年。烟草对健康的危害已经成为当今世界最严重的公共卫生问题之一。为此,世界卫生组织制定了第一部国际公共卫生条约——《烟草控制框架公约》(以下简称《公约》)。我国2003年签署《公约》,2005年经全国人民代表大会批准,2006年1月在我国正式生效。我国现有吸烟者逾3亿,迫切需要对烟草危害加以预防。每年因吸烟相关疾病所致的死亡人数超过100万,因二手烟暴露导致的死亡人数超过10万。

行动目标:

到2022年和2030年,15岁以上人群吸烟率分别低于24.5%和20%;全面无烟法规保护的人口比例分别达到30%及以上和80%及以上;把各级党政机关建设成无烟机关,逐步在全国范围内实现室内公共场所、室内工作场所和公共交通工具全面禁烟;将违反有关法律法规向未成年人出售烟草的商家、发布烟草广告的企业和商家,纳入社会诚信体系"黑名单",依法依规实施联合惩戒。

提倡个人戒烟越早越好,什么时候都不晚;创建无烟家庭,保护家人免受二手烟危害；领导干部、医生和教师发挥引领作用；鼓励企业、单位出台室内全面无烟政策，为员工营造无烟工作环境，为吸烟员工戒烟提供必要的帮助。

——个人和家庭：

1. 充分了解吸烟和二手烟暴露的严重危害。不吸烟者不去尝试吸烟。吸烟者尽可能戒烟，戒烟越早越好，什么时候都不晚，药物治疗和尼古丁替代疗法可以提高长期戒烟率。不在禁止吸烟场所吸烟。

2. 领导干部、医务人员和教师发挥引领作用。领导干部要按照中共中央办公厅、国务院办公厅《关于领导干部带头在公共场所禁烟有关事项的通知》要求起模范带头作用，公务活动参加人员不得吸烟、敬烟、劝烟；医务人员不允许在工作时间吸烟，并劝导、帮助患者戒烟；教师不得当着学生的面吸烟。

3. 创建无烟家庭，劝导家庭成员不吸烟或主动戒烟，教育未成年人不吸烟，让家人免受二手烟危害。

4. 在禁止吸烟场所劝阻他人吸烟。依法投诉举报在禁止吸烟场所吸烟行为，支持维护无烟环境。

——社会：

1. 提倡无烟文化，提高社会文明程度。积极利用世界无烟日、世界心脏日、国际肺癌日等卫生健康主题日开展控烟宣传；倡导无烟婚礼、无烟家庭。

2. 关注青少年吸烟问题，为青少年营造远离烟草的环境。将烟草危害和二手烟危害等控烟相关知识纳入中小学生健康教育课程。不向未成年人售烟。加强无烟学校建设。

3. 鼓励企业、单位出台室内全面无烟规定，为员工营造无烟工作环境，为员工戒烟提供必要的支持。

4. 充分发挥居（村）委会的作用，协助控烟政策在辖区内得到落实。

5. 鼓励志愿服务组织、其他社会组织和个人通过各种形式参与控烟工作或者为控烟工作提供支持。

——政府：

1. 逐步提高全面无烟法规覆盖人口比例，在全国范围内实现室内公共场所、室内工作场所和公共交通工具全面禁烟。积极推进无烟环境建设，强化公共场所控烟监督执法。把各级党政机关建设成无烟机关。（卫生健康委牵头，中央文明办、烟草局按职责分工负责）

2. 研究推进采取税收、价格调节等综合手段，提高控烟成效。（发展改革委、财政部、税务总局、烟草局按职责分工负责）

3. 加大控烟宣传教育力度，进一步加强卷烟包装标识管理，完善烟草危害警示内容和形式，提高健康危害警示效果，提高公众对烟草危害健康的认知程度。制定完善相关技术标准并监督执行。限制影视作品中的吸烟镜头。（卫

生健康委牵头,中央宣传部、工业和信息化部、市场监管总局、广电总局、烟草局按职责分工负责)

4. 逐步建立和完善戒烟服务体系,将询问患者吸烟史纳入日常的门诊问诊中,推广简短戒烟干预服务和烟草依赖疾病诊治。加强对戒烟服务的宣传和推广,使更多吸烟者了解到其在戒烟过程中能获得的帮助。创建无烟医院,推进医院全面禁烟。(卫生健康委负责)

5. 全面落实《中华人民共和国广告法》,加大烟草广告监督执法力度,严厉查处在大众传播媒介、公共场所、公共交通工具、户外发布烟草广告的违法行为。依法规范烟草促销、赞助等行为。(市场监管总局、交通运输部、国家铁路局、民航局按职责分工负责)

6. 按照烟草控制框架公约履约进度要求,加快研究建立完善的烟草制品成分管制和信息披露制度。强化国家级烟草制品监督监测的独立性和权威性,完善烟草制品安全性检测评估体系,确保公正透明,保障公众知情和监督的权利。(卫生健康委、市场监管总局、烟草局按职责分工负责)

7. 禁止向未成年人销售烟草制品。将违反有关法律法规向未成年人出售烟草的商家、发布烟草广告的企业和商家,纳入社会诚信体系"黑名单",依法依规实施联合惩戒。(卫生健康委、市场监管总局、烟草局、教育部按职责分工负责)

8. 加强各级专业机构控烟工作,确定专人负责相关工作组织实施,保障经费投入。建立监测评估系统,定期开展烟草流行调查,了解掌握烟草使用情况。(财政部、卫生健康委按职责分工负责)

(五)心理健康促进行动

心理健康是人在成长和发展过程中,认知合理、情绪稳定、行为适当、人际和谐、适应变化的一种完好状态,是健康的重要组成部分。当前,我国常见精神障碍和心理行为问题人数逐年增多,个人极端情绪引发的恶性案(事)件时有发生。我国抑郁症患病率达到2.1%,焦虑障碍患病率达4.98%。截至2017年底,全国已登记在册的严重精神障碍患者581万人。同时,公众对常见精神障碍和心理行为问题的认知率仍比较低,更缺乏防治知识和主动就医意识,部分患者及家属仍然有病耻感。加强心理健康促进,有助于促进社会稳定和人际关系和谐、提升公众幸福感。

行动目标:

到2022年和2030年,居民心理健康素养水平提升到20%和30%;失眠现患率、焦虑障碍患病率、抑郁症患病率上升趋势减缓;每10万人口精神科执业(助理)医师达到3.3名和4.5名;抑郁症治疗率在现有基础上提高30%和80%;登记在册的精神分裂症治疗率达到80%和85%;登记在册的严重精神障碍患者规范管理率达到 80% 和 85%；建立精神卫生医疗机构、社区康复机构及社会组织、家庭相互衔接的精神障碍社区康复服务体系，建立和完善心理健康教育、心理热线服务、心理评估、心理咨询、心理治疗、精神科治疗等衔接合作的心理危机干预和心理援助服务模式。

提倡成人每日平均睡眠时间为 7~8 小时；鼓励个人正确认识抑郁和焦虑症状，掌握基本的情绪管理、压力管理等自我心理调适方法；各类临床医务人员主动掌握心理健康知识和技能，应用于临床诊疗活动中。

——个人和家庭：

1. 提高心理健康意识，追求心身共同健康。每个人一生中可能会遇到多种心理健康问题，主动学习和了解心理健康知识，科学认识心理健康与身体健康之间的相互影响，保持积极健康的情绪，避免持续消极情绪对身体健康造成伤害。倡导养德养生理念，保持中和之道，提高心理复原力。在身体疾病的治疗中，要重视心理因素的作用。自我调适不能缓解时，可选择寻求心理咨询与心理治疗，及时疏导情绪，预防心理行为问题和精神障碍发生。

2. 使用科学的方法缓解压力。保持乐观、开朗、豁达的生活态度，合理设定自己的目标。正确认识重大生活、工作变故等事件对人的心理造成的影响，学习基本的减压知识，学会科学有益的心理调适方法。学习并运用健康的减压方式，避免使用吸烟、饮酒、沉迷网络或游戏等不健康的减压方式。学会调整自己的状态，找出不良情绪背后的消极想法，根据客观现实进行调整，减少非理性的认识。建立良好的人际关系，积极寻求人际支持，适当倾诉与求助。保持健康的生活方式，积极参加社会活动，培养健康的兴趣爱好。

3. 重视睡眠健康。每天保证充足的睡眠时间，工作、学习、娱乐、休息都要按作息规律进行，注意起居有常。了解睡眠不足和睡眠问题带来的不良心理影响，出现睡眠不足及时设法弥补，出现睡眠问题及时就医。要在专业指导下用科学的方法改善睡眠，服用药物需遵医嘱。

4. 培养科学运动的习惯。选择并培养适合自己的运动爱好，积极发挥运动对情绪的调节作用，在出现轻度情绪困扰时，可结合运动促进情绪缓解。

5. 正确认识抑郁、焦虑等常见情绪问题。出现心情压抑、愉悦感缺乏、兴趣丧失，伴有精力下降、食欲下降、睡眠障碍、自我评价下降、对未来感到悲观失望等表现，甚至有自伤、自杀的念头或行为，持续存在 2 周以上，可能患有抑郁障碍；突然或经常莫名其妙地感到紧张、害怕、恐惧，常伴有明显的心慌、出汗、头晕、口干、呼吸急促等躯体症状，严重时有濒死感、失控感，如频繁发生，可能患有焦虑障碍。一过性的或短期的抑郁、焦虑情绪，可通过自我调适或心理咨询予以缓解和消除，不用过分担心。抑郁障碍、焦虑障碍可以通过药物、心理干预或两者相结合的方式治疗。

6. 出现心理行为问题要及时求助。可以向医院的相关科室、专业的心理咨询机构和社会工作服务机构等寻求专业帮助。要认识到求助于专业人员既不等于自己有病,更不等于病情严重,而是负责任、有能力的表现。

7. 精神疾病治疗要遵医嘱。诊断精神疾病,要去精神专科医院或综合医院专科门诊。确诊后应及时接受正规治疗,听从医生的建议选择住院治疗或门诊治疗,主动执行治疗方案,遵照医嘱全程、不间断、按时按量服药,在病情得到有效控制后,不急于减药、停药。门诊按时复诊,及时、如实地向医生反馈治疗情况,听从医生指导。精神类药物必须在医生的指导下使用,不得自行任意服用。

8. 关怀和理解精神疾病患者,减少歧视。学习了解精神疾病的基本知识,知道精神疾病是可以预防和治疗的,尊重精神患者,不歧视患者。要认识到精神疾病在得到有效治疗后,可以缓解和康复,可以承担家庭功能与工作职能。要为精神疾病患者及其家属、照护者提供支持性的环境,提高患者心理行为技能,使其获得自我价值感。

9. 关注家庭成员心理状况。家庭成员之间要平等沟通交流,尊重家庭成员的不同心理需求。当与家庭成员发生矛盾时,不采用过激的言语或伤害行为,不冷漠回避,而是要积极沟通加以解决。及时疏导不良情绪,营造相互理解、相互信任、相互支持、相互关爱的家庭氛围和融洽的家庭关系。

——社会:

1. 各级各类医疗机构和专业心理健康服务机构对发现存在心理行为问题的个体,提供规范的诊疗服务,减轻患者心理痛苦,促进患者康复。医务人员应对身体疾病,特别是癌症、心脑血管疾病、糖尿病、消化系统疾病等患者及其家属适当辅以心理调整。鼓励医疗机构开展睡眠相关诊疗服务,提供科学睡眠指导,减少成年人睡眠问题的发生。专业人员可指导使用运动方案辅助治疗抑郁、焦虑等常见心理行为问题。鼓励相关社会组织、高等院校、科研院所、医疗机构对心理健康从业人员开展服务技能和伦理道德的培训,提升服务能力。

2. 发挥精神卫生医疗机构作用,对各类临床科室医务人员开展心理健康知识和技能培训,普及心理咨询和治疗技术在临床诊疗中的应用,提高抑郁、焦虑、认知障碍、孤独症等心理行为问题和常见精神障碍的筛查、识别、处置能力。推广中医心理调摄特色技术方法在临床诊疗中的应用。

3. 各机关、企事业单位、高校和其他用人单位把心理健康教育融入员工(学生)思想政治工作,鼓励依托本单位党团、工会、人力资源部门、卫生室等设立心理健康辅导室并建立心理健康服务团队,或通过购买服务形式,为员工

(学生)提供健康宣传、心理评估、教育培训、咨询辅导等服务,传授情绪管理、压力管理等自我心理调适方法和抑郁、焦虑等常见心理行为问题的识别方法,为员工(学生)主动寻求心理健康服务创造条件。对处于特定时期、特定岗位,或经历特殊突发事件的员工(学生),及时进行心理疏导和援助。

4. 鼓励老年大学、老年活动中心、基层老年协会、妇女之家、残疾人康复机构及有资质的社会组织等宣传心理健康知识。培训专兼职社会工作者和心理工作者,引入社会力量,为空巢、丧偶、失能、失智老年人,留守妇女儿童,残疾人和计划生育特殊家庭成员提供心理辅导、情绪疏解、悲伤抚慰、家庭关系调适等心理健康服务。

——政府:

1. 充分利用广播、电视、书刊、动漫等形式,广泛运用门户网站、微信、微博、移动客户端等平台,组织创作、播出心理健康宣传教育精品和公益广告,传播自尊自信、乐观向上的现代文明理念和心理健康知识。(中央宣传部、中央网信办、卫生健康委、广电总局按职责分工负责)

2. 依托城乡社区综治中心等综合服务管理机构及设施建立心理咨询(辅导)室或社会工作室(站),配备专兼职心理健康辅导人员或社会工作者,搭建基层心理健康服务平台。整合社会资源,设立市县级未成年人心理健康辅导中心,完善未成年人心理健康辅导网络。培育社会化的心理健康服务机构,鼓励心理咨询专业人员创办社会心理服务机构。通过向社会心理服务机构购买服务等方式,逐步扩大服务覆盖面。(中央政法委、中央文明办、教育部、民政部、卫生健康委按职责分工负责)

3. 加大应用型心理健康工作人员培养力度,推进高等院校开设相关专业。进一步加强心理健康工作人员培养和使用的制度建设,积极设立心理健康服务岗位。支持精神卫生医疗机构能力建设,完善人事薪酬分配制度,体现心理治疗服务的劳务价值。逐步将心理健康工作人员纳入专业技术岗位设置与管理体系,畅通职业发展渠道。(教育部、财政部、人力资源社会保障部、卫生健康委、医保局按职责分工负责)

4. 各级政法、卫生健康部门会同公安、民政、司法行政、残联等单位建立精神卫生综合管理机制,多渠道开展严重精神障碍患者日常发现、登记、随访、危险性评估、服药指导等服务,动员社区组织、患者家属参与居家患者管理服务。建立精神卫生医疗机构、社区康复机构及社会组织、家庭相互衔接的精神障碍社区康复服务体系,加强精神卫生医疗机构对社区康复机构的技术指导。到 2030 年底,80% 以上的县(市、区)开展社区康复服务,在开展精神障碍社区康复的县(市、区),60% 以上的居家患者接受社区康复服务。鼓励和引导通过举办精神障碍社区康复机构或通过政府购买服务等方式委托社会组织提供精

神卫生社区康复服务。(中央政法委、公安部、民政部、司法部、卫生健康委、中国残联按职责分工负责)

5. 重视并开展心理危机干预和心理援助工作。卫生健康、政法、民政等单位建立和完善心理健康教育、心理热线服务、心理评估、心理咨询、心理治疗、精神科治疗等衔接合作的心理危机干预和心理援助服务模式。将心理危机干预和心理援助纳入各类突发事件应急预案和技术方案,加强心理危机干预和心理援助队伍的专业化、系统化建设。相关部门推动建立为公众提供公益服务的心理援助热线,由专业人员接听,对来电者开展心理健康教育、心理咨询和心理危机干预,降低来电者自杀或自伤的风险。(卫生健康委牵头,中央政法委、公安部、民政部按职责分工负责)

(六) 健康环境促进行动

健康环境是人民群众健康的重要保障。影响健康的环境因素不仅包括物理、化学和生物等自然环境因素,还包括社会环境因素。环境污染已成为不容忽视的健康危险因素,与环境污染相关的心血管疾病、呼吸系统疾病和恶性肿瘤等问题日益凸显。我国每年因伤害死亡人数约 68 万人,约占死亡总人数的 7%。目前最为常见的伤害主要有道路交通事故伤害、跌倒、自杀、溺水、中毒等,其所导致的死亡占全部伤害死亡的 84% 左右。需要继续发挥爱国卫生运动的组织优势,全社会动员,把健康融入城乡规划、建设、治理的全过程,建立国家环境与健康风险评估制度,推进健康城市和健康村镇建设,打造健康环境。

行动目标:

到 2022 年和 2030 年,居民饮用水水质达标情况明显改善并持续改善;居民环境与健康素养水平分别达到 15% 及以上和 25% 及以上;大力推进城乡生活垃圾分类处理,重点城市基本建成生活垃圾分类处理系统。

提倡积极实施垃圾分类并及时清理,将固体废弃物主动投放到相应的回收地点及设施中;防治室内空气污染,提倡简约绿色装饰,做好室内油烟排风,提高家居环境水平;学校、医院、车站、大型商场、电影院等人员密集的地方应定期开展火灾、地震等自然灾害及突发事件的应急演练;提高自身健康防护意识和能力,学会识别常见的危险标识、化学品安全标签及环境保护图形标志。

——个人和家庭:

1. 提高环境与健康素养。主动学习掌握环境与健康素养基本理念、基本知识和基本技能,遵守生态环境行为规范,提升生态环境保护意识、健康防护意识和能力。

2. 自觉维护环境卫生,抵制环境污染行为。家庭成员养成良好的环境卫生习惯,及时、主动开展家庭环境卫生清理,做到家庭卫生整洁、光线充足、通风良好、厕所卫生。维护社区、单位等环境卫生,改善生活生产环境。积极实施垃圾分类并及时清理,将固体废弃物(废电池、废日光灯管、废水银温度计、过期药品等)主动投放到相应的回收地点及设施中,减少污染物的扩散及对环境的影响。减少烟尘排放,尽量避免垃圾秸秆焚烧,少放或不放烟花爆竹,重污染天气时禁止露天烧烤;发现污染生态环境的行为,及时劝阻或举报。

3. 倡导简约适度、绿色低碳、益于健康的生活方式。优先选择绿色产品,尽量购买耐用品,少购买使用塑料袋、一次性发泡塑料饭盒、塑料管等易造成污染的用品,少购买使用过度包装产品,不跟风购买更新换代快的电子产品,外出自带购物袋、水杯等。适度使用空调,冬季设置温度不高于 20 摄氏度,夏季设置温度不低于 26 摄氏度。及时关闭电器电源,减少待机耗电。坚持低碳出行,优先步行、骑行或公共交通出行,多使用共享交通工具。

4. 关注室(车)内空气污染。尽量购买带有绿色标志的装饰装修材料、家具及节能标识的家电产品。新装修的房间定期通风换气,降低装饰装修材料造成的室内空气污染。烹饪、取暖等提倡使用清洁能源(如气体燃料和电等)。烹饪过程中提倡使用排气扇、抽油烟机等设备。购买和使用符合有害物质限量标准的家用化学品。定期对家中饲养的宠物及宠物用品进行清洁,及时倾倒室内垃圾,避免微生物的滋生。根据天气变化和空气质量适时通风换气,重污染天气时应关闭门窗,减少室外空气污染物进入室内,有条件的建议开启空气净化装置或新风系统。鼓励根据实际需要,选购适宜排量的汽车,不进行非必要的车内装饰,注意通风并及时清洗车用空调系统。

5. 做好户外健康防护。重污染天气时,建议尽量减少户外停留时间,易感人群停止户外活动。如外出,需做好健康防护。

6. 重视道路交通安全。严格遵守交通法规,增强交通出行规则意识、安全意识和文明意识,不疲劳驾驶、超速行驶、酒后驾驶,具备一定的应急处理能力。正确使用安全带,根据儿童年龄、身高和体重合理使用安全座椅,减少交通事故的发生。

7. 预防溺水。建议选择管理规范的游泳场所,不提倡在天然水域游泳,下雨时不宜在室外游泳。建议下水前认真做准备活动,以免下水后发生肌肉痉挛等问题。水中活动时,要避免打闹、跳水等危险行为。避免儿童接近危险水域,儿童游泳时,要有成人带领或有组织地进行。加强看护,不能将儿童单独留在卫生间、浴室、开放的水源边。

——社会:

1. 制定社区健康公约和健康守则等行为规范,大力开展讲卫生、树新风、除陋习活动。加强社区基础设施和生态环境建设,营造设施完备、整洁有序、美丽宜居、安全和谐的社区健康环境。建立固定的健康宣传栏、橱窗等健康教育窗口,设立社区健康自助检测点,配备血压计、血糖仪、腰围尺、体重仪、体重指数(BMI)尺、健康膳食图等,鼓励引导志愿者参与,指导社区居民形成健康生活方式。用人单位充分考虑劳动者健康需要,为劳动者提供健康支持性环境。完善健康家庭标准,将文明健康生活方式以及体重、油、盐、糖、血压、近视等控制情况纳入"五好文明家庭"评选标准,引导家庭成员主动学习掌握必要的健康知识和技能,居家整洁,家庭和睦,提高自我健康管理能力。

2. 企业主动提升环保意识,合理确定环境保护指标目标,建立环保监测制度,并且管理维护好污染治理装置,污染物排放必须符合环保标准。涉及危险化学品的生产、运输、储存、销售、使用、废弃物的处置等,企业要落实安全生产主体责任,强化危险化学品全过程管理。鼓励发展安全、节能、环保的汽车产品。

3. 鼓励企业建立消费品有害物质限量披露及质量安全事故监测和报告制度,提高装饰装修材料、日用化学品、儿童玩具和用品等消费品的安全标准,减少消费品造成的伤害。

4. 公共场所应定期清洗集中空调和新风系统。健身娱乐场所建议安装新风系统或空气净化装置,重污染天气时,应根据人员的情况及时开启净化装置补充新风。公共游泳场所定期消毒、换水,以保证人群在清洁的环境中活动。根据气候、环境在公共场所张贴预防跌倒、触电、溺水等警示标识,减少意外伤害和跌倒致残,预防意外事故所致一氧化碳、氨气、氯气、消毒杀虫剂等中毒。

5. 针对不同人群,编制环境与健康手册,宣传和普及环境与健康基本理念、基本知识和基本技能,分类制定发布环境污染防护指南、公共场所和室内健康环境指南。

6. 经常性对公众进行防灾减灾、突发事件应对知识和技能的传播和培训,提高自救和互救能力。学校、医院等人员密集的地方应定期开展火灾、地震等自然灾害及突发事件的应急演练。

——政府:

1. 制定健康社区、健康单位(企业)、健康学校等健康细胞工程建设规范和评价指标。建立完善健康城乡监测与评价体系,定期组织开展第三方评估,打造卫生城镇升级版。(卫生健康委牵头,教育部、民政部按职责分工负责)

2. 逐步建立环境与健康的调查、监测和风险评估制度。加强与群众健康密切相关的饮用水、空气、土壤等环境健康影响监测与评价,开展环境污染与疾病关系、健康风险预警以及防护干预研究,加强伤害监测网络建设,采取有效措施预防控制环境污染相关疾病。宣传"人与自然和谐共生""人人享有健康环境"的理念,普及环境健康知识,营造全社会关心、参与环境健康的良好氛围。(卫生健康委牵头,自然资源部、生态环境部、住房城乡建设部、水利部、农业农村部、市场监管总局、粮食和储备局、林草局等按职责分工负责)

3. 深入开展大气、水、土壤污染防治。修订《中国公民环境与健康素养(试行)》,开展公民环境与健康素养提升和科普宣传工作。(生态环境部牵头,发展改革委、科技部、工业和信息化部、自然资源部、住房城乡建设部、交通运输部、水利部、农业农村部、卫生健康委等按职责分工负责)

4. 加大饮用水工程设施投入、管理和维护,保障饮用水安全。加强城市公共安全基础设施建设,加大固体废弃物回收设施的投入,加强废弃物分类处置管理。加强城乡公共消防设施建设和维护管理,合理规划和建设应急避难场所,加强应急物资储备体系建设。提高企业、医院、学校、大型商场、文体娱乐场所等人员密集区域防灾抗灾及应对突发事件的能力。完善医疗机构无障碍设施。(发展改革委、生态环境部、住房城乡建设部、水利部、文化和旅游部、卫生健康委、应急部、体育总局等按职责分工负责)

5. 组织实施交通安全生命防护工程,提高交通安全技术标准,加强交通安全隐患治理,减少交通伤害事件的发生。(交通运输部牵头,工业和信息化部、公安部、国家铁路局、民航局等按职责分工负责)

6. 加强装饰装修材料、日用化学品、儿童玩具和用品等消费品的安全性评价,完善产品伤害监测体系,提高相关标准,加强消费品绿色安全认证,建立消费品质量安全事故的强制报告制度,加强召回管理力度,强化重点领域质量安全监管。(市场监管总局牵头,工业和信息化部、住房城乡建设部等按职责分工负责)

7. 以复合污染对健康影响和污染健康防护为重点开展攻关研究,着力研发一批关键核心技术,指导公众做好健康防护。(卫生健康委牵头,科技部、生态环境部、气象局等按职责分工负责)

(七)妇幼健康促进行动

妇幼健康是全民健康的基础。新时期妇幼健康面临新的挑战。出生缺陷不仅严重影响儿童的生命健康和生活质量,而且影响人口健康素质。随着生育政策调整完善,生育需求逐步释放,高危孕产妇比例有所增加,保障母婴安全压力增大。生育全程服务覆盖不广泛,宫颈癌和乳腺癌高发态势仍未扭转,儿童早期发展亟须加强,妇女儿童健康状况在城乡之间、区域之间还存在差异,妇幼健康服务供给能力有待提高。实施妇幼健康促进行动,是保护妇女儿童健康权益,促进妇女儿童全面发展、维护生殖健康的重要举措,有助于从源头和基础上提高国民健康水平。

行动目标：

到 2022 年和 2030 年,婴儿死亡率分别控制在 7.5‰ 及以下和 5‰ 及以下;5 岁以下儿童死亡率分别控制在 9.5‰ 及以下和 6‰ 及以下;孕产妇死亡率分别下降到 18/10 万及以下和 12/10 万及以下;产前筛查率分别达到 70% 及以上和 80% 及以上;新生儿遗传代谢性疾病筛查率达到 98% 及以上;新生儿听力筛查率达到 90% 及以上;先天性心脏病、唐氏综合征、耳聋、神经管缺陷、地中海贫血等严重出生缺陷得到有效控制;7 岁以下儿童健康管理率分别达到 85% 以上和 90% 以上;农村适龄妇女宫颈癌和乳腺癌(以下简称"两癌")筛查覆盖率分别达到 80% 及以上和 90% 及以上。

提倡适龄人群主动学习掌握出生缺陷防治和儿童早期发展知识;主动接受婚前医学检查和孕前优生健康检查;倡导 0~6 个月婴儿纯母乳喂养,为 6 个月以上婴儿适时合理添加辅食。

——个人和家庭:

1. 积极准备,孕育健康新生命。主动了解妇幼保健和出生缺陷防治知识,充分认识怀孕和分娩是人类繁衍的正常生理过程,建议做到有计划、有准备。积极参加婚前、孕前健康检查,选择最佳的生育年龄,孕前 3 个月至孕后 3 个月补充叶酸。预防感染、戒烟戒酒、避免接触有毒有害物质和放射线。

2. 定期产检,保障母婴安全。发现怀孕要尽早到医疗卫生机构建档建册,进行妊娠风险筛查与评估,按照不同风险管理要求主动按时接受孕产期保健服务,掌握孕产期自我保健知识和技能。孕期至少接受 5 次产前检查(孕早期 1 次,孕中期 2 次,孕晚期 2 次),有异常情况者建议遵医嘱适当增加检查次数,首次产前检查建议做艾滋病、梅毒和乙肝检查,定期接受产前筛查。35 岁以上的孕妇属于高龄孕妇,高龄高危孕妇建议及时到有资质的医疗机构接受产前诊断服务。怀孕期间,如果出现不适情况,建议立即去医疗卫生机构就诊。孕妇宜及时住院分娩,提倡自然分娩,减少非医学需要的剖宫产。孕妇宜保证合理膳食,均衡营养,维持合理体重。保持积极心态,放松心情有助于预防孕期和产后抑郁。产后 3~7 天和 42 天主动接受社区医生访视,并结合自身情况,选择合适的避孕措施。

3. 科学养育,促进儿童健康成长。强化儿童家长为儿童健康第一责任人的理念,提高儿童家长健康素养。母乳是婴儿理想的天然食物,孩子出生后尽早开始母乳喂养,尽量纯母乳喂养 6 个月,6 个月后逐渐给婴儿补充富含铁的泥糊状食物,1 岁以下婴儿不宜食用鲜奶。了解儿童发展特点,理性看待孩子间的差异,尊重每个孩子自身的发展节奏和特点,理解并尊重孩子的情绪和需求,为儿童提供安全、有益、有趣的成长环境。避免儿童因压力过大、缺乏运动、缺乏社交等因素影响大脑发育,妨碍心理成长。发现儿童心理行为问题,不要过于紧张或过分忽视,建议及时向专业人员咨询、求助。避免儿童发生摔伤、烧烫伤、窒息、中毒、触电、溺水、动物抓咬等意外伤害。

4. 加强保健,预防儿童疾病。做好儿童健康管理,按照免疫规划程序进行预防接种。接受苯丙酮尿症、先天性甲状腺功能减低症和听力障碍等新生儿疾病筛查和视力、听力、智力、肢体残疾及孤独症筛查等0~6岁儿童残疾筛查,筛查阳性者需主动接受随访、确诊、治疗和干预。3岁以下儿童应到乡镇卫生院或社区卫生服务中心接受8次健康检查,4~6岁儿童每年应接受一次健康检查。

5. 关爱女性,促进生殖健康。建议女性提高生殖健康意识和能力,主动获取青春期、生育期、更年期和老年期保健相关知识,注意经期卫生,熟悉生殖道感染、乳腺疾病和宫颈癌等妇女常见疾病的症状和预防知识。建议家属加强对特殊时期妇女的心理关怀。掌握避孕方法知情选择,知晓各种避孕方法,了解自己使用的避孕方法的注意事项。认识到促进生殖健康对个人、家庭和社会的影响,增强性道德、性健康、性安全意识,拒绝不安全性行为,避免意外妊娠、过早生育以及性相关疾病传播。

——社会和政府:

1. 完善妇幼健康服务体系,实施妇幼健康和计划生育服务保障工程,以中西部和贫困地区为重点,加强妇幼保健机构基础设施建设,确保省、市、县三级均有1所标准化妇幼保健机构。加强儿科、产科、助产等急需紧缺人才培养,增强岗位吸引力。(卫生健康委牵头,发展改革委、教育部、财政部、人力资源社会保障部按职责分工负责)

2. 加强婚前、孕前、孕产期、新生儿期和儿童期保健工作,推广使用《母子健康手册》,为妇女儿童提供系统、规范的服务。健全出生缺陷防治网络,提高出生缺陷综合防治服务可及性。(卫生健康委负责)

3. 大力普及妇幼健康科学知识,推广婚姻登记、婚前医学检查和生育指导"一站式"服务模式。做好人工流产后避孕服务,规范产后避孕服务,提高免费避孕药具发放服务可及性。加强女职工劳动保护,避免准备怀孕和孕期、哺乳期妇女接触有毒有害物质和放射线。推动建设孕妇休息室、母婴室等设施。(卫生健康委牵头,民政部、全国总工会、全国妇联按职责分工负责)

4. 为拟生育家庭提供科学备孕及生育力评估指导、孕前优生服务,为生育困难的夫妇提供不孕不育诊治,指导科学备孕。落实国家免费孕前优生健康检查,推动城乡居民全覆盖。广泛开展产前筛查,普及产前筛查适宜技术,规范应用高通量基因测序等技术,逐步实现怀孕妇女孕28周前在自愿情况下至少接受1次产前筛查。在高发省份深入开展地中海贫血防控项目,逐步扩大覆盖范围。对确诊的先天性心脏病、唐氏综合征、神经管缺陷、地中海贫血等严重出生缺陷病例,及时给予医学指导和建议。(卫生健康委牵头,财政部按职责负责)

5. 落实妊娠风险筛查评估、高危专案管理、危急重症救治、孕产妇死亡个案报告和约谈通报 5 项制度,加强危重孕产妇和新生儿救治保障能力建设,健全救治会诊、转诊等机制。孕产妇和新生儿按规定参加基本医疗保险、大病保险,并按规定享受相关待遇,符合条件的可享受医疗救助补助政策。对早产儿进行专案管理,在贫困地区开展新生儿安全等项目。(卫生健康委牵头,发展改革委、财政部、医保局按职责分工负责)

6. 全面开展新生儿疾病筛查,加强筛查阳性病例的随访、确诊、治疗和干预,提高确诊病例治疗率,逐步扩大新生儿疾病筛查病种范围。继续开展先天性结构畸形和遗传代谢病救助项目,聚焦严重多发、可筛可治、技术成熟、预后良好、费用可控的出生缺陷重点病种,开展筛查、诊断、治疗和贫困救助全程服务试点。建立新生儿及儿童致残性疾病和出生缺陷筛查、诊断、干预一体化工作机制。(卫生健康委牵头,财政部、中国残联按职责分工负责)

7. 做实 0~6 岁儿童健康管理,规范开展新生儿访视,指导家长做好新生儿喂养、护理和疾病预防。实施婴幼儿喂养策略,创新爱婴医院管理,将贫困地区儿童营养改善项目覆盖到所有贫困县。引导儿童科学均衡饮食,加强体育锻炼,实现儿童肥胖综合预防和干预。加强托幼机构卫生保健业务指导和监督工作。(卫生健康委牵头,发展改革委、教育部按职责分工负责)

8. 加强儿童早期发展服务,结合实施基本公共卫生服务项目,推动儿童早期发展均等化,促进儿童早期发展服务进农村、进社区、进家庭,探索适宜农村儿童早期发展的服务内容和模式。提高婴幼儿照护的可及性。完善残疾儿童康复救助制度。加强残疾人专业康复机构、康复医疗机构和基层医疗康复设施、人才队伍建设,健全衔接协作机制,不断提高康复保障水平。(卫生健康委牵头,发展改革委、教育部、财政部、全国妇联、中国残联按职责分工负责)

9. 以贫困地区为重点,逐步扩大农村妇女"两癌"筛查项目覆盖面,继续实施预防艾滋病、梅毒和乙肝母婴传播项目,尽快实现消除艾滋病母婴传播的目标。以肺炎、腹泻、贫血、哮喘、龋齿、视力不良、心理行为问题等为重点,推广儿童疾病综合管理适宜技术。(卫生健康委牵头,财政部、全国妇联按职责分工负责)

10. 在提供妇幼保健服务的医疗机构积极推广应用中医药适宜技术和方法,开展中成药合理使用和培训。扩大中医药在孕育调养、产后康复等方面应用。充分发挥中医药在儿童医疗保健服务中的作用。加强妇女儿童疾病诊疗中西医临床协作,提高疑难病、急危重症诊疗水平。(中医药局牵头,卫生健康

委按职责负责)

(八)中小学健康促进行动

中小学生处于成长发育的关键阶段。加强中小学健康促进,增强青少年体质,是促进中小学生健康成长和全面发展的需要。根据 2014 年中国学生体质与健康调研结果,我国 7~18 岁城市男生和女生的肥胖检出率分别为 11.1%和 5.8%,农村男生和女生的肥胖检出率分别为 7.7% 和 4.5%。2018 年全国儿童青少年总体近视率为 53.6%。其中,6 岁儿童为 14.5%,小学生为 36.0%,初中生为 71.6%,高中生为 81.0%。中小学生肥胖、近视等健康问题突出。

此外,随着成长发育,中小学生自我意识逐渐增强,认知、情感、意志、个性发展逐渐成熟,人生观、世界观、价值观逐渐形成。因此,在此期间有效保护、积极促进其身心健康成长意义重大。

行动目标:

到 2022 年和 2030 年,国家学生体质健康标准达标优良率分别达到 50%及以上和 60% 及以上;全国儿童青少年总体近视率力争每年降低 0.5 个百分点以上和新发近视率明显下降;小学生近视率下降到 38% 以下;符合要求的中小学体育与健康课程开课率达到 100%;中小学生每天校内体育活动时间不少于 1 小时;学校眼保健操普及率达到 100%;寄宿制中小学校或 600 名学生以上的非寄宿制中小学校配备专职卫生专业技术人员、600 名学生以下的非寄宿制中小学校配备专兼职保健教师或卫生专业技术人员的比例分别达到 70%及以上和 90% 及以上;未配齐卫生专业技术人员的学校应由当地政府统一建立基层医疗卫生机构包片制度,实现中小学校全覆盖;配备专兼职心理健康工作人员的中小学校比例分别达到 80% 以上和 90% 以上;将学生体质健康情况纳入对学校绩效考核,与学校负责人奖惩挂钩,将高中体育科目纳入高中学业水平测试或高考综合评价体系;鼓励高校探索在特殊类型招生中增设体育科目测试。

提倡中小学生每天在校外接触自然光时间 1 小时以上;小学生、初中生、高中生每天睡眠时间分别不少于 10、9、8 个小时;中小学生非学习目的使用电子屏幕产品单次不宜超过 15 分钟,每天累计不宜超过 1 小时;学校鼓励引导学生达到《国家学生体质健康标准》良好及以上水平。

——个人:

1. 科学运动。保证充足的体育活动,减少久坐和视屏(观看电视,使用电脑、手机等)时间。课间休息,要离开座位适量活动。每天累计至少 1 小时中等强度及以上的运动,培养终身运动的习惯。

2. 注意用眼卫生。主动学习掌握科学用眼、护眼等健康知识,养成健康用眼习惯。保持正确读写姿势。握笔的指尖离笔尖一寸、胸部离桌子一拳,书本离眼一尺,保持读写坐姿端正。读写要在采光良好、照明充足的环境中进行。白天学习时,充分利用自然光线照明,避免光线直射在桌面上。晚上学习时,同时打开台灯和房间大灯。读写连续用眼时间不宜超过40分钟。自觉减少电子屏幕产品使用。避免不良用眼行为,不在走路、吃饭、躺卧时,晃动的车厢内,光线暗弱或阳光直射下看书或使用电子屏幕产品。自我感觉视力发生明显变化时,及时告知家长和教师,尽早到眼科医疗机构检查和治疗。

3. 保持健康体重。学会选择食物和合理搭配食物的生活技能。每天吃早餐,合理选择零食,在两餐之间可选择适量水果、坚果或酸奶等食物作为零食。足量饮水,首选白开水,少喝或不喝含糖饮料。自我监测身高、体重等生长发育指标,及早发现、科学判断是否出现超重、肥胖等健康问题。

4. 了解传染病防控知识,增强体质,预防传染病,特别是预防常见呼吸道传染病。

5. 掌握科学的应对方法,促进心理健康。保持积极向上的健康心理状态,积极参加文体活动和社会实践。了解不良情绪对健康的影响,掌握调控情绪的基本方法。正确认识心理问题,学会积极暗示,适当宣泄,可以通过深呼吸或找朋友倾诉、写日记、画画、踢球等方式,将心中郁积的不良情绪如痛苦、委屈、愤怒等发泄出去,可向父母、老师、朋友等寻求帮助,还可主动接受心理辅导(心理咨询与治疗等)。

6. 合理、安全使用网络,增强对互联网信息的辨别力,主动控制上网时间,抵制网络成瘾。

7. 保证充足的睡眠,不熬夜。科学用耳、注意保护听力。早晚刷牙、饭后漱口,采用正确的刷牙方法,每次刷牙不少于2分钟。发生龋齿及时提醒家长陪同就医。不吸烟,拒吸二手烟,帮助家长戒烟。增强自身安全防范意识,掌握伤害防范的知识与技能,预防交通伤害、校园暴力伤害、溺水、性骚扰、性侵害等。远离不安全性行为。不以任何理由尝试毒品。

——家庭:

1. 通过亲子读书、参与讲座等多种方式给予孩子健康知识,以身作则,带动和帮助孩子形成良好健康行为,合理饮食,规律作息,每天锻炼。

2. 注重教养方式方法,既不溺爱孩子,也不粗暴对待孩子。做孩子的倾听者,帮助孩子正确面对问题、处理问题,关注孩子的心理健康。

3. 保障孩子睡眠时间,确保小学生每天睡眠10个小时、初中生9个小时、高中生8个小时,减少孩子近距离用眼和看电子屏幕时间。

4. 营造良好的家庭体育运动氛围,积极引导孩子进行户外活动或体育锻炼,确保孩子每天在校外接触自然光的时间达到1小时以上。鼓励支持孩子参加校外多种形式的体育活动,督促孩子认真完成寒暑假体育作业,使其掌握

1~2 项体育运动技能,引导孩子养成终身锻炼习惯。

5. 建议家长陪伴孩子时尽量减少使用电子屏幕产品。有意识地控制孩子特别是学龄前儿童使用电子屏幕产品,非学习目的的电子屏幕产品使用单次不宜超过 15 分钟,每天累计不宜超过 1 小时,使用电子屏幕产品学习 30~40 分钟后,建议休息远眺放松 10 分钟,年龄越小,连续使用电子屏幕产品的时间应越短。

6. 切实减轻孩子家庭和校外学业负担,不要盲目参加课外培训、跟风报班,建议根据孩子兴趣爱好合理选择。

7. 保障营养质量。鼓励孩子不挑食、不偏食,根据孩子身体发育情况均衡膳食,避免高糖、高盐、高油等食品的摄入。

8. 随时关注孩子健康状况,发现孩子出现疾病早期征象时,及时咨询专业人员或带其到医疗机构检查。

——学校:

1. 严格依据国家课程方案和课程标准组织安排教学活动,小学一二年级不布置书面家庭作业,三至六年级书面家庭作业完成时间不得超过 60 分钟,初中不得超过 90 分钟,高中阶段也要合理安排作业时间。

2. 全面推进义务教育学校免试就近入学全覆盖。坚决控制义务教育阶段校内统一考试次数,小学一二年级每学期不得超过 1 次,其他年级每学期不得超过 2 次。

3. 改善教学设施和条件,为学生提供符合健康要求的学习环境。加快消除"大班额"现象。每月调整学生座位,每学期对学生课桌椅高度进行个性化调整,使其适应学生生长发育变化。

4. 中小学校要严格组织全体学生每天上下午各做 1 次眼保健操。教师要教会学生掌握正确的执笔姿势,督促学生读写时坐姿端正,监督并随时纠正学生不良读写姿势。教师发现学生出现看不清黑板、经常揉眼睛等迹象时,要了解其视力情况。

5. 强化体育课和课外锻炼,确保中小学生在校时每天 1 小时以上体育活动时间。严格落实国家体育与健康课程标准,确保小学一二年级每周 4 课时,三至六年级和初中每周 3 课时,高中阶段每周 2 课时。中小学校每天安排 30 分钟大课间体育活动。有序组织和督促学生在课间时到室外活动或远眺,防止学生持续疲劳用眼。

6. 根据学校教育的不同阶段,设置相应的体育与健康教育课程,向学生教授健康行为与生活方式、疾病防控、心理健康、生长发育与青春期保健、安全应急与避险等知识,提高学生健康素养,积极利用多种形式对学生和家长开展健康教育。培训培养健康教育教师,开发和拓展健康教育课程资源。

7. 指导学生科学规范使用电子屏幕产品,养成信息化环境下良好的学习和用眼卫生习惯。严禁学生将个人手机、平板电脑等电子屏幕产品带入课堂,带入学校的要进行统一保管。使用电子屏幕产品开展教学时长原则上不超过教学总时长的30%,原则上采用纸质作业。

8. 加强医务室(卫生室、校医院、保健室等)力量,按标准配备校医和必要的设备。加强中小学校重点传染病防治知识宣传和防控工作,严格落实学校入学体检和因病缺勤病因追查及登记制度,减少学校流行性感冒、结核病等传染病聚集性疫情发生。严格落实学生健康体检制度,提醒身体健康状况有问题的学生到医疗机构检查。加强对学生营养管理和营养指导,开展针对学生的营养健康教育,中小学校食堂禁止提供高糖食品,校园内限制销售含糖饮料并避免售卖高盐、高糖及高脂食品,培养健康的饮食行为习惯。

9. 中小学校配备专兼职心理健康工作人员。关心留守儿童、流动儿童心理健康,为学生提供及时的心理干预。

——政府:

1. 研究修订《学校卫生工作条例》和《中小学健康教育指导纲要》等,制定《学校食品安全和营养健康管理规定》等,进一步健全学校体育卫生发展制度和体系。制定健康学校标准,开展健康学校建设。深化学校体育、健康教育教学改革,全国中小学普遍开设体育与健康教育课程。根据学生的成长规律和特点,分阶段确定健康教育内容并纳入评价范围,做到教学计划、教学材料、课时、师资"四到位",逐步覆盖所有学生。(教育部牵头,卫生健康委等按职责分工负责)

2. 加强现有中小学卫生保健机构建设,按照标准和要求强化人员和设备配备。保障师生在校用餐食品安全和营养健康,加强义务教育学校食堂建设。坚决治理规范校外培训机构,每年对校外培训机构教室采光照明、课桌椅配备、电子屏幕产品等达标情况开展全覆盖专项检查。(教育部牵头,卫生健康委按职责负责)

3. 全面加强全国儿童青少年视力健康及其相关危险因素监测网络、数据收集与信息化建设。组建全国儿童青少年近视防治和视力健康专家队伍,科学指导儿童青少年近视防治和视力健康管理工作。按照采光和照明国家有关标准要求,对学校、托幼机构和校外培训机构教室(教学场所)以"双随机"方式进行抽检、记录并公布。建立基层医疗卫生机构包片联系中小学校制度。(卫生健康委牵头,教育部按职责负责)

4. 积极引导支持社会力量开展各类儿童青少年体育活动,有针对性地开展各类冬(夏)令营、训练营和体育赛事等,吸引儿童青少年广泛参加体育运动。(发展改革委、教育部、体育总局、共青团中央按职责分工负责)

5. 实施网络游戏总量调控,控制新增网络游戏上网运营数量,鼓励研发传播集知识性、教育性、原创性、技能性、趣味性于一体的优秀网络游戏作品,探索符合国情的适龄提示制度,采取措施限制未成年人使用时间。(中央网信办、工业和信息化部、国家新闻出版署按职责分工负责)

6. 完善学生健康体检制度和学生体质健康监测制度。把学校体育工作和学生体质健康状况纳入对地方政府、教育行政部门和学校的考核评价体系,与学校负责人奖惩挂钩。把学生健康知识、急救知识,特别是心肺复苏纳入考试内容,把健康知识、急救知识的掌握程度和体质健康测试情况作为学校学生评优评先、毕业考核和升学的重要指标,将高中体育科目纳入高中学业水平测试或高考综合评价体系,鼓励高校探索在特殊类型招生中增设体育科目测试。(教育部牵头,卫生健康委按职责负责)

(九)职业健康保护行动

我国是世界上劳动人口最多的国家,2017 年我国就业人口 7.76 亿人,占总人口的 55.8%,多数劳动者职业生涯超过其生命周期的二分之一。工作场所接触各类危害因素引发的职业健康问题依然严重,职业病防治形势严峻、复杂,新的职业健康危害因素不断出现,疾病和工作压力导致的生理、心理等问题已成为亟待应对的职业健康新挑战。实施职业健康保护行动,强化政府监管职责,督促用人单位落实主体责任,提升职业健康工作水平,有效预防和控制职业病危害,切实保障劳动者职业健康权益,对维护全体劳动者身体健康、促进经济社会持续健康发展至关重要。

行动目标:

到 2022 年和 2030 年,劳动工时制度得到全面落实;工伤保险参保人数稳步提升,并于 2030 年实现工伤保险法定人群参保全覆盖;接尘工龄不足 5 年的劳动者新发尘肺病报告例数占年度报告总例数的比例实现明显下降并持续下降;辖区职业健康检查和职业病诊断服务覆盖率分别达到 80% 及以上和 90% 及以上;重点行业的用人单位职业病危害项目申报率达到 90% 及以上;工作场所职业病危害因素检测率达到 85% 及以上,接触职业病危害的劳动者在岗期间职业健康检查率达到 90% 及以上;职业病诊断机构报告率达到 95% 及以上。

提倡重点行业劳动者对本岗位主要危害及防护知识知晓率达到 90% 及以上并持续保持;鼓励各用人单位做好员工健康管理、评选"健康达人",其中国家机关、学校、医疗卫生机构、国有企业等用人单位应支持员工率先树立健康形象,并给予奖励;对从事长时间、高强度重复用力、快速移动等作业方式以及视屏作业的人员,采取推广先进工艺技术、调整作息时间等措施,预防和控制过度疲劳和工作相关肌肉骨骼系统疾病的发生;采取综合措施降低或消除工作压力。

——劳动者个人：

1. 倡导健康工作方式。积极传播职业健康先进理念和文化。国家机关、学校、医疗卫生机构、国有企业等单位的员工率先树立健康形象，争做"健康达人"。

2. 树立健康意识。积极参加职业健康培训，学习和掌握与职业健康相关的各项制度、标准，了解工作场所存在的危害因素，掌握职业病危害防护知识、岗位操作规程、个人防护用品的正确佩戴和使用方法。

3. 强化法律意识，知法、懂法。遵守职业病防治法律、法规、规章。接触职业病危害的劳动者，定期参加职业健康检查；罹患职业病的劳动者，建议及时诊断、治疗，保护自己的合法权益。

4. 加强劳动过程防护。劳动者在生产环境中长期接触粉尘、化学危害因素、放射性危害因素、物理危害因素、生物危害因素等可能引起相关职业病。建议接触职业病危害因素的劳动者注意各类危害的防护，严格按照操作规程进行作业，并自觉、正确地佩戴个人职业病防护用品。

5. 提升应急处置能力。学习掌握现场急救知识和急性危害的应急处置方法，能够做到正确的自救、互救。

6. 加强防暑降温措施。建议高温作业、高温天气作业等劳动者注意预防中暑。可佩戴隔热面罩和穿着隔热、通风性能良好的防热服，注意使用空调等防暑降温设施进行降温。建议适量补充水、含食盐和水溶性维生素等防暑降温饮料。

7. 长时间伏案低头工作或长期前倾坐姿职业人群的健康保护。应注意通过伸展活动等方式缓解肌肉紧张，避免颈椎病、肩周炎和腰背痛的发生。在伏案工作时，需注意保持正确坐姿，上身挺直；调整椅子的高低，使双脚刚好合适地平踩在地面上。长时间使用电脑的，工作时电脑的仰角应与使用者的视线相对，不宜过分低头或抬头，建议每隔 1~2 小时休息一段时间，向远处眺望，活动腰部和颈部，做眼保健操和工间操。

8. 教师、交通警察、医生、护士等以站姿作业为主的职业人群的健康保护。站立时，建议两腿重心交替使用，防止静脉曲张，建议通过适当走动等方式保持腰部、膝盖放松，促进血液循环；长时间用嗓的，注意补充水分，常备润喉片，预防咽喉炎。

9. 驾驶员等长时间固定体位作业职业人群的健康保护。建议合理安排作业时间，做到规律饮食，定时定量；保持正确的作业姿势，将座位调整至适当的位置，确保腰椎受力适度，并注意减少震动，避免颈椎病、肩周炎、骨质增生、坐骨神经痛等疾病的发生；作业期间注意间歇性休息，减少憋尿，严禁疲劳作业。

——用人单位:

1. 鼓励用人单位为劳动者提供整洁卫生、绿色环保、舒适优美和人性化的工作环境,采取综合预防措施,尽可能减少各类危害因素对劳动者健康的影响,切实保护劳动者的健康权益。倡导用人单位评选"健康达人",并给予奖励。

2. 鼓励用人单位在适宜场所设置健康小贴士,为单位职工提供免费测量血压、体重、腰围等健康指标的场所和设施,一般情况下,开会时间超过 2 小时安排休息 10~15 分钟。鼓励建立保护劳动者健康的相关制度,如:工间操制度、健身制度、无烟单位制度等。根据用人单位的职工人数和职业健康风险程度,依据有关标准设置医务室、紧急救援站、有毒气体防护站,配备急救箱等装备。

3. 新建、扩建、改建建设项目和技术改造、技术引进项目可能产生职业病危害的,建设单位应当依法依规履行建设项目职业病防护设施"三同时"(即建设项目的职业病防护设施与主体工程同时设计、同时施工、同时投入生产和使用)制度。鼓励用人单位优先采用有利于防治职业病和保护员工健康的新技术、新工艺、新设备、新材料,不得生产、经营、进口和使用国家明令禁止使用的可能产生职业病危害的设备或材料。对长时间、高强度、重复用力、快速移动等作业方式,采取先进工艺技术、调整作息时间等措施,预防和控制过度疲劳和相关疾病发生。采取综合措施降低或消除工作压力,预防和控制其可能产生的不良健康影响。

4. 产生职业病危害的用人单位应加强职业病危害项目申报、日常监测、定期检测与评价,在醒目位置设置公告栏,公布工作场所职业病危害因素检测结果和职业病危害事故应急救援措施等内容,对产生严重职业病危害的作业岗位,应当在其醒目位置,设置警示标识和中文警示说明。

5. 产生职业病危害的用人单位应建立职业病防治管理责任制,健全岗位责任体系,做到责任到位、投入到位、监管到位、防护到位、应急救援到位。用人单位应当根据存在的危害因素,设置或者指定职业卫生管理机构,配备专兼职的职业卫生管理人员,开展职业病防治、职业健康指导和管理工作。

6. 用人单位应建立完善的职业健康监护制度,依法组织劳动者进行职业健康检查,配合开展职业病诊断与鉴定等工作。对女职工定期进行妇科疾病及乳腺疾病的查治。

7. 用人单位应规范劳动用工管理,依法与劳动者签订劳动合同,合同中应明确劳动保护、劳动条件和职业病危害防护、女职工劳动保护及女职工禁忌劳动岗位等内容。用人单位应当保证劳动者休息时间,依法安排劳动者休假,落实女职工产假、产前检查及哺乳时间,杜绝违法加班;要依法按时足额缴纳工伤保险费。鼓励用人单位组建健康指导人员队伍,开展职工健康指导和管理工作。

　　——政府：

　　1. 研究修订《中华人民共和国职业病防治法》等法律法规,制修订职业病防治部门规章。梳理、分析、评估现有职业健康标准,以防尘、防毒、防噪声、防辐射为重点,以强制性标准为核心,研究制定、修订出台更严格、有效的国家职业健康标准和措施,完善职业病防治法规标准体系。加强对新型职业危害的研究识别、评价与控制,组织开展相关调查,研究制定规范标准,提出防范措施,适时纳入法定管理,以应对产业转型、技术进步可能产生的职业健康新问题。(卫生健康委牵头,科技部、司法部、市场监管总局按职责分工负责)

　　2. 研发、推广有利于保护劳动者健康的新技术、新工艺、新设备和新材料。以职业性尘肺病、噪声聋、化学中毒为重点,在矿山、建材、金属冶炼、化工等行业领域开展专项治理。严格源头控制,引导职业病危害严重的用人单位进行技术改造和转型升级。推动各行业协会制订并实施职业健康守则。(卫生健康委牵头,发展改革委、科技部、工业和信息化部、国务院国资委按职责分工负责)

　　3. 完善职业病防治技术支撑体系,按照区域覆盖、合理配置的原则,加强职业病防治机构建设,做到布局合理、功能健全。设区的市至少有1家医疗卫生机构承担本辖区内职业病诊断工作,县级行政区域原则上至少有1家医疗卫生机构承担本辖区职业健康检查工作。充分发挥各类职业病防治机构在职业健康检查、职业病诊断和治疗康复、职业病危害监测评价、职业健康风险评估等方面的作用,健全分工协作、上下联动的工作机制。加强专业人才队伍建设,鼓励高等院校扩大职业卫生及相关专业招生规模。推动企业职业健康管理队伍建设,提升企业职业健康管理能力。(卫生健康委牵头,发展改革委、教育部、财政部、人力资源社会保障部按职责分工负责)

　　4. 加强职业健康监管体系建设,健全职业健康监管执法队伍,重点加强县(区)、乡镇(街道)等基层执法力量,加强执法装备建设。加大用人单位监管力度,督促用人单位切实落实职业病防治主体责任。(卫生健康委牵头,发展改革委、财政部按职责分工负责)

　　5. 以农民工尘肺病为切入点,进一步加强对劳务派遣用工单位职业病防治工作的监督检查,优化职业病诊断程序和服务流程,提高服务质量。对加入工伤保险的尘肺病患者,加大保障力度;对未参加工伤保险的,按规定通过医疗保险、医疗救助等保障其医疗保障合法权益。加强部门间信息共享利用,及时交流用人单位职业病危害、劳动者职业健康和工伤保险等信息数据。(卫生健康委牵头,发展改革委、民政部、人力资源社会保障部、医保局按职责分工负责)

6. 改进职业病危害项目申报工作,建立统一、高效的监督执法信息管理机制。建立完善工作场所职业病危害因素检测、监测和职业病报告网络。适时开展工作场所职业病危害因素监测和职业病专项调查,系统收集相关信息。开展"互联网＋职业健康"信息化建设,建立职业卫生和放射卫生大数据平台,利用信息化提高监管效率。(卫生健康委牵头,发展改革委、财政部按职责分工负责)

7. 将"健康企业"建设作为健康城市建设的重要内容,逐步拓宽丰富职业健康范围,积极研究将工作压力、肌肉骨骼疾病等新职业病危害纳入保护范围。推进企业依法履行职业病防治等相关法定责任和义务,营造企业健康文化,履行企业社会责任,有效保障劳动者的健康和福祉。(卫生健康委牵头,人力资源社会保障部、国务院国资委、全国总工会、全国妇联按职责分工负责)

（十）老年健康促进行动

我国是世界上老年人口最多的国家。截至 2018 年底,我国 60 岁及以上老年人口约 2.49 亿,占总人口的 17.9%;65 岁及以上人口约 1.67 亿,占总人口的 11.9%。我国老年人整体健康状况不容乐观,近 1.8 亿老年人患有慢性病,患有一种及以上慢性病的比例高达 75%。失能、部分失能老年人约 4 000 万。开展老年健康促进行动,对于提高老年人的健康水平、改善老年人生活质量、实现健康老龄化具有重要意义。

行动目标:

到 2022 年和 2030 年,65~74 岁老年人失能发生率有所下降;65 岁及以上人群老年期痴呆患病率增速下降;二级以上综合性医院设老年医学科比例分别达到 50% 及以上和 90% 及以上;三级中医医院设置康复科比例分别达到 75% 和 90%;养老机构以不同形式为入住老年人提供医疗卫生服务比例、医疗机构为老年人提供挂号就医等便利服务绿色通道比例分别达到 100%;加强社区日间照料中心等社区养老机构建设,为居家养老提供依托;逐步建立支持家庭养老的政策体系,支持成年子女和老年父母共同生活,推动夯实居家社区养老服务基础。

提倡老年人知晓健康核心信息;老年人参加定期体检,经常监测呼吸、脉搏、血压、大小便情况,接受家庭医生团队的健康指导;鼓励和支持老年大学、老年活动中心、基层老年协会、有资质的社会组织等为老年人组织开展健康活动;鼓励和支持社会力量参与、兴办居家养老服务机构。

——个人和家庭:

1. 改善营养状况。主动学习老年人膳食知识,精心设计膳食,选择营养食品,保证食物摄入量充足,吃足量的鱼、虾、瘦肉、鸡蛋、牛奶、大豆及豆制品,多晒太阳,适量运动,有意识地预防营养缺乏,延缓肌肉衰减和骨质疏松。老年人的体重指数（BMI）在全人群正常值偏高的一侧为宜，消瘦的老年人可采用多种方法增加食欲和进食量，吃好三餐，合理加餐。消化能力明显降低的老年人宜制作细软食物，少量多餐。

2. 加强体育锻炼。选择与自身体质和健康状况相适应的运动方式，量力而行地进行体育锻炼。在重视有氧运动的同时，重视肌肉力量练习和柔韧性锻炼，适当进行平衡能力锻炼，强健骨骼肌肉系统，预防跌倒。参加运动期间，建议根据身体健康状况及时调整运动量。

3. 参加定期体检。经常监测呼吸、脉搏、血压、大小便情况，发现异常情况及时做好记录，必要时就诊。积极配合家庭医生团队完成健康状况评估、体格检查、辅助检查，了解自身脑、心、肺、胃、肝、肾等主要器官的功能情况，接受家庭医生团队的健康指导。

4. 做好慢病管理。患有慢性病的老年人应树立战胜疾病的信心，配合医生积极治疗，主动向医生咨询慢性病自我管理的知识、技能，并在医生指导下，做好自我管理，延缓病情进展，减少并发症，学习并运用老年人中医饮食调养，改善生活质量。

5. 促进精神健康。了解老年是生命的一个过程，坦然面对老年生活身体和环境的变化。多运动、多用脑、多参与社会交往，通过健康的生活方式延缓衰老、预防精神障碍和心理行为问题。老年人及其家属要了解老年期痴呆等疾病的有关知识，发现可疑症状及时到专业机构检查，做到早发现、早诊断、早治疗。一旦确诊老年人患有精神疾病，家属应注重对患者的关爱和照护，帮助患者积极遵循治疗训练方案。对认知退化严重的老年人，要照顾好其饮食起居，防止走失。

6. 注意安全用药。老年人共病发病率高，且药物代谢、转化、排泄能力下降，容易发生药物不良反应。生病及时就医，在医生指导下用药。主动监测用药情况，记录用药后主观感受和不良反应，复诊时及时向医生反馈。

7. 注重家庭支持。提倡家庭成员学习了解老年人健康维护的相关知识和技能，照顾好其饮食起居，关心关爱老年人心理、身体和行为变化情况，及早发现异常情况，及时安排就诊，并使家居环境保证足够的照明亮度，地面采取防滑措施并保持干燥，在水池旁、马桶旁、浴室安装扶手，预防老年人跌倒。

——社会：

1. 全社会进一步关注和关爱老年人，构建尊老、孝老的社区环境，鼓励老年大学、老年活动中心、基层老年协会、有资质的社会组织等宣传心理健康知识，组织开展有益身心的活动；培训专兼职社会工作者和心理工作者。引入社会力量，为有需要的老年人提供心理辅导、情绪疏解、悲伤抚慰等心理健康服务。

2. 支持社会组织为居家、社区、机构的失能、部分失能老人提供照护和精神慰藉服务。鼓励和支持社会力量参与、兴办居家养老服务。

3. 鼓励和支持科研机构与高新技术企业深度合作,充分运用互联网、物联网、大数据等信息技术手段,开展大型队列研究,研究判定与预测老年健康的指标、标准与方法,研发可穿戴老年人健康支持技术和设备。

4. 鼓励健康服务相关企业结合老年人身心特点,大力开展健康养生、健康体检、咨询管理、体质测定、体育健身、运动康复、健康旅游等多样化服务。

——政府:

1. 开展老年健身、老年保健、老年疾病防治与康复等内容的教育活动。积极宣传适宜老年人的中医养生保健方法。加强老年人自救互救卫生应急技能训练。推广老年期常见疾病的防治适宜技术,开展预防老年人跌倒等干预和健康指导。(卫生健康委牵头,民政部、文化和旅游部、体育总局、中医药局等按职责分工负责)

2. 实施老年人心理健康预防和干预计划,为贫困、空巢、失能、失智、计划生育特殊家庭和高龄独居老年人提供日常关怀和心理支持服务。加强对老年严重精神障碍患者的社区管理和康复治疗,鼓励老年人积极参与社会活动,促进老年人心理健康。(卫生健康委牵头,中医药局按职责负责)

3. 建立和完善老年健康服务体系。优化老年医疗卫生资源配置,鼓励以城市二级医院转型、新建等多种方式,合理布局,积极发展老年医院、康复医院、护理院等医疗机构。推动二级以上综合医院开设老年医学科,增加老年病床位数量,提高老年人医疗卫生服务的可及性。(发展改革委、卫生健康委按职责分工负责)

4. 强化基层医疗卫生服务网络功能,发挥家庭医生(团队)作用,为老年人提供综合、连续、协同、规范的基本医疗和公共卫生服务。为 65 岁及以上老年人免费建立健康档案,每年免费提供健康体检。为老年人提供家庭医生签约服务。研究制定上门巡诊、家庭病床的服务标准和操作规范。(民政部、卫生健康委、医保局、中医药局按职责分工负责)

5. 扩大中医药健康管理服务项目的覆盖广度和服务深度,根据老年人不同体质和健康状态提供更多中医养生保健、疾病防治等健康指导。推动中医医院与老年护理院、康复疗养机构等开展合作,推动二级以上中医医院开设老年医学科,增加老年服务资源,提供老年健康服务。(中医药局牵头,卫生健康委按职责负责)

6. 完善医养结合政策,推进医疗卫生与养老服务融合发展,推动发展中医药特色医养结合服务。鼓励养老机构与周边的医疗卫生机构开展多种形式的合作,推动医疗卫生服务延伸至社区、家庭。支持社会力量开办非营

利性医养结合服务机构。(卫生健康委牵头,民政部、中医药局按职责分工负责)

7. 全面推进老年医学学科基础研究,提高我国老年医学的科研水平。推行多学科协作诊疗,重视老年综合征和老年综合评估。大力推进老年医学研究中心及创新基地建设,促进医研企共同开展创新性和集成性研究,打造高水平的技术创新与成果转化基地。(科技部、卫生健康委按职责分工负责)

8. 支持高等院校和职业院校开设老年医学相关专业或课程,以老年医学、康复、护理、营养、心理和社会工作等为重点,加快培养适应现代老年医学理念的复合型多层次人才。将老年医学、康复、护理人才作为急需紧缺人才纳入卫生人员培训规划,加强专业技能培训。(教育部、卫生健康委按职责分工负责)

9. 加快提出推开长期护理保险制度试点的指导意见。抓紧研究完善照护服务标准体系,建立健全长期照护等级认定标准、项目内涵、服务标准以及质量评价等行业规范和体制机制。(医保局牵头,卫生健康委按职责负责)

10. 逐步建立完善支持家庭养老的政策体系,支持成年子女与老年父母共同生活。从老年人实际需求出发,强化家庭养老功能,从社区层面整合资源,加强社区日间照料中心等居家养老服务机构、场所和相关服务队伍建设,鼓励为老年人提供上门服务,为居家养老提供依托。弘扬敬老、养老、助老的社会风尚。(民政部牵头,文化和旅游部、卫生健康委按职责分工负责)

11. 优化老年人住、行、医、养等环境,营造安全、便利、舒适、无障碍的老年宜居环境。推进老年人社区和居家适老化改造,支持适老住宅建设。(民政部、住房城乡建设部、交通运输部、卫生健康委按职责分工负责)

12. 鼓励专业技术领域人才延长工作年限,各地制定老年人力资源开发利用专项规划,鼓励引导老年人为社会做更多贡献。发挥老年人优良品行传帮带作用,支持老党员、老专家、老军人、老劳模、老干部开展关心教育下一代活动。鼓励老年人参加志愿服务,繁荣老年文化,做到"老有所为"。(中央组织部、民政部、人力资源社会保障部、退役军人部按职责分工负责)

(十一)心脑血管疾病防治行动

心脑血管疾病具有高患病率、高致残率、高复发率和高死亡率的特点,带来了沉重的社会及经济负担。目前全国现有高血压患者 2.7 亿、卒中患者 1 300 万、冠心病患者 1 100 万。高血压、血脂异常、糖尿病,以及肥胖、吸烟、缺乏体力活动、不健康饮食习惯等是心脑血管疾病主要的且可以改变的危险因素。中国 18 岁及以上居民高血压患病率为 25.2%,血脂异常达到 40.4%,均呈现上升趋势。对这些危险因素采取干预措施不仅能够预防或推迟心脑血管疾病的发生,而且能够和药物治疗协同作用预防心脑血管疾病的复发。

行动目标:

到 2022 年和 2030 年,心脑血管疾病死亡率分别下降到 209.7/10 万及以下和 190.7/10 万及以下;30 岁及以上居民高血压知晓率分别不低于 55% 和 65%;高血压患者规范管理率分别不低于 60% 和 70%;高血压治疗率、控制率持续提高;所有二级及以上医院卒中中心均开展静脉溶栓技术;35 岁及以上居民年度血脂检测率不低于 27% 和 35%;乡镇卫生院、社区卫生服务中心提供 6 类以上中医非药物疗法的比例达到 100%,村卫生室提供 4 类以上中医非药物疗法的比例分别达到 70% 和 80%;鼓励开展群众性应急救护培训,取得培训证书的人员比例分别提高到 1% 及以上和 3% 及以上。

提倡居民定期进行健康体检;18 岁及以上成人定期自我监测血压,血压正常高值人群和其他高危人群经常测量血压;40 岁以下血脂正常人群每 2~5 年检测 1 次血脂,40 岁及以上人群至少每年检测 1 次血脂,心脑血管疾病高危人群每 6 个月检测 1 次血脂。

——个人:

1. 知晓个人血压。18 岁及以上成人定期自我监测血压,关注血压变化,控制高血压危险因素。超重或肥胖、高盐饮食、吸烟、长期饮酒、长期精神紧张、体力活动不足者等是高血压的高危人群。建议血压为正常高值者(120~139mmHg/80~89mmHg)及早注意控制以上危险因素。建议血压正常者至少每年测量 1 次血压,高危人群经常测量血压,并接受医务人员的健康指导。

2. 自我血压管理。在未使用降压药物的情况下,非同日 3 次测量收缩压 ≥ 140mmHg 和(或)舒张压 ≥ 90mmHg,可诊断为高血压。高血压患者要学会自我健康管理,认真遵医嘱服药,经常测量血压和复诊。

3. 注重合理膳食。建议高血压高危人群及患者注意膳食盐的摄入,每日食盐摄入量不超过 5g,并戒酒,减少摄入富含油脂和高糖的食物,限量食用烹调油。

4. 酌情量力运动。建议心脑血管疾病高危人群(具有心脑血管既往病史或血压异常、血脂异常,或根据世界卫生组织发布的《心血管风险评估和管理指南》判断 10 年心脑血管疾病患病风险 ≥ 20%)及患者的运动形式根据个人健康和体质确定,考虑进行心脑血管风险评估,全方位考虑运动限度,以大肌肉群参与的有氧耐力运动为主,如健走、慢跑、游泳、太极拳等运动,活动量一般应达到中等强度。

5. 关注并定期进行血脂检测。40 岁以下血脂正常人群,每 2~5 年检测 1 次血脂;40 岁及以上人群至少每年检测 1 次血脂。心脑血管疾病高危人群每 6 个月检测 1 次血脂。

6. 防范脑卒中发生。脑卒中发病率、死亡率的上升与血压升高关系密切,血压越高,脑卒中风险越高。血脂异常与缺血性脑卒中发病率之间存在明显相关性。房颤是引发缺血性脑卒中的重要病因。降低血压,控制血脂,保持健康体重,可降低脑卒中风险。建议房颤患者遵医嘱采用抗凝治疗。

7. 学习掌握心脑血管疾病发病初期正确的自救措施及紧急就医指导。急性心肌梗死疼痛的部位(心前区、胸骨后、剑突下、左肩等)与心绞痛相同,但持续时间较长,程度重,并可伴有恶心、呕吐、出汗等症状,应让患者绝对卧床休息,松解领口,保持室内安静和空气流通。有条件者可立即吸氧,舌下含服硝酸甘油 1 片,同时立即呼叫急救中心,切忌乘公共汽车或扶患者步行去医院。早期卒中发病的特点是突然一侧肢体无力或者麻木,突然说话不清或听不懂别人讲话,突然视物旋转、站立不能,一过性视力障碍、眼前发黑,视物模糊,出现难以忍受的头痛,症状逐渐加重或呈持续性,伴有恶心、呕吐。出现这种情况时,应将患者放平,仰卧位,不要枕枕头,头偏向一侧,注意给患者保暖。同时,立即拨打急救电话,尽量快速到达医院。抓住 4 小时的黄金抢救时间窗,接受静脉溶栓治疗,可大幅降低致死率和致残率。

——社会和政府:

1. 鼓励、支持红十字会等社会组织和急救中心等医疗机构开展群众性应急救护培训,普及全民应急救护知识,使公众掌握基本必备的心肺复苏等应急自救互救知识与技能。到 2022 年和 2030 年取得急救培训证书的人员分别达到 1% 和 3%,按照师生 1∶50 的比例对中小学教职人员进行急救员公益培训。完善公共场所急救设施设备配备标准,在学校、机关、企事业单位和机场、车站、港口客运站、大型商场、电影院等人员密集场所配备急救药品、器材和设施,配备自动体外除颤器(AED)。每 5 万人配置 1 辆救护车,缩短急救反应时间,院前医疗急救机构电话 10 秒接听率 100%,提高救护车接报后 5 分钟内的发车率。(卫生健康委牵头,教育部、财政部、中国红十字会总会等按职责分工负责)

2. 全面实施 35 岁以上人群首诊测血压制度。基层医疗卫生机构为辖区 35 岁及以上常住居民中原发性高血压患者提供规范的健康管理服务。乡镇卫生院和社区卫生服务中心应配备血脂检测仪器,扩大心脑血管疾病高危人群筛查干预覆盖面,在医院就诊人群中开展心脑血管疾病机会性筛查。增加高血压检出的设备与场所。(卫生健康委牵头,财政部等按职责分工负责)

3. 推进“三高”(高血压、高血糖、高血脂)共管,开展超重肥胖、血压血糖增高、血脂异常等高危人群的患病风险评估和干预指导,做好高血压、糖尿病、血脂异常的规范化管理。(卫生健康委、中医药局按职责分工负责)

4. 所有市(地)、县依托现有资源建设胸痛中心,形成急性胸痛协同救治网络。继续推进医院卒中中心建设。强化培训、质量控制和督导考核,推广普及

适宜技术。(卫生健康委牵头,发展改革委等按职责分工负责)

5. 强化脑卒中、胸痛诊疗相关院前急救设备设施配备,推进完善并发布脑卒中、胸痛"急救地图"。建设医院急诊脑卒中、胸痛绿色通道,实现院前急救与院内急诊的互联互通和有效衔接,提高救治效率。二级及以上医院卒中中心具备开展静脉溶栓的能力,脑卒中筛查与防治基地医院和三级医院卒中中心具备开展动脉取栓的能力。加强卒中中心与基层医疗卫生机构的协作联动,提高基层医疗卫生机构溶栓知识知晓率和应对能力。(卫生健康委牵头,发展改革委、财政部按职责分工负责)

(十二) 癌症防治行动

癌症严重危害群众健康。《2017 年中国肿瘤登记年报》显示,我国每年新发癌症病例约 380 万,死亡人数约 229 万,发病率及死亡率呈现逐年上升趋势。随着我国人口老龄化和工业化、城镇化进程不断加快,加之慢性感染、不健康生活方式的广泛流行和环境污染、职业暴露等因素的逐渐累积,我国癌症防控形势仍将十分严峻。国际经验表明,采取积极预防、早期筛查、规范治疗等措施,对于降低癌症的发病率和死亡率具有显著效果。

行动目标:

到 2022 年和 2030 年,总体癌症 5 年生存率分别不低于 43.3% 和 46.6%;癌症防治核心知识知晓率分别不低于 70% 和 80%;高发地区重点癌种早诊率达到 55% 及以上并持续提高;基本实现癌症高危人群定期参加防癌体检。

——个人:

1. 尽早关注癌症预防。癌症的发生是一个多因素、多阶段、复杂渐进的过程,建议每个人尽早学习掌握《癌症防治核心信息及知识要点》,积极预防癌症发生。

2. 践行健康生活方式,戒烟限酒、平衡膳食、科学运动、心情舒畅可以有效降低癌症发生。如:戒烟可降低患肺癌的风险,合理饮食可减少结肠癌、乳腺癌、食管癌、肝癌和胃癌的发生。

3. 减少致癌相关感染。癌症是不传染的,但一些与癌症发生密切相关的细菌(如幽门螺杆菌)、病毒(如人乳头瘤病毒、肝炎病毒、EB 病毒等)则是会传染的。通过保持个人卫生和健康生活方式、接种疫苗(如肝炎病毒疫苗、人乳头瘤病毒疫苗)可以避免感染相关的细菌和病毒,从而预防癌症的发生。

4. 定期防癌体检。规范的防癌体检是发现癌症和癌前病变的重要途径。目前的技术手段可以早期发现大部分的常见癌症,如使用胃肠镜可以发现消化道癌,采用醋酸染色肉眼观察 / 碘染色肉眼观察(VIA/VILI)、宫颈脱落细胞学检查或高危型人乳头瘤病毒(HPV)DNA 检测,可以发现宫颈癌,胸部低剂量螺旋 CT 可以发现肺癌,超声结合钼靶可以发现乳腺癌。建议高危人群选择专业的体检机构进行定期防癌体检,根据个体年龄、既往检查结果等选择合适的体检间隔时间。

5. 密切关注癌症危险信号。如:身体浅表部位出现的异常肿块;体表黑痣和疣等在短期内色泽加深或迅速增大;身体出现哽咽感、疼痛等异常感觉;皮肤或黏膜出现经久不愈的溃疡;持续性消化不良和食欲减退;大便习惯及性状改变或带血;持久性声音嘶哑、干咳、痰中带血;听力异常,流鼻血,头痛;阴道异常出血,特别是接触性出血;无痛性血尿,排尿不畅;不明原因的发热、乏力、进行性体重减轻等。出现上述症状时建议及时就医。

6. 接受规范治疗。癌症患者要到正规医院进行规范化治疗,不要轻信偏方或虚假广告,以免贻误治疗时机。

7. 重视康复治疗。要正视癌症,积极调整身体免疫力,保持良好心理状态,达到病情长期稳定。疼痛是癌症患者最常见、最主要的症状,可以在医生帮助下通过科学的止痛方法积极处理疼痛。

8. 合理膳食营养。癌症患者的食物摄入可参考《恶性肿瘤患者膳食指导》。保持每天适量的谷类食物、豆制品、蔬菜和水果摄入。在胃肠道功能正常的情况下,注意粗细搭配,适当多吃鱼、禽肉、蛋类,减少红肉摄入,对于胃肠道损伤患者,推荐制作软烂细碎的动物性食品。在抗肿瘤治疗期和康复期膳食摄入不足,且在经膳食指导仍不能满足目标需要量时,可积极接受肠内、肠外营养支持治疗。不吃霉变食物,限制烧烤(火烧、炭烧)、腌制和煎炸的动物性食物的摄入。

——社会和政府:

1. 对发病率高、筛查手段和技术方案比较成熟的胃癌、食管癌、结直肠癌、肺癌、宫颈癌、乳腺癌等重点癌症,制定筛查与早诊早治指南。各地根据本地区癌症流行状况,创造条件普遍开展癌症机会性筛查。(卫生健康委牵头,财政部按职责负责)

2. 制定工作场所防癌抗癌指南,开展工作场所致癌职业病危害因素的定期检测、评价和个体防护管理工作。(卫生健康委牵头,全国总工会按职责负责)

3. 制定并推广应用常见癌症诊疗规范和临床路径,创新中医药与现代技术相结合的中医癌症诊疗模式,提高临床疗效。做好患者康复指导、疼痛管理、长期护理、营养和心理支持,提高癌症患者生存质量。重视对癌症晚期患者的管理,推进安宁疗护试点工作。(卫生健康委、中医药局牵头,科技部、民政部按职责分工负责)

4. 开展癌症筛查、诊断、手术、化疗、放疗、介入等诊疗技术人员培训。推进诊疗新技术应用及管理。通过疑难病症诊治能力提升工程,加强中西部地

区及基层能力,提高癌症防治同质化水平。(卫生健康委牵头,发展改革委、财政部按职责分工负责)

5. 促进基本医疗保险、大病保险、医疗救助、应急救助、商业健康保险及慈善救助等制度间的互补联动和有效衔接,形成保障合力,切实降低癌症患者就医负担。(民政部、卫生健康委、医保局、银保监会按职责分工负责)

6. 建立完善抗癌药物临床综合评价体系,针对临床急需的抗癌药物,加快审评审批流程。完善医保目录动态调整机制,按规定将符合条件的抗癌药物纳入医保目录。(财政部、卫生健康委、医保局、药监局按职责分工负责)

7. 加强农村贫困人口癌症筛查,继续开展农村贫困人口大病专项救治,针对农村特困人员和低保对象开展食管癌、胃癌、结肠癌、直肠癌、宫颈癌、乳腺癌和肺癌等重点癌症的集中救治。(卫生健康委牵头,民政部、医保局、国务院扶贫办按职责分工负责)

8. 健全死因监测和肿瘤登记报告制度,所有县区开展死因监测和肿瘤登记工作,定期发布国家和省级肿瘤登记报告。搭建国家癌症大数据平台,建成覆盖全国的癌症病例登记系统,开展癌症临床数据分析研究,为癌症诊治提供决策支持。(卫生健康委牵头,发展改革委按职责负责)

9. 在国家科技计划中进一步针对目前癌症防治攻关中亟需解决的薄弱环节加强科技创新部署。在科技创新 2030 重大项目中,强化癌症防治的基础前沿研究、诊治技术和应用示范的全链条部署。充分发挥国家临床医学研究中心及其协同网络在临床研究、成果转化、推广应用方面的引领示范带动作用,持续提升我国癌症防治的整体科技水平。(科技部、卫生健康委等按职责分工负责)

(十三)慢性呼吸系统疾病防治行动

慢性呼吸系统疾病是以慢性阻塞性肺疾病(以下简称慢阻肺)、哮喘等为代表的一系列疾病。我国 40 岁及以上人群慢阻肺患病率为 13.6%,总患病人数近 1 亿。慢阻肺具有高患病率、高致残率、高病死率和高疾病负担的特点,患病周期长、反复急性加重、有多种合并症,严重影响中老年患者的预后和生活质量。我国哮喘患者超过 3 000 万人,因病程长、反复发作,导致误工误学,影响儿童生长发育和患者生活质量。慢阻肺最重要的危险因素是吸烟、室内外空气污染物以及职业性粉尘和化学物质的吸入。哮喘的主要危险因素包括遗传性易感因素、环境过敏原的暴露、空气污染、病毒感染等。通过积极控制相关危险因素,可以有效预防慢性呼吸系统疾病的发生发展,显著提高患者预后和生活质量。

行动目标:

到 2022 年和 2030 年,70 岁及以下人群慢性呼吸系统疾病死亡率下降到 9/10 万及以下和 8.1/10 万及以下；40 岁及以上居民慢阻肺知晓率分别达到 15% 及以上和 30% 及以上。40 岁及以上人群或慢性呼吸系统疾病高危人群每年检查肺功能 1 次。

——个人：

1. 关注疾病早期发现。呼吸困难、慢性咳嗽和 / 或咳痰是慢阻肺最常见的症状，40 岁及以上人群，长期吸烟、职业粉尘或化学物质暴露等危险因素接触者，有活动后气短或呼吸困难、慢性咳嗽咳痰、反复下呼吸道感染等症状者，建议每年进行 1 次肺功能检测，确认是否已患慢阻肺。哮喘主要表现为反复发作的喘息、气急、胸闷或咳嗽，常在夜间及凌晨发作或加重，建议尽快到医院确诊。

2. 注意危险因素防护。减少烟草暴露，吸烟者尽可能戒烟。加强职业防护，避免与有毒、有害气体及化学物质接触，减少生物燃料（木材、动物粪便、农作物残梗、煤炭等）燃烧所致的室内空气污染，避免大量油烟刺激，室外空气污染严重天气减少外出或做好戴口罩等防护措施。提倡家庭中进行湿式清扫。

3. 注意预防感冒。感冒是慢阻肺、哮喘等慢性呼吸系统疾病急性发作的主要诱因。建议慢性呼吸系统疾病患者和老年人等高危人群主动接种流感疫苗和肺炎球菌疫苗。

4. 加强生活方式干预。建议哮喘和慢阻肺患者注重膳食营养，多吃蔬菜、水果，进行中等量的体力活动，如太极拳、八段锦、走步等，也可以进行腹式呼吸、呼吸操等锻炼，在专业人员指导下积极参与康复治疗。建议积极了解医疗机构提供的“三伏贴”等中医药特色服务。

5. 哮喘患者避免接触过敏原和各种诱发因素。宠物毛发、皮屑是哮喘发病和病情加重的危险因素，建议有哮喘患者的家庭尽量避免饲养宠物。母乳喂养可降低婴幼儿哮喘发病风险。

——社会和政府：

1. 将肺功能检查纳入 40 岁及以上人群常规体检内容。推行高危人群首诊测量肺功能，发现疑似慢阻肺患者及时提供转诊服务。推动各地为社区卫生服务中心和乡镇卫生院配备肺功能检查仪等设备，做好基层专业人员培训。（卫生健康委牵头，发展改革委、财政部按职责分工负责）

2. 研究将慢阻肺患者健康管理纳入国家基本公共卫生服务项目，落实分级诊疗制度，为慢阻肺高危人群和患者提供筛查干预、诊断、治疗、随访管理、功能康复等全程防治管理服务，提高基层慢阻肺的早诊早治率和规范化管理率。（卫生健康委牵头，财政部按职责负责）

3. 着力提升基层慢性呼吸系统疾病防治能力和水平，加强基层医疗机构相关诊治设备（雾化吸入设施、氧疗设备、无创呼吸机等）和长期治疗管理用药的配备。（卫生健康委牵头，发展改革委、财政部按职责分工负责）

4. 加强科技攻关和成果转化，运用临床综合评价、鼓励相关企业部门研发等措施，提高新型疫苗、诊断技术、治疗药物的可及性，降低患者经济负担。（科技部、卫生健康委、医保局按职责分工负责）

（十四）糖尿病防治行动

糖尿病是一种常见的内分泌代谢疾病。我国 18 岁以上人群糖尿病患病率从 2002 年的 4.2% 迅速上升至 2012 年的 9.7%，据估算，目前我国糖尿病患者超过 9 700 万，糖尿病前期人群约 1.5 亿。糖尿病并发症累及血管、眼、肾、足等多个器官，致残、致死率高，严重影响患者健康，给个人、家庭和社会带来沉重的负担。2 型糖尿病是我国最常见的糖尿病类型。肥胖是 2 型糖尿病的重要危险因素，糖尿病前期人群接受适当的生活方式干预可延迟或预防糖尿病的发生。

行动目标：

到 2022 年和 2030 年，18 岁及以上居民糖尿病知晓率分别达到 50% 及以上和 60% 及以上；糖尿病患者规范管理率分别达到 60% 及以上和 70% 及以上；糖尿病治疗率、糖尿病控制率、糖尿病并发症筛查率持续提高。

提倡 40 岁及以上人群每年至少检测 1 次空腹血糖，糖尿病前期人群每 6 个月检测 1 次空腹或餐后 2 小时血糖。

——个人：

1. 全面了解糖尿病知识，关注个人血糖水平。健康人 40 岁开始每年检测 1 次空腹血糖。具备以下因素之一，即为糖尿病高危人群：超重与肥胖、高血压、血脂异常、糖尿病家族史、妊娠糖尿病史、巨大儿（出生体重 ≥ 4kg）生育史。6.1mmol/L ≤空腹血糖（FBG）<7.0mmol/L，或 7.8mmol/L ≤糖负荷 2 小时血糖（2hPG）<11.1mmol/L，则为糖调节受损，也称糖尿病前期，属于糖尿病的极高危人群。

2. 糖尿病前期人群可通过饮食控制和科学运动降低发病风险，建议每半年检测 1 次空腹血糖或餐后 2 小时血糖。同时密切关注其他心脑血管危险因素，并给予适当的干预措施。建议超重或肥胖者使体重指数（BMI）达到或接近 24kg/ ㎡，或体重至少下降 7%，每日饮食总热量至少减少 400~500kcal，饱和脂肪酸摄入占总脂肪酸摄入的 30% 以下，中等强度体力活动至少保持在 150 分钟 / 周。

3. 糖尿病患者加强健康管理。如出现糖尿病典型症状（"三多一少"即多饮、多食、多尿、体重减轻）且随机血糖 ≥ 11.1mmol/L，或空腹血糖 ≥ 7.0mmol/L，或糖负荷 2 小时血糖 ≥ 11.1mmol/L，可诊断为糖尿病。建议糖尿病患者定期监测血糖和血脂,控制饮食,科学运动,戒烟限酒,遵医嘱用药,定期进行并发症检查。

4. 注重膳食营养。糖尿病患者的饮食可参照《中国糖尿病膳食指南》,做到:合理饮食,主食定量(摄入量因人而异),建议选择低血糖生成指数(GI)食物、全谷物、杂豆类占主食摄入量的三分之一;建议餐餐有蔬菜,两餐之间适量选择低GI水果;每周不超过4个鸡蛋或每两天1个鸡蛋,不弃蛋黄;奶类豆类天天有,零食加餐可选择少许坚果;烹调注意少油少盐;推荐饮用白开水,不饮酒;进餐定时定量,控制进餐速度,细嚼慢咽。进餐顺序宜为先吃蔬菜、再吃肉类、最后吃主食。

5. 科学运动。糖尿病患者要遵守合适的运动促进健康指导方法并及时作出必要的调整。每周至少有5天,每天半小时以上的中等量运动,适合糖尿病患者的运动有走步、游泳、太极拳、广场舞等。运动时需防止低血糖和跌倒摔伤。不建议老年患者参加剧烈运动。血糖控制极差且伴有急性并发症或严重慢性并发症时,不宜采取运动疗法。

——社会和政府:

1. 承担国家公共卫生服务项目的基层医疗卫生机构应为辖区内35岁及以上常住居民中2型糖尿病患者提供规范的健康管理服务,对2型糖尿病高危人群进行针对性的健康教育。(卫生健康委牵头,财政部按职责负责)

2. 落实糖尿病分级诊疗服务技术规范,鼓励医疗机构为糖尿病患者开展饮食控制指导和运动促进健康指导,对患者开展自我血糖监测和健康管理进行指导。(卫生健康委牵头,体育总局、中医药局按职责分工负责)

3. 促进基层糖尿病及并发症筛查标准化,提高医务人员对糖尿病及其并发症的早期发现、规范化诊疗和治疗能力。及早干预治疗糖尿病视网膜病变、糖尿病伴肾脏损害、糖尿病足等并发症,延缓并发症进展,降低致残率和致死率。(卫生健康委牵头,财政部按职责负责)

4. 依托区域全民健康信息平台,推进"互联网＋公共卫生"服务,充分利用信息技术丰富糖尿病健康管理手段,创新健康服务模式,提高管理效果。(卫生健康委牵头,发展改革委、财政部按职责分工负责)

(十五) 传染病及地方病防控行动

近年来,我国传染病疫情总体形势稳中有降,但防控形势依然严峻。性传播成为艾滋病的主要传播途径,疫情逐步由易感染艾滋病危险行为人群向一般人群传播,波及范围广,影响因素复杂,干预难度大;现有慢性乙肝患者约2 800万人,慢性丙肝患者约450万,每年新发结核病患者约90万例。包虫病等重点寄生虫病仍然严重威胁流行地区居民的健康。地方病流行区域广、受威胁人口多,40%的县有1种地方病,22%的县有3种以上的地方病。地方病重点地区与贫困地区高度重合,全国 832 个国家级贫困县中,831 个县有碘缺乏病,584 个县有饮水型氟中毒、饮茶型地氟病、大骨节病、克山病等,因病致贫、返贫现象突出。加大传染病及地方病防治工作力度是维护人民健康的迫切需要,也是健康扶贫的重要举措。

行动目标:

到 2022 年和 2030 年,艾滋病全人群感染率分别控制在 0.15% 以下和 0.2% 以下;5 岁以下儿童乙型肝炎病毒表面抗原流行率分别控制在 1% 和 0.5% 以下;肺结核发病率下降到 55/10 万以下,并呈持续下降趋势;以乡(镇、街道)为单位,适龄儿童免疫规划疫苗接种率保持在 90% 以上;法定传染病报告率保持在 95% 以上;到 2020 年消除疟疾并持续保持;到 2022 年有效控制和消除血吸虫病危害,到 2030 年消除血吸虫病;到 2022 年 70% 以上的流行县人群包虫病患病率在 1% 以下,到 2030 年所有流行县人群包虫病患病率在 1% 以下;到 2020 年持续消除碘缺乏危害;到 2022 年基本消除燃煤污染型氟砷中毒、大骨节病和克山病危害,有效控制饮水型氟砷中毒、饮茶型地氟病和水源性高碘危害;到 2030 年保持控制和消除重点地方病,地方病不再成为危害人民健康的重点问题。

提倡负责任和安全的性行为,鼓励使用安全套;咳嗽、打喷嚏时用胳膊或纸巾掩口鼻,正确、文明吐痰;充分认识疫苗对预防疾病的重要作用,积极接种疫苗。

——个人:

1. 提高自我防范意识。主动了解艾滋病、乙肝、丙肝的危害、防治知识和相关政策,抵制卖淫嫖娼、聚众淫乱、吸食毒品等违法犯罪行为,避免和减少易感染艾滋病、乙肝、丙肝的危险行为,不共用针头和针具、剃须刀和牙刷,忠诚于性伴侣,提倡负责任和安全的性行为,鼓励使用安全套。积极参与防治宣传活动,发生易感染危险行为后主动检测,不歧视感染者和患者。

2. 充分认识疫苗对于预防疾病的重要作用。接种乙肝疫苗是预防乙肝最安全有效的措施,医务人员、经常接触血液的人员、托幼机构工作人员、乙肝病毒表面抗原携带者的家庭成员、男性同性恋或有多个性伴侣者和静脉内注射毒品者等,建议接种乙肝疫苗。乙肝病毒表面抗原携带者母亲生育的婴儿,建议在出生 24 小时内(越早越好)接受乙肝免疫球蛋白和乙肝疫苗联合免疫,阻断母婴传播。注意饮食和饮水卫生,可预防甲肝和戊肝病毒感染。

3. 养成良好的卫生习惯。咳嗽、打喷嚏时用胳膊或纸巾掩口鼻,正确、文明吐痰。出现咳嗽、咳痰 2 周以上,或痰中带血等可疑症状时要及时到结核病定点医疗机构就诊。结核病患者要遵医嘱,坚持规律、全程、按时服药,坚持规范治疗后大多数可以治愈。家中有传染性肺结核患者时应采取适当的隔离措施。传染期肺结核患者应尽量避免去公共场所,外出时必须佩戴口罩,避免乘坐密闭交通工具。与传染性肺结核患者接触,或出入有较高传染风险的场所(如医院、结核科门诊等)时,建议佩戴医用防护口罩。

4. 儿童、老年人、慢性病患者的免疫力低、抵抗力弱,是流感的高危人群,建议在流感流行季节前在医生的指导下接种流感疫苗。

5. 饲养者应为犬、猫接种兽用狂犬病疫苗,带犬外出时,要使用犬链或给犬戴上笼嘴,防止咬伤他人。被犬、猫抓伤或咬伤后,应当立即冲洗伤口,并在医生的指导下尽快注射抗狂犬病免疫球蛋白(或血清)和人用狂犬病疫苗。

6. 接触禽畜后要洗手。不与病畜、病禽接触。不加工、不食用病死禽畜,或未经卫生检疫合格的禽畜肉。动物源性传染病病区内不吃生的或未煮熟煮透的禽畜肉,不食用野生动物。发现病死禽畜要及时向畜牧部门报告,并按照要求妥善处理。

7. 讲究个人卫生,做好防护。包虫病流行区居民要做到饭前洗手,家犬定期驱虫,犬粪深埋或焚烧进行无害化处理,染病牲畜内脏深埋不随意丢弃,防止其他动物进食;屠宰人员不随意丢弃牲畜内脏、不用生鲜内脏喂犬。血吸虫病流行区居民避免接触疫水,渔船民下水前做好防护措施;肝吸虫病流行区居民不生食或半生食鱼类、螺类和肉类,不用未经无害化处理的粪便喂鱼和施肥。钩虫病流行区居民避免赤足下水下田,加强防护。黑热病流行区居民使用药浸或长效蚊帐,安装纱门纱窗,减少人蛉接触,防止被叮咬。

8. 远离疾病。建议大骨节病病区居民尽量购买商品粮,不食用自产粮。建议克山病病区居民养成平衡膳食习惯,碘缺乏地区居民食用碘盐,牧区居民饮用低氟砖茶。建议饮水型氟砷中毒地区居民饮用改水后的合格水,做好自家管道维护;燃煤污染型氟砷中毒地区居民要尽量使用清洁能源或改良炉灶。

——社会和政府:

1. 动员社会各界参与艾滋病防治工作,支持社会团体、企业、基金会、有关组织和志愿者开展艾滋病防治宣传、感染者扶贫救助等公益活动,鼓励和支持对易感艾滋病危险行为人群开展动员检测和综合干预、感染者关怀救助等工作。(卫生健康委牵头,中央宣传部、民政部、财政部、中医药局、全国总工会、共青团中央、全国妇联、中国红十字会总会、全国工商联等按职责分工负责)

2. 落实血站血液艾滋病病毒、乙肝病毒、丙肝病毒核酸检测全覆盖,落实预防艾滋病、梅毒和乙肝母婴传播措施全覆盖,落实感染者救治救助政策。综合提高预防艾滋病宣传教育的针对性,提高综合干预的实效性,提高检测咨询的可及性和随访服务的规范性。(卫生健康委牵头,中央宣传部、中央政法委、中央网信办、发展改革委、教育部、工业和信息化部、公安部、民政部、司法部、财政部、交通运输部、农业农村部、文化和旅游部、海关总署、广电总局、药监局等按职责分工负责)

3. 全面实施病毒性肝炎各项防治措施,控制病毒性肝炎及其相关肝癌、肝硬化死亡上升趋势。鼓励有条件的地区对医务人员、经常接触血液的人员、托幼机构工作人员、乙型肝炎病毒表面抗原携带者家庭成员等高风险人群开展乙型肝炎疫苗接种,为食品生产经营从业人员、托幼机构工作人员、集体生活人员等易传播甲型肝炎病毒的重点人群接种甲型肝炎疫苗。(卫生健康委牵头,市场监管总局、药监局按职责负责)

4. 加大重点地区以及学生、老年人、贫困人口等重点人群的筛查力度,强化耐药筛查工作,及时发现结核病患者。实施结核病规范化治疗,提高诊疗水平。加强基层医疗卫生机构结核病患者全疗程健康管理服务。落实结核病救治保障政策。(卫生健康委牵头,教育部、医保局、国务院扶贫办按职责分工负责)

5. 持续开展流感监测和疫情研判,掌握流感病毒活动水平及流行动态,及时发布预警信息。鼓励有条件地区为 60 岁及以上户籍老人、托幼机构幼儿、在校中小学生和中等专业学校学生免费接种流感疫苗。保障流感疫苗供应。(卫生健康委牵头,教育部、工业和信息化部、药监局按职责分工负责)

6. 开展寄生虫病综合防控工作,加强环境卫生治理,降低农村寄生虫病流行区域人群感染率。在血吸虫病流行区坚持以控制传染源为主的防治策略,强化传染源管控关键措施,落实有螺环境禁牧,在血吸虫病流行区推广、建设无害化厕所和船舶粪便收容器,统筹综合治理阻断措施,压缩钉螺面积,结合河长制湖长制工作严控涉河湖畜禽养殖污染。(卫生健康委牵头,自然资源部、水利部、农业农村部、林草局按职责分工负责)

7. 完善犬只登记管理,加强对宠物饲养者责任约束,提升兽用狂犬病疫苗注射覆盖率。在包虫病流行区域,全面推行家犬拴养,定期开展犬驱虫,做好犬粪深埋、焚烧等无害化处理。开展包虫病人群筛查,对患者给予药物或手术治疗。逐步实行牲畜定点屠宰,加强对屠宰场(点)屠宰家畜的检验检疫,做好病变脏器的无害化处理。(公安部、住房城乡建设部、农业农村部、卫生健康委按职责分工负责)

8. 对饮水型氟砷中毒高发地区,完成改水工程建设;对居住分散、改水成本高的,可结合脱贫攻坚进行搬迁。对饮茶型地氟病高发地区,支持地方政府采取定点生产、财政补贴等措施,降低低氟砖茶价格,推广低氟砖茶。对燃煤型氟砷中毒高发地区,在有条件的地方推广清洁能源,不燃用高氟(砷)的煤,

引导群众进行改炉改灶并使用改良炉灶。（国家民委、生态环境部、水利部、卫生健康委、市场监管总局等按职责分工负责）

9. 对大骨节病高发地区，制定针对病区 2~6 岁儿童的专项营养及换粮政策，确保儿童食用非病区粮食。在尊重群众意愿的基础上，将仍有新发病例的病区村进行整体搬迁。（发展改革委、农业农村部、粮食和储备局、国务院扶贫办按职责分工负责）

10. 做好大骨节病、氟骨症等重症患者的救治帮扶，对于符合农村贫困人口条件的患者，按照健康扶贫有关政策要求，加强综合防治和分类救治。对大骨节病、氟骨症等患者进行残疾评定，将符合条件的纳入残疾保障范围和最低生活保障范围。（卫生健康委牵头，民政部、医保局、国务院扶贫办等按职责分工负责）

四、保障措施

（一）加强组织领导。健康中国行动推进委员会（以下简称推进委员会）负责《健康中国行动》的组织实施，统筹政府、社会、个人参与健康中国行动，协调全局性工作，指导各地根据本地实际情况研究制订具体行动方案，研究确定年度工作重点并协调落实，组织开展行动监测评估和考核评价，下设专项行动工作组负责推动落实有关任务。各相关部门通力合作、各负其责。各省（区、市）要将落实本行动纳入重要议事日程，健全领导体制和工作机制，针对本地区威胁居民健康的主要健康问题，研究制订具体行动方案，分阶段、分步骤组织实施，确保各项工作目标如期实现。推动将健康融入所有政策，巩固提升卫生城镇创建，推进健康城市、健康村镇建设，并建成一批示范市（乡村），开展全民运动健身模范市（县）评选，有效整合资源，形成工作合力，确保行动实效。（卫生健康委牵头，教育部、体育总局等按职责分工负责，各省级人民政府分别负责）

（二）开展监测评估。监测评估工作由推进委员会统筹领导，各专项行动工作组负责具体组织实施。在推进委员会的领导下，各专项行动工作组围绕行动提出的目标指标和行动举措，健全指标体系，制订监测评估工作方案。以现有统计数据为基础，完善监测评估体系，依托互联网和大数据，发挥第三方组织作用，对主要倡导性指标和预期性指标、重点任务的实施进度和效果进行年度监测评估。各专项行动工作组根据监测情况每年形成各专项行动实施进展专题报告，推进委员会办公室发挥第三方组织作用，形成总体监测评估报告，经推进委员会同意后上报国务院并通报各有关部门和各省（区、市）党委、政府。在监测评估基础上，适时发布监测评估报告。各省（区、市）按要求开展本地区监测评估。（卫生健康委牵头，财政部、统计局等按职责分工负责，各省

级人民政府分别负责）

（三）建立绩效考核评价机制。把《健康中国行动》实施情况作为健康中国建设国家总体考核评价的重要内容，强化各地党委、政府和各有关部门的落实责任。建立督导制度，每年开展一次专项督导。针对主要指标和重要任务，制订考核评价办法，强化对约束性指标的年度考核。建立考核问责机制，对各地区、各部门、各单位等的落实情况进行考核评价，把考评结果作为对各地区、各相关部门绩效考核的重要依据。对考评结果好的地区和部门，予以通报表扬并按照有关规定给予适当奖励；对进度滞后、工作不力的地区和部门，及时约谈并督促整改。各相关责任部门每半年向推进委员会报告工作进展。充分调动社会组织、企业的积极性，发挥行业协（学）会作用，做好专项调查，探索建立第三方考核评价机制。（中央组织部、财政部、卫生健康委等按职责分工负责，各省级人民政府分别负责）

（四）健全支撑体系。在推进委员会的领导下，从相关领域遴选专家，成立国家专家咨询委员会，各省（区、市）成立省级专家咨询委员会，为行动实施提供技术支撑，及时提出行动调整建议，并完善相关指南和技术规范。医疗保障制度要坚持医保基本原则，合理确定基本医保待遇标准，使保障水平与经济社会发展水平相适应。从治疗方案标准、评估指标明确的慢性病入手，开展特殊慢性病按人头付费，鼓励医疗机构做好健康管理。促进"互联网＋医疗健康"发展，创新服务模式。加大政府投入力度，强化支持引导，确保行动落实到位。依托社会力量依法成立健康中国行动基金会，为行动重点工作实施提供支持。鼓励金融机构创新产品和服务，推动形成资金来源多元化的保障机制。针对行动实施中的关键技术，结合国家科技重大专项、重点研发计划，加强科技攻关，对各项行动给予支持；同步开展卫生技术评估，不断增强行动的科学性、有效性和经济性。完善相关法律法规体系，以法治保障健康中国建设任务落实和目标实现。（卫生健康委牵头，发展改革委、科技部、民政部、财政部、人民银行、医保局、银保监会、证监会等按职责分工负责，各省级人民政府分别负责）

（五）加强宣传引导。设立健康中国行动专题网站，大力宣传实施行动、促进全民健康的重大意义、目标任务和重大举措。各有关责任部门要根据本行动要求，编制群众喜闻乐见的解读材料和文艺作品，并以有效方式引导群众了解和掌握，推动个人践行健康生活方式。设立健康形象大使，评选一批"健康达人"，发挥形象大使和"健康达人"的示范引领作用。加强正面宣传、科学引导和典型报道，增强社会的普遍认知，营造良好的社会氛围。高度重视医疗卫生机构和医务人员在行动实施中的重要作用，完善培养培训、服务标准、绩效考核等制度，鼓励引导广大医务人员践行"大卫生、大健康"理念，做好健康促

进与教育工作。(卫生健康委牵头,中央宣传部、中央网信办、广电总局、全国总工会、共青团中央、全国妇联等按职责分工负责)

　　出处:中华人民共和国国家卫生健康委规划发展与信息化司　健康中国行动推进委员会

　　http://www.nhc.gov.cn/guihuaxxs/s3585u/201907/e9275fb95d5b4295be8308415d4cd1b2.shtml

　　时间:2019-07-09